LE

FERMIER-VÉTÉRINAIRE

OU

MÉTHODE AUSSI ÉCONOMIQUE QUE SIMPLE
DE PRÉSERVER ET DE GUÉRIR LES ANIMAUX DOMESTIQUES
ET MÊME LES VÉGÉTAUX CULTIVÉS
DU PLUS GRAND NOMBRE DE LEURS MALADIES ;

PAR

F.-V. RASPAIL,

2ᵉ ÉDITION, REVUE ET AUGMENTÉE

(6ᵉ TIRAGE)

Ut sine medico curari possint
(homines et pecora).
VARRO, lib. II, cap. x.

Apprendre à se passer du
médecin et du vétérinaire.

PARIS,
CHEZ L'ÉDITEUR DES OUVRAGES
de M. Raspail,
14, RUE DU TEMPLE, 14.
(Près de l'Hôtel de ville.)

BRUXELLES,
A L'OFFICE DE PUBLICITÉ,
LIBRAIRIE NOUVELLE,
39, Rue Montagne de la Cour, 39.

1869

LE

FERMIER-VÉTÉRINAIRE.

MANUEL ANNUAIRE
DE LA SANTÉ
POUR 869,

OU

MÉDECINE ET PHARMACIE DOMESTIQUES,

Contenant tous les

RENSEIGNEMENTS THÉORIQUES ET PRATIQUES NÉCESSAIRES POUR SAVOIR
PRÉPARER ET EMPLOYER SOI-MÊME LES MÉDICAMENTS, SE PRÉSERVER
OU SE GUÉRIR AINSI PROMPTEMENT, ET A PEU DE FRAIS, DE
LA PLUPART DES MALADIES CURABLES, ET SE PROCURER UN
SOULAGEMENT PRESQUE ÉQUIVALENT A LA SANTÉ, DANS
LES MALADIES INCURABLES OU CHRONIQUES;

PAR

F.-V. RASPAIL.

24ᵉ ANNÉE, OU 24ᵉ ÉDITION, CONSIDÉRABLEMENT AUGMENTÉE.

Un vol. in-18, prix : 1 fr. 25 c. — Par la poste : 1 fr. 50 c.

N. B. Le *Manuel annuaire de la Santé* paraît tous les ans, depuis 1845, augmenté de toutes les nouvelles observations dont s'enrichit chaque année l'application de la nouvelle méthode.

Ce petit livre a pour but d'apprendre à se passer de médecin et au besoin d'apothicaire, comme le *Fermier-Vétérinaire* apprend à se passer, dans le plus grand nombre de cas, de l'intervention du vétérinaire. Ces deux petits livres sont indispensables au fermier ; car il serait ridicule encore plus qu'inhumain de s'occuper de la santé des animaux, et de négliger celle des gens de la ferme. Le *Manuel* a été traduit sous les yeux de l'auteur en flamand-hollandais.

LE
FERMIER-VÉTÉRINAIRE

OU

MÉTHODE AUSSI ÉCONOMIQUE QUE FACILE
DE PRÉSERVER ET DE GUÉRIR LES ANIMAUX DOMESTIQUES
ET MÊME LES VÉGÉTAUX CULTIVÉS
DU PLUS GRAND NOMBRE DE LEURS MALADIES;

PAR

F.-V. RASPAIL,

2ᵉ ÉDITION, REVUE ET AUGMENTÉE.
(6ᵉ TIRAGE)

Ut sine medico curari pos-
sint (homines et pecora).
VARRO, lib. II, cap. X.

Apprendre à se passer du
médecin et du vétérinaire.

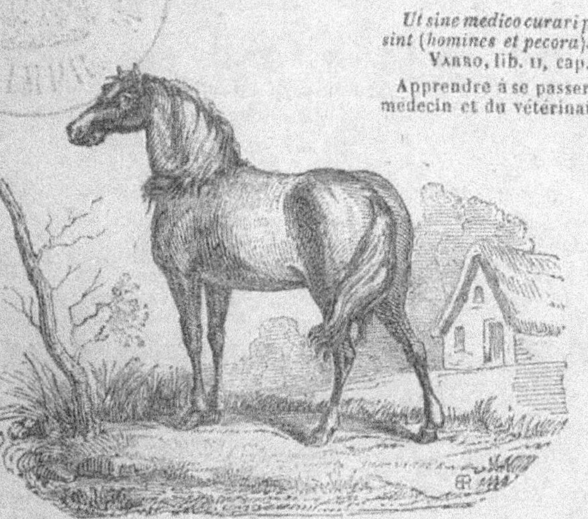

Tous droits de traduction et de reproduction réservés.

<table>
<tr><td>

PARIS,

CHEZ L'ÉDITEUR DES OUVRAGES
de M. Raspail,
14, RUE DU TEMPLE, 14,
(près le l'Hôtel de ville)

</td><td>

BRUXELLES,

A L'OFFICE DE PUBLICITÉ,
LIBRAIRIE NOUVELLE,
39, Rue Montagne de la Cour, 39

</td></tr>
</table>

1869

AVERTISSEMENT SUR CETTE 2ᵉ ÉDITION.

Stalle-sous-Uccle, 1ᵉʳ décembre 1861.

La première édition du *Fermier-Vétérinaire* parut en juin 1854, près de dix ans après la première édition du *Manuel annuaire de la Santé*. Ce n'est pas que, de toutes parts, on ne nous invitât à faire participer les pauvres animaux qui sont chargés de nous servir ou de nous alimenter, aux bienfaits que nos semblables, ennemis autant qu'amis, d'un bout à l'autre de l'univers, retiraient chaque jour de l'emploi de la nouvelle méthode préventive et curative que ce livre avait inaugurée ; mais la lutte à outrance qui s'était engagée, sur ce terrain, avec les pontifes du temple qui croulait déjà de toutes parts, nous laissa, jusqu'en 1848, peu de temps pour ouvrir une seconde brèche. C'eût été éveiller le vétérinaire en auxiliaire au médecin, et nous attirer des ruades en même temps que nous avions à parer tant et tant de coups de pied. Ce fut bien pire à partir de 1848, époque où tout 1815 arriva sur le champ de bataille, cuirassé par la République, la face barbouillée de liberté et armé de pied en cap par l'astuce, le parjure et la délation.

Contre cette levée pieuse de boucliers, le succès du *Manuel* était assuré ; il y avait déjà trop longtemps qu'il avait fait son entrée dans le monde, émancipé par la faveur publique ; il était déjà maître du terrain par la prescription.

Mais comment aventurer un nouveau livre dans un tel état de choses, et lui faire franchir les limites du cercle de fer que nos ennemis avaient tracé autour de nous ? En supposant que ce premier avantage eût été obtenu, comment soustraire cette méthode de former tous les bergers, dans l'intérêt de tous les troupeaux et de toutes les étables, comment la soustraire, dis-je, à l'inquisition de cette horde de conspirateurs occultes contre toutes les révélations de la pensée et les formes de gouvernement, et qui ne veulent reconnaître qu'un *seul berger*, qu'un *seul troupeau*, qu'une *seule étable*, étable que le progrès s'efforce de leur nettoyer, sans eux et malgré eux ? Et surtout alors qu'ils avaient enrôlé sous leurs drapeaux toutes les médiocrités et les méchancetés du siècle, organisées sous mille noms divers : savants à l'eau bénite, à peine capables de raturer un rapport et un tout petit bout de note, et qui, dans leur incapacité de rien découvrir en ce nouveau monde, se faisaient armer en course et délivrer des lettres de marque pour capturer les découvertes et les idées des navigateurs indépendants? professeurs improvisés qui travaillaient trois jours à apprendre la leçon qu'ils devaient débiter le quatrième, pour déclarer aux auditeurs de leur choix, comme de bonne prise, les idées que leurs illustres maîtres avaient à se partager, dans le cas où le comité les eût déclarées saines, ou pour les dénoncer à toute la rigueur des lois dans le cas où le grand inquisiteur y eût découvert le bout de l'oreille de quelque chose de malsonnant; et enfin ces bouledogues du feuilleton hebdomadaire, dont les dents ont fini par s'user à lécher les pieds des maîtres qui payent et à vouloir trop mordre sur la lime des bonnes réputations ! Ce temps-là était devenu le temps des cohues ; or quand tout braille et tout aboie, le plus sage est de prolonger son silence, afin d'avoir toute sa voix, quand tout le monde s'est enroué. Ce parti a été couronné d'une pleine réussite : Dès l'instant que l'exil nous a eu fait place nette, en 1853, nous avons profité et du calme et de nos loisirs pour mettre au net le petit livre qu'on nous demandait de toute part ; et dès 1854 le succès de ce *Fermier-Vétérinaire* a égalé proportionnellement celui qu'avait obtenu son devancier, le *Manuel annuaire de la Santé*, tellement que les formes se sont usées à le reproduire et qu'il a fallu songer à les refondre de nouveau.

Je me crois donc en droit de presager que cette seconde édition, augmentée des résultats d'une incessante observation de sept ans, ne sera pas moins favorablement reçue que la première, et qu'elle apprendra, encore mieux que la première, à être bon envers les bêtes, afin de les rendre moins méchantes; car chez les bêtes comme chez les gens, le méchant, c'est un malade.

F.-V. RASPAIL

MANIÈRE DE SE SERVIR DE CE LIVRE.

Lorsqu'on voudra trouver dans ce livre le cas maladif qu'on se propose de traiter, on aura deux moyens d'y arriver : par la *Table alphabétique* qui termine le volume, pag. 275, et par le *Dictionnaire alphabétique des maladies*, qui forme la troisième partie de ce livre, pag. 96. Il suffira d'y chercher ce cas sous son nom vulgaire, et même sous le nom de l'organe ou du membre qui est affecté.

Dans le cours d'un article, on rencontrera des chiffres entre parenthèses ; ces chiffres renvoient aux alinéas du livre, qui sont presque tous numérotés. Ainsi, à la page 102, ligne 3e, le chiffre entre parenthèses (38, 2e) renvoie à l'alinéa précédé du chiffre 38, que l'on trouvera à la page 19, ligne 16, où la formule est consignée.

Les chiffres de la table alphabétique renvoient aux pages et non aux alinéas.

L'un de ces deux moyens supplée ainsi à l'insuffisance de l'autre.

PRIX APPROXIMATIF

POUR LA FRANCE

DES SUBSTANCES DE PREMIÈRE QUALITÉ.

Alcool à 40° Cartier	4 fr. le litre.
Aloès succotrin.	15 c. l'once (30 grammes).
Ammoniaque liquide à 22°. .	10 c. l'once (30 grammes).
Assa-fœtida.	50 c. l'once (30 grammes).
Calomélas	5 c. le gramme.
Camphre purifié	3 fr. 50 la livre (500 gr.).
Fougère mâle (en poudre). .	20 c. l'once (30 grammes).
Garance en poudre	20 c. l'once (30 grammes).
Goudron de Norwége. . . .	10 c. l'once (30 grammes).
Grenadier (écorce de racines) .	25 c. l'once (30 grammes).
Huile de ricin	20 c. l'once (30 grammes).
Saindoux.	1 fr 25 c. la livre (500 gr.).
Sulfate de zinc	25 c. l'once (30 grammes).
Térébenthine (essence). . .	2 fr. le litre.

N. B. On distribue à la MAISON RASPAIL, rue du Temple, n° 14, à Paris, le prix-courant de toutes les principales substances employées dans l'industrie et dans les arts, mais plus spécialement dans le nouveau système de médication. Cette maison, uniquement consacrée à la droguerie, ne peut rien débiter qu'à un poids supérieur au poids médicinal, c'est-à-dire, aux poids usités dans le Codex et dans les ordonnances de médecine. (Voyez les avertissements du *Manuel annuaire de la santé* pour 1861 et 1862.)

LE
FERMIER-VÉTÉRINAIRE

ou

MÉTHODE AUSSI ÉCONOMIQUE QUE FACILE
DE PRÉSERVER ET DE GUÉRIR LES ANIMAUX DOMESTIQUES,
ET MÊME LES VÉGÉTAUX CULTIVÉS, DU PLUS
GRAND NOMBRE DE LEURS MALADIES.

OBSERVATIONS PRÉLIMINAIRES.

1. (*) La maladie, chez les animaux comme chez les végétaux, n'est pas un être de raison et qui ne puisse pas être soumis à nos évaluations. C'est un trouble apporté aux fonctions d'un organe par une cause étrangère à cet organe, mais dont nous pouvons toujours déterminer les caractères, dès qu'elle se révèle à nous. Quand une épine nous entre dans le pied, la souffrance que nous en éprouvons ne porte pas de nom, parce que nous en découvrons immédiatement la cause. Si l'épine à notre insu s'était implantée dans l'estomac, notre souffrance prendrait dès lors un nom savant, et fournirait peut-être une longue série de descriptions au médecin qui s'en occuperait avec une certaine persistance ; elle s'appellerait alors *gastrite, gastralgie, crampes* ou

(*) Dans tout le cours de cet ouvrage, tout chiffre entre parenthèses renvoie, non à la page, mais à l'*alinéa* précédé de ce chiffre.

crudités *d'estomac*, *hématémèse* ; ou bien le médecin en rechercherait la cause dans le vice de la nourriture ou des boissons, dans le chaud ou le froid de la température, dans les influences de l'air atmosphérique, et sa dissertation serait d'autant plus savante qu'il s'éloignerait davantage de la vérité, laquelle n'est jamais savante et difficile à concevoir.

2. Le mérite de la nouvelle méthode est de nous montrer aussi peu savants que la vérité, quand nous avons à combattre une maladie ; par elle nous cherchons à découvrir ou à deviner la cause de la souffrance, bien sûrs que les symptômes ne tarderont pas à se dissiper, dès que nous aurons pu éliminer la cause.

3. Cette méthode, par son succès, a obtenu un si grand retentissement dans l'ancien et le nouveau monde, depuis la publication du *Manuel annuaire de la Santé*, résumé de l'*Histoire Naturelle de la Santé et de la Maladie* (*), qu'on nous demandait, depuis plusieurs années, d'en faire l'application aux maladies qui frappent les animaux et les végétaux même, afin de fournir également au fermier, à l'éleveur, au berger, à tout propriétaire enfin d'animaux utiles à l'homme, ainsi qu'à l'agronome, les moyens les plus faciles et les moins coûteux de préserver et de guérir leurs animaux et leurs récoltes des maux qui, lorsqu'ils ne causent pas la ruine de la ferme, en absorbent toujours en partie le revenu.

C'est ce que nous avons tâché d'exécuter dans le *Fermier-Vétérinaire*, dont la première édition parut en

---

(*) Le *Manuel annuaire de la santé,* paru en 1844, en est à sa 16e édition ; car il paraît tous les ans, augmenté du fruit des nouvelles observations que nous fournit notre pratique de l'année.

L'*Histoire naturelle de la santé et de la maladie* a paru en 1843. La 3e et récente édition, en 3 volumes in-8°, enrichie de 19 planches sur acier, en noir ou coloriées, et de nombreuses figures sur bois intercalées dans le texte, a été considérablement augmentée et presque entièrement refondue. On peut la prendre par volumes ou par livraisons au choix de l'acheteur.

1854, et a été tirée chaque année à un grand nombre d'exemplaires, et dont cette seconde édition n'a tant tardé à paraître que par suite de la multiplicité des travaux qui ont absorbé, pendant six ans, et nos journées et nos nuits.

4. La facilité qu'on éprouvera pour soulager les souffrances des animaux, en appliquant soi-même ce système, familiarisera avec l'idée de ne pas les faire souffrir ; il y a en effet contradiction formelle entre soigner et maltraiter. L'intérêt se conciliera donc, en cette circonstance, avec l'humanité ; l'humanité ! grande voix de notre âme, qui s'adresse à tout ce qui végète et tout ce qui vit, qui nous porte à conjurer la souffrance, ce précurseur de la destruction, dans quelque être organisé qu'il nous arrive de la surprendre, parce que la souffrance est un obstacle à cette grande loi de la nature qui a dit : *Croissez et multipliez*, à tout ce qui est organisé.

La cruauté, c'est la passion de la destruction, hors le cas de nécessité absolue. En le voyant se délecter à faire souffrir une mouche, on augura que Caligula ne serait qu'un scélérat couronné. Je vais plus loin : je n'augure jamais bien d'un enfant qui a la manie de mettre en pièces et de déchirer convulsivement une fleur et une plante. Au reste, sur cette question, la loi est en tout point de notre sentiment ; elle nous interdit de ravager les champs, de maltraiter l'animal qui nous sert, nous défend ou nous tient compagnie, ou même que nous immolons à notre table ; c'est un premier pas de fait vers une loi qui défendra à l'homme de maltraiter l'homme, fût-il rebelle et dût-il être immolé. Cette dernière loi est attendue avec impatience par les hommes qui raisonnent, et qui sont tentés de ne voir qu'une amère ironie dans la sainte indignation qu'on paraît éprouver aujourd'hui, si le manche du fouet s'applique sur le chanfrein du cheval rétif, alors qu'on reste impitoyablement sourd à la vue de l'homme que l'on fustige, que l'on épouvante, que l'on prive d'air, d'aliments et de lumière, pour le punir d'avoir failli dans un accès de passion ou d'aliénation mentale. S'afficher humain envers les animaux et envers les fleurs, et rester dur envers les hommes, je ne sais trop dire ce que cela peut être; mais cela m'a bien l'air de quelque chose comme qui dirait de la férocité. Nous appelons le tigre un animal féroce; dites-moi donc si le tigre s'amuse à faire souffrir; il tue pour manger et voilà tout, comme nous tuons le bœuf pour le même usage. Faire souffrir un animal rétif, et j'oserai même dire un homme coupable, c'est un crime contre la loi de la création dont la souffrance est une négation.

5. J'ai commencé par donner les moyens de soulager les souffrances chez l'homme (*); je continue mon œuvre, en vous apprenant, dans ce petit livre, à soulager les souffrances des animaux instruments de votre travail; je finis par où la loi a commencé; espérons que comme moi, quoiqu'à rebours, la loi continuera son œuvre; et je me hâte d'abandonner cette diagonale, cette petite excursion, pour reprendre ma route et m'occuper exclusivement de mon sujet.

6. Toute la méthode, dont ce livre n'est qu'une nouvelle application, se résume en ces quelques mots : attaquer le mal dans sa cause, qui est toujours étrangère à nos organes, et en réparer les effets.

Nous avons établi ailleurs (**) que toutes les causes des maladies qui affligent les êtres organisés pouvaient se ranger dans les neuf catégories suivantes :

1° Le manque ou le vice de l'air, qui est le pain de la respiration ;

2° La privation, l'excès ou la mauvaise qualité des aliments ;

<hr>

(*) Voyez *Manuel annuaire de la santé* pour 1862.
(**) *Hist. nat. de la santé et de la maladie*, 3 vol. in-8°, 1830.

3° L'introduction d'un poison dans l'organisation, soit par l'alimentation, soit par l'aspiration, soit par l'inoculation ;

4° L'excès du froid et de la chaleur, ou le passage subit de l'un à l'autre ;

5° Les solutions de continuité, par contusion, fracture des os, meurtrissure des chairs, perforations et toutes autres sortes de plaies et blessures ;

6° L'introduction, dans nos tissus, de corps étrangers inertes mais déchirants, tels qu'échardes, arêtes, barbes de graminées, poussières et balayures de grenier, poils de végétaux, de ces milliers enfin de petits débris acérés, tordus et barbelés que le mouvement de l'air dissémine et que l'animal peut aspirer avec l'air ;

7° L'introduction, dans les diverses cavités du corps, de graines qui germent et se développent, ou de substances qui enflent par l'humidité et distendent les parois ou obstruent la capacité des organes ;

8° Le parasitisme externe ou interne d'œufs, de larves, de vers, d'insectes parfaits, d'acares, de puces, punaises, et enfin d'helminthes ou vers intestinaux, qui prennent l'être organisé jusque dans son germe, et ne l'abandonnent souvent que lorsqu'il est abattu, pour le livrer à des vers plus âpres qu'eux à la curée ;

9° Enfin les impressions violentes, dont les animaux se montrent tout autant susceptibles que l'homme : regrets, attachement, haine et même vengeance.

N. B. Il n'est pas une maladie qui ne reconnaisse l'une de ces neuf causes ; mais la plus féconde en maux de toute espèce, c'est certainement la huitième, d'autant plus qu'elle se cache plus facilement à nos investigations ; dans le cadre des maux qui tourmentent ou tuent les animaux, il n'en est pas un seul dont la huitième catégorie de causes ne soit en état de reproduire tous les symptômes et les effets.

7. L'art de soigner les animaux et les plantes consiste

à les préserver ou à les débarrasser de ces causes de maladie. Les en *préserver* c'est l'*hygiène* ou médecine préventive (*) ; les en *débarrasser* c'est *la médecine* ou médecine curative (**) : l'*art vétérinaire* et l'*art agricole* se composent de ces deux missions. Les MOYENS de ces deux arts consistent dans la *médication* et dans l'*opération*, c'est-à-dire, dans l'emploi raisonné des *médicaments* et des *instruments ;* nous ne nous occuperons dans ce livre que de la *médication*.

La MÉDICATION est donc ou préventive et préservatrice, c'est-à-dire *hygiénique ;* ou réparatrice et curative, c'est-à-dire *médicinale*. La première a pour but de préserver et de défendre ; la seconde a pour but de délivrer et de guérir.

Leur arsenal commun c'est la *pharmacie*.

8. Nous diviserons ce livre en trois parties :

LA PREMIÈRE *(Pharmacie)*, renfermera la manière de préparer et d'employer les médicaments ;

LA DEUXIÈME *(Hygiène)*, les indications générales pour favoriser le développement des êtres organisés qu'exploite la ferme et les maintenir en état de santé ;

LA TROISIÈME *(Médecine)*, la méthode de les soigner dans leurs maladies.

La deuxième et la troisième partie se subdiviseront en deux sections chacune, l'une consacrée aux végétaux *(hygiène et médecine végétales)*, et l'autre aux animaux *(hygiène et médecine animales* ou *art vétérinaire)*.

9. Dans ce livre éminemment pratique, la rédaction doit s'attacher à tout dire en peu de mots ; les lecteurs à qui nous l'adressons sont des hommes de labeur, pour qui toute vaine parole est une perte de temps et toute journée est trop courte ; dans ce cas, la brièveté de la phrase est la politesse de la démonstration.

(*) *Hygie*, chez les Grecs, était la déesse de la santé.

(**) *Médicina*, mot latin qui a dû signifier la science des Mèdes ou de Médée.

PREMIÈRE PARTIE.

—

PHARMACIE (*)

OU MÉTHODE POUR PRÉPARER ET EMPLOYER SOI-MÊME
LES MÉDICAMENTS.

10. La liste des médicaments que nous employons n'est pas longue. Le luxe de la pharmacie est un indice certain de la pénurie du système de médication. Nulle théorie médicale n'est la bonne, si elle ne guérit pas vite et avec peu.

Nos médicaments n'occupant pas beaucoup de place, il sera plus facile de les tenir sous clef, soit dans une armoire qui ne renferme ni boissons ni comestibles, crainte des accidents d'une méprise; soit, ce qui vaudrait mieux encore, dans une boîte portative, telle que celles que nous avons fait fabriquer, de grand ou de petit format, pour le transport ou le voyage.

Les étiquettes des bouteilles, flacons ou paquets doivent être collées et écrites d'une manière très-lisible; on doit avoir soin de les remplacer toutes les fois que le flacon change de destination.

Nous décrirons les médicaments dans tout autant de chapitres, par ordre alphabétique.

Les poids et mesures que nous indiquons se rapportent au système décimal, le seul légal en France; cependant comme on n'a pas encore perdu l'habitude des anciens poids dans le langage usuel, nous allons donner,

(*) Du grec *pharmakeia*, préparation et emploi des médicaments (*pharmaca*).

dans le tableau suivant, les rapports approximatifs de ces anciennes mesures avec les nouvelles, de manière qu'on puisse se servir des unes ou des autres sans le moindre inconvénient.

Décalitre . . . *vaut*	un seau.	1/4 kilogram. ou 250 gram. } *vaut*	{ 1/2 livre ou 8 onces.		
Litre . . . . = {	une pinte ou 2 livr. d'eau.	hectogramme . =	{ 1/5 livre. ou 3 onces.		
1/2 litre. . . . =	1 chopine	30 grammes . . =	1 ouce.		
1/4 litre. . . . =	1 demi-set.	4 grammes . . =	1 gros.		
1/8 litre. . . . =	1 verre.	1 gramme . . =	18 grains.		
kilogramme ou 1000 gram. } =	2 livres.	5 centigram . . =	1 grain.		
		1 mètre . . . =	3 pieds 1/40		
1/2 kilogramme ou 500 grammes } =	1 livre.	32,5 centimèt. . =	1 pied.		
		2,7 centimèt. . =	1 pouce.		
		2,25 millimèt. . =	1 ligne.		

CHAPITRE PREMIER.

ALOÈS.

11. L'aloès est un suc très-amer de la plante de ce nom *(Aloe soccotrina*, ALOÈS SUCCOTRIN, mot dont on a fait *chicotin)*. L'aloès de première qualité est en gros morceaux d'une cassure conchoïde, à surface lisse et vitreuse, noirs et ressemblant assez à des tessons de bouteille, couverts d'une légère couche de poudre jaune, transparents sur les bords. Son amertume est proverbiale ; il est soluble en partie dans l'eau et en partie dans l'alcool La deuxième qualité, qu'on nomme *aloès hépatique*, est d'un noir de jais ; c'est le fond un peu carbonisé des bassines évaporatoires. La troisième qualité, que l'on nomme *aloès caballin* (ou aloès bon pour les chevaux), est un *caput mortuum* plus riche en débris de tissus, de feuilles et de tiges qu'en sucs utiles. N'employez jamais que la première sorte ; son prix n'est pas assez élevé pour qu'on doive viser à l'économie en employant des qualités inférieures : l'aloès le plus pur ne coûte que 20 centimes l'once.

L'aloès est en même temps purgatif et vermifuge; quoique très-actif, il n'irrite pas les intestins. Comme vermifuge, il agit instantanément; comme purgatif, son action n'a lieu qu'au bout de 12 à 18 heures. On l'administre un peu avant de donner à manger à l'animal.

12. La dose pour la race chevaline est de 30 grammes (une once), de 60 grammes (2 onces) pour l'espèce bovine; de 50 centigrammes pour la race ovine et porcine, de 5 à 25 centigrammes pour le chien, selon sa taille, et de 5 centigrammes pour le chat.

13. On l'administre sous forme liquide au cheval, au bœuf, à la brebis, à la chèvre et au porc. On fait bouillir la dose prescrite dans 1/2 litre d'eau, en ayant soin de suspendre l'aloès dans un sachet à grandes mailles, pour qu'il se dissolve sans s'attacher au fond; d'un autre côté on fait bouillir cinq minutes dans 1/2 litre d'eau une grosse poignée d'oseille avec une noisette de beurre; on mêle les deux dissolutions, on les fait avaler tièdes à l'animal, en lui tenant la bouche ouverte au moyen d'un bâillon et introduisant ainsi impunément le goulot de la bouteille pleine de ce liquide. On pourrait l'administrer dans de l'eau blanche, eau de son bouilli. On laisse ensuite manger l'animal.

Si cette purgation ne produisait pas les effets voulus, on recommencerait au bout de deux jours, en ajoutant à la dissolution, pour les grands animaux, 4 grammes de jalap et 2 grammes de scammonée, incorporés dans du miel préalablement; et, pour les petits, 25 centigrammes de l'une et de l'autre substance; mais cette addition sera rarement nécessaire.

14. Aux chiens et aux chats, on l'administre en poudre, ou en grumeaux gros comme un pois, dans un peu de beurre ou de fromage frais, qu'on leur jette dans la gueule. On leur tient ensuite les mâchoires serrées, jusqu'à ce qu'ils aient avalé le morceau.

15. On préserve les animaux de la vermine, des

piqûres de taons, d'œstres et de toutes les mouches qui les agacent tant, surtout aux jours caniculaires, en les brossant soir et matin avec une dissolution de 4 grammes d'aloès dans un seau d'eau, et mieux avec l'eau quadruple (39 *bis*). Quand la truie ou la chatte est suspecte de vouloir manger son part, ayez soin de laver le petit avec de l'eau aloétique ; le dégoût éteindra leur voracité. Si le même instinct se décèle chez une poule pondeuse, placez, dans le lieu où elle pond d'habitude, un œuf dans lequel vous aurez infiltré de l'aloès en dissolution, par un petit trou que vous boucherez ensuite avec de la cire, et avec l'aide d'une petite pipette en verre ; la poule ne reviendra pas deux fois à ses mauvais penchants.

16. On préserve les arbres de l'invasion des pucerons et autres insectes à suçoir ou à mandibules, en brossant le tronc et en arrosant les branches avec la dissolution ci-dessus (4 grammes dans un seau d'eau). On obtient les mêmes résultats, en arrosant les arbrisseaux et les plantes herbacées. On protége les racines contre la dent des vers du hanneton ou autres coléoptères, en arrosant la terre, au pied des plantes, avec la même dissolution d'aloès ; enfin on en *chaule* les grains quelconques pour les semailles, ce qui les préserve et du parasitisme des larves d'insectes et des déprédations de la volaille et des oiseaux des champs. Peut-être même que ce moyen pourchasserait les taupes et mulots et autres quadrupèdes rongeurs.

17. On préserve les murs de l'invasion des souris, rats et mulots, en gâchant, au moyen d'une dissolution d'aloès (30 grammes par tonneau), le plâtre ou le pisé.

18. Jamais la vermine, punaises ou autres, ne se logera derrière un papier collé avec de la colle pétrie d'aloès, ou dans les fentes des bois de lit qu'on aura imbibées d'une solution aloétique. Les livres seraient inattaquables aux vers, si l'on faisait entrer, dans la pâte du papier, un gramme d'aloès par cuvée.

CHAPITRE II.

1° BAINS SÉDATIFS.

19. Ces bains sont spécialement destinés aux animaux de petite taille, tels que moutons et chiens, etc.; les grands animaux n'étant susceptibles de prendre en général que les bains de rivière.

FORMULE. Dans une cuve longue, en bois ou en briques doublées de zinc, jaugeant 1/2 mètre cube environ, versez :

Eau de pluie recueillie des gouttières en zinc.	2 hectolitres.
Sel marin	2 kilogrammes.
Ammoniaque à 22°	200 grammes.
Aloès bouilli dans l'eau.	30 grammes.
Goudron de Norwége	10 grammes.

N. B. On verse dans la baignoire, en même temps le sel marin, la dissolution d'aloès, le goudron et l'eau chaude; puis l'ammoniaque liquide, en tenant le goulot du vase plongé dans l'eau. On agite le mélange avec une pelle rougie au feu, et l'on y plonge l'animal, dès que la température marque 34° centigrades.

20. Ces bains sont destinés à préserver ou à débarrasser les animaux des maladies cutanées, œuvre de la vermine ou d'une infection de toute autre origine. On les emploie surtout contre la ladrerie du cochon, la *clavelée* des bêtes ovines, le pouillottement des chiens. Ils dissipent la fièvre, et rendent la fraîcheur à la peau. Le même bain peut servir à plusieurs animaux, jusqu'à ce qu'il n'y ait plus assez d'eau pour pouvoir y tenir tout le corps plongé. On y laisse l'animal deux à cinq minutes au moins, et on l'envoie se sécher à l'étable ou au soleil.

Quand le porc se vautre dans la fange, c'est un bain

sédatif qu'il cherche à prendre dans le liquide ammonia-
cal de la putridité.

N. B. On peut faire des bains locaux, c'est-à-dire, pour
tremper un membre ou une surface limitée du corps, en
diminuant proportionnellement les doses de la formule
ci-dessus.

2° BAINS DE SANG ET PEAUX D'ANIMAUX VIVANTS.

21. Le bain de sang consiste à faire couler sur le corps
ou sur une partie du corps d'un animal supposé atteint
d'une maladie mercurielle générale ou locale, le sang d'un
autre animal qu'on est en train de saigner ou d'abattre.
Le sang n'a de vertu qu'autant qu'il est encore imprégné
de sa chaleur naturelle et vitale. Ce genre de bain se réduit à une couche de sang, qui recouvre l'épiderme de
la peau, ou la superficie de la plaie et ulcération.

On obtient des effets de soustraction tout-puissants, en
appliquant, sur la région suspecte de l'animal, la peau
d'un autre animal qu'on vient de dépouiller, peau contre
peau et le poil en dehors. Ce sont là deux des plus éner-
giques moyens pour soustraire aux tissus les substances
intoxicantes dont ils peuvent être infectés ; au bout d'une
demi-heure le sang et les peaux n'ont plus de vertus, on
en débarrasse alors l'animal et on le lave à l'eau quadruple (39 *bis*).

3° BAINS DE RIVIÈRE, BAINS DE MER.

21 *bis*. Les bains de mer sont éminemment curatifs
contre les maladies d'origine mercurielle ou arsenicale.
Les bains de rivière entrent dans les soins de propreté,
et la propreté est hygiénique (7) ; au sortir de ces bains,
brossez l'animal à l'eau quadruple (39 *bis*). Évitez l'eau des
mares, l'eau stagnante, infestée d'insectes aquatiques et
surtout de sangsues ; outre que les sangsues s'attachent

aux jambes du cheval, le plus terrible est que le cheval en avale. Les bestiaux prennent leur bain à la pluie.

CHAPITRE III.

CALOMÉLAS (MERCURE DOUX, PROTOCHLORURE DE MERCURE ET AIL).

22. Le calomélas a été, dans le début, la seule préparation mercurielle dont je me sois servi comme vermifuge, dans un cas extrême; et cela à cause de son infiniment faible solubilité. On se le procure en cristaux jaunâtres ou en poudre blanche; sous cette dernière forme on en emploie deux fois moins que sous la première. On le conserve dans un flacon bouché à l'émeri, pour le tenir à l'abri des vapeurs acides qui le rendraient soluble, et des vapeurs ammoniacales qui le noircissent en le décomposant. On l'administre contre les gros lombrics tenaces ou le ver solitaire, à la dose de 25 centigr. en poudre et 50 en cristaux, pour les chevaux et les bœufs; à la dose de 10 centigr. en poudre et 20 en cristaux, pour les bêtes ovines et les porcs; et à la dose de 5 centigr. en poudre et 10 en cristaux pour les chiens et les chats.

Pour le leur faire avaler, on enveloppe ces doses soit dans un petit carré de papier sans colle, soit dans un peu de fromage frais ou de beurre pour les chiens et les chats; on le mêle à un grand verre d'eau blanche pour les chevaux, les bœufs, les moutons et les porcs.

23. Mais des expériences subséquentes m'ont convaincu que, sous ce rapport, on pouvait le remplacer par l'ail de nos jardins, que l'on fait avaler d'une manière ou d'une autre, directement ou en boulettes, à un animal quelconque que l'on suppose atteint de vers intestinaux (418). Rien n'est plus facile que de le faire avaler au cheval, au moyen d'une tranche de pain quelconque, que l'on saupoudre de sel de cuisine et que l'on entrelarde de gousses

d'ail en morceaux. On pétrit la pâtée du chien et des chats avec de l'ail, et s'ils se refusent à la prendre sous cette forme, on la leur administre comme nous l'avons dit du calomel. Les bœufs et les vaches manifestent une grande répugnance pour cette substance; on peut alors envelopper les morceaux d'ail d'une couche de farine qu'on laisse sécher, et on jette les boulettes dans la bouillie du soir, à l'instant où on la sert à l'animal; la boulette n'ayant pas le temps de fondre, l'animal l'avalera sans s'en apercevoir. L'effet de l'ail est un vermifuge si énergique, que pas plus pour les gens que pour les bêtes je ne me sers plus de calomélas.

CHAPITRE IV.

CAMPHRE ET PRÉPARATIONS CAMPHRÉES.

24. Le camphre est une huile essentielle concrète, extraite par ébullition du *Laurus camphora*. Le camphre purifié par la sublimation est une substance blanche, diaphane, d'une structure fibreuse, s'effritant à l'air, d'une odeur balsamique prononcée. Il se conserve sans s'effriter, quand on le tient recouvert d'une bonne couche de graines de lin.

Le camphre est celle des huiles essentielles qui, outre la propreté de son emploi, qui résulte de sa forme concrète, jouit à un plus haut degré de la faculté de s'opposer à la fermentation putride, et d'asphyxier les insectes, surtout ceux de petit calibre. Il est soporifique et passe facilement dans les urines, qu'il purifie de tout sédiment et de toute mauvaise odeur.

25. CAMPHRE EN POUDRE. On râpe le morceau de camphre avec une râpe ordinaire; on passe le produit à un tamis convenable; et l'on conserve ce qui passe à travers le tamis dans un bocal à large goulot que l'on tient bien bouché. Ce qui reste sur le tamis sert à faire l'alcool

camphré. La poudre fine de camphre sert à faire la pommade camphrée (28). On en saupoudre la laine des moutons, le poil des autres animaux, pour les préserver des mites et autres insectes de petit calibre. On l'administre en boulettes, dans du papier pelure d'oignon, dans de la mie de pain, ou dans un peu de beurre, contre les maladies intestinales de nature vermineuse. On jette la boulette dans la gueule de l'animal, on lui tient les machoires serrées un instant, et on lui fait avaler de l'eau ensuite.

26. EAU-DE-VIE CAMPHRÉE, ALCOOL CAMPHRÉ. L'*eau-de-vie* c'est de l'alcool plus ou moins étendu d'eau. L'alcool c'est de l'eau-de-vie plus ou moins dépouillée d'eau par une nouvelle distillation. L'alcool absolument pur se nomme *alcool anhydre*, c'est-à-dire sans eau. L'alcool à 44°B. est suffisant pour la médication actuelle ; l'eau-de-vie ordinaire peut servir, quoique avec moins d'énergie, au défaut d'alcool à 44° B.

1re FORMULE :	Eau-de-vie ordinaire .	1 litre.
	Camphre.	30 grammes.
2e FORMULE :	Alcool à 44° B	1 litre.
	Camphre.	2 hectogrammes.

N. B. L'alcool camphré à 44° B. peut dissoudre son volume de camphre. S'il était totalement privé d'eau, il se comporterait à l'égard du camphre comme l'eau à l'égard du sucre : il le dissoudrait en toutes proportions.

27. On se sert de l'alcool camphré en *boisson*, en *lotion* et en *compresse*. 1° En *boisson :* on en mêle une cuiller par litre à l'eau blanche (son bouilli dans l'eau) ou à l'eau pure, que l'on fait boire de force à l'animal.

2° En *lotion :* on en remplit le creux de la main, que l'on promène sur la surface qui est le siége du mal; ou bien on en couvre le fond d'une assiette, et on en imbibe la brosse que l'on promène ensuite sur la peau.

3° En *compresse :* on en couvre le fond d'une assiette

et on y trempe un linge de toile et mieux de coton, que l'on étend en double ou en triple sur la région du mal ; et, afin que l'alcool ne puisse pas s'évaporer, on recouvre toute la place avec une toile ou une mousseline fortement empesée, que l'on applique sur la peau par les bords imbibés d'eau : L'empois s'oppose au passage de l'alcool, qui agit ainsi plus longtemps sur la maladie locale. On peut remplacer cette toile empesée par une feuille de parchemin léger, de vessie de porc mouillée, ou une lame de caoutchouc, qu'on tient appliquée par les bords.

28. Pommade camphrée.

Saindoux (*axonge* ou *graisse de porc*) . .	500 grammes.
Camphre en poudre (25)	100 —

On fait fondre la poudre de camphre dans le saindoux, en tenant le vase dans l'eau bouillante (*bain-marie*). On remue le mélange avec une tige de bois ou de fer, jusqu'à ce que l'on sente que la poudre est incorporée. On retire alors le vase du bain ; au bout de quelques instants, on décante, pour séparer la pommade des effondrilles ; et on la met figer dans un endroit frais.

29. On se sert de la pommade camphrée pour le *pansement des blessures* et pour les *frictions*. 1° *Pansement* : aux articles pansements (61) et blessures (229) nous décrirons la manière de l'employer dans ces sortes de cas. 2° *Frictions* : on en place gros comme une noisette dans le creux de la main ou sur les crins de la brosse, et on promène la main ou la brosse, de devant en arrière et non à rebrousse-poil, sur tout le trajet de l'épine dorsale. On renouvelle la dose dès qu'on sent que la première a été absorbée. Une bonne friction doit durer cinq minutes. Dans le cas de maladies cutanées, on passe une seule fois, à la brosse ou à la main, de la pommade camphrée sur toutes les surfaces envahies.

30. Cérat camphré :

Saindoux (28)	500 grammes.
Cire blanche ou même jaune	100 —
Camphre en poudre (25)	100 —

Faites fondre, décantez et mettez figer comme ci-dessus (28). En été, on peut encore augmenter la dose de la cire.

31. Le *cérat camphré* s'étend avec le doigt sur une toile que l'on applique sur la surface entamée et qu'on laisse à demeure jusqu'au prochain pansement, ou bien jusqu'à ce qu'elle tombe d'elle-même ; on renouvelle ces plaques jusqu'à complète guérison. A cause de sa consistance, le cérat camphré est préférable, en certains cas, à la pommade camphrée (28).

32. BOUGIES CAMPHRÉES :

Saindoux (28)	100 grammes.
Cire blanche ou jaune	100 —
Camphre en poudre (25)	30 —

Faites fondre, décantez comme ci-dessus (28) et versez ce mélange liquide dans des moules cylindriques en papier, que l'on obtient en roulant des carrés de papier, d'une longueur de 10 à 20 centimètres, autour d'un cylindre en bois ou en fer d'un centimètre de diamètre ; on tord le bout qui dépasse ; on plonge côte à côte ces moules perpendiculairement dans le sable ou la cendre, pour les remplir du liquide graisseux ; on laisse figer, et l'on conserve ces bougies dans leur moule de papier, jusqu'au moment où l'on doit s'en servir. On déchire alors le moule et on introduit la bougie dans l'organe à médicamenter : *anus, vulve, oreille, fistule*, etc. On peut en fabriquer de divers calibres, selon le calibre des organes.

33. HUILE CAMPHRÉE :

Huile quelconque.	1 litre.
Camphre.	50 grammes.

On laisse fondre le camphre en se servant, s'il le faut, du bain-marie (28) ou d'une douce chaleur. L'huile camphrée s'emploie à froid en *injections*, au moyen d'une seringue en étain, ou bien en *lavements*, à la dose d'une cuiller par lavement (47).

34. A défaut de camphre, on ferait dissoudre dans l'huile des épis de lavande, des feuilles de millepertuis, des sommités de thym, de romarin, de sauge, ou bien des bourgeons de peuplier et d'arbres résineux, tels que le cèdre, le thuya et le sapin.

CHAPITRE V.

CATAPLASMES.

35. Les cataplasmes sont, pour ainsi dire, des compresses qui maintiennent plus longtemps sur la peau les médicaments dans un état favorable à leur absorption. On se sert à ce sujet, comme excipient, de farine de graines de lin ou, à son défaut, de toute autre farine, et même de mie de pain; on mêle ensemble le médicament et la farine, on fait bouillir dans une quantité d'eau suffisante pour faire pâte, jusqu'à ce que l'on voie que le médicament est bien incorporé à la farine. On étend alors la pâte assez liquide sur un linge de toile ou de coton de lessive; on ramène les bords les uns sur les autres; on arrose d'eau sédative (38) le côté opposé, que l'on tient appliqué sur la peau pendant un quart d'heure ou une demi-heure. Quand on enlève le cataplasme, on le remplace par une plaque de cérat camphré (34).

36. CATAPLASME SÉDATIF ET FONDANT. Mêlez au cataplasme ci-dessus (35) gros comme un pois d'aloès et un hectogramme de sel marin par litre d'eau employé; délayez avec un bâton, jusqu'à ce que vous sentiez que le sel est fondu et que l'aloès est incorporé. Ce cataplasme est employé pour faire disparaître certaines tumeurs,

mais surtout pour dissiper les inflammations locales.

37. Cataplasme vermifuge. Ajoutez à la pâte du cataplasme (35), trois ou six gousses d'ail, selon le volume, une tête de gros oignon, du céleri, du cerfeuil, une feuille de laurier, gros comme un pois d'aloès, un hectogr. de sel marin, trois ou quatre clous de girofle, et quelques grains de poivre noir. Agitez, pendant l'ébullition, avec une tige en bois, jusqu'à ce que la pâte vous paraisse bien imprégnée de sucs de tous ces condiments.

Ce cataplasme, appliqué sur le ventre, débarrasse presque instantanément l'animal des coliques et tranchées occasionnées par la présence des vers intestinaux, et seconde les effets des remèdes intérieurs, pour arriver à l'expulsion de ces parasites des entrailles.

CHAPITRE VI.

1° EAU SÉDATIVE.

38. Formule.

Eau	1 litre.
Ammoniaque à 22°	80 grammes.
Sel marin (*sel gris de cuisine*) (*)	60 —
Alcool camphré (26)	10 —

Préparation. On verse l'alcool camphré dans l'ammoniaque liquide; on agite et l'on mêle à un litre d'eau, dans laquelle on a fait préalablement dissoudre la quantité de sel marin, et qu'on a décantée pour la séparer des effondrilles.

Manière de s'en servir. On se sert de l'eau sédative en *boisson*, en *lotion*, en *affusion* et en *compresses*.

1° En *boisson :* on en donne une cuiller à bouche dans un litre d'eau pour les grands animaux, et une cuiller à

(*) Le sel gris ou sel marin brut est préférable, à cause des sels iodurés; mais il n'est pas indispensable; et à son défaut on peut se servir de sel blanc et même de sel gemme.

café dans un verre d'eau pour les animaux de petite taille, dans les cas de tympanite ou météorisation (356), de coups de sang (215), de fièvre intense (301) ;

2° En *lotion* : on en couvre le fond d'une assiette, et on y trempe la brosse que l'on promène ensuite sur le trajet de l'épine dorsale d'abord et sur les autres surfaces malades ; au lieu de brosse, on peut l'étendre sur la peau avec le creux de la main ;

3° En *affusion* : on protége les yeux au moyen de bandeaux de linge ou de coton, appliqués au-dessus des arcades sourcilières, et l'on verse goutte à goutte l'eau sédative sur le crâne ;

4° En *compresse* : on couvre d'eau sédative le fond d'une assiette, pour en imprégner un linge ployé en quatre, que l'on étend ainsi sur la peau ; on renouvelle l'eau sédative tous les quarts d'heure, jusques à ce que l'effet voulu soit produit.

Si cette eau se trouvait trop forte pour la peau de certains animaux, on l'étendrait d'un tiers d'eau ordinaire.

39. L'action de l'eau sédative débarrasse les animaux de la fièvre comme par enchantement ; elle dissipe les syncopes, les défaillances et l'apoplexie curable en quelques instants ; elle nettoie la peau, favorise le développement des poils et de la laine, décompose le venin de la vipère, de la rage, de la piqûre des insectes, araignées, scorpions, etc.

Ceux qui voudront étudier la théorie de son action auront recours au *Manuel annuaire de la santé* ou à l'*Histoire naturelle de la santé et de la maladie.*

2° EAU QUADRUPLE.

39 *bis.* Dans un litre d'eau en ébullition déposez :

Sulfate de zinc	10 grammes.
Aloès (11) en poudre	5 —

Goudron (43). . . . . 1 gramme.
Sel de cuisine (38°). . . . . . une poignée.

au bout d'un quart d'heure, retirez du feu, passez à travers un linge, et bouchez bien la bouteille.

Cette eau sert à laver les plaies avant de les panser, à brosser les chevaux, bestiaux, animaux domestiques, pour les débarrasser de leur vermine, les préserver des piqûres des cousins, mouches, taons, etc.

Si l'on a besoin d'une quantité plus considérable de liquide, on multiplie les doses ci-dessus par le nombre de litres qu'on soumet à l'ébullition.

CHAPITRE VII.

ESSENCE DE TÉRÉBENTHINE.

40. L'essence de térébenthine est un vermifuge purgatif, qui jouit, comme le camphre, de la propriété de passer dans les urines et de les éclaircir. On l'administre en *boisson*, en *lavement* et en *onctions* :

1° En *boisson* : à la dose de 1 à 2 gros délayée dans un litre d'eau blanche ou eau de son, pour les animaux de grande taille ; et à la dose d'une cuiller à café dans du lait ou de l'eau blanche, pour les petits animaux. On laisse boire ensuite l'animal à volonté de l'eau blanche ;

2° En *lavement* : aux doses ci-dessus dans l'eau du lavement (46), selon la taille des animaux ;

3° En *onctions* : on préserve ou on débarrasse les animaux des larves d'œstres ou autres insectes qui se glissent dans les fosses nasales, en passant au pinceau ou avec le doigt une couche de térébenthine sur les narines On se trouvera fort bien d'en graisser un peu, chaque matin, les rênes du cheval, dans le voisinage du mors de bride.

CHAPITRE VIII.

FOUGÈRE.

41. Les feuilles et racines de fougère, surtout de la fougère mâle (*Pteris aquilina*, L.), doivent rentrer pour une certaine quantité dans le fourrage des chevaux, des vaches et brebis que l'on nourrit à l'étable.

Aux chiens, chats et porcs, on administre en poudre un gramme de racine de la fougère mâle, dans du beurre ou du fromage, qu'on leur jette dans la gueule; on leur serre ensuite un instant les mâchoires.

CHAPITRE IX.

GARANCE (FANE ET RACINES DE).

42. La garance, ayant la propriété de passer dans le système osseux par le véhicule de la digestion, est un puissant moyen de combattre les maladies des os, surtout quand elles sont dues à une cause animée. Les animaux herbivores sont très-friands de la fane; la racine ne leur déplaît pas non plus en petite quantité. Quant aux animaux carnivores, on leur administre chaque jour un gramme de poudre de la racine dans un peu de beurre ou de fromage frais, ou même dans de la mie de pain.

CHAPITRE X.

GOUDRON DE NORWÉGE.

43. Le goudron, produit de la distillation du bois, est une substance noire, poisseuse, d'une odeur qui rappelle les ports de mer. On l'administre en *boisson* ou en *injections*.

1° En *boisson* : il suffit pour cela d'oindre de goudron

les parois de l'auge ou du vase à boire; on jette la première eau, pour débarrasser le vase de toute la quantité qui pourrait se détacher des parois et flotter dans le liquide.

2° En *injections* : on fait bouillir gros comme une noisette de goudron dans l'eau de pluie qui tombe des gouttières en zinc; et, au moyen d'une seringue en étain, on pratique des injections dans les naseaux, dans les oreilles, dans le vagin, dans le canal de l'urètre, dans les fistules, pour combattre les affections des divers organes, et pour nettoyer les ulcérations et les plaies. Si on en a à sa disposition, on fera mieux de se servir de l'eau quadruple (39 *bis*).

CHAPITRE XI.

GRENADE (ÉCORCE DE); GRENADIER (POUDRE DES PETITES RACINES DU).

44. L'écorce de grenade (*fruit du grenadier*) a toujours une action plus énergique et plus sûre que la poudre des petites racines du grenadier. Car on est toujours assuré que l'écorce de grenade vient du midi de l'Europe, vu que le fruit ne mûrit pas dans le Nord; tandis que les grenadiers du Nord perdent, en s'étiolant pour ainsi dire, leurs propriétés médicinales, dont nous retirons un si grand effet dans les maladies qui ont pour cause le parasitisme du ver solitaire.

45. L'écorce d'une belle grenade fournit la dose à administrer aux animaux de grande taille (75 à 80 grammes); la moitié suffit pour les petits animaux. On la réduit en poudre au moyen de la râpe, et on la fait avaler dans une quantité suffisante soit d'eau blanche (son bouilli dans l'eau), soit de lait. Immédiatement après on leur fait prendre par le haut et par le bas de l'essence de térébenthine (40); une demi-heure après, on leur administre l'huile de ricin (69). On recommence ce traitement en entier huit jours après, si l'animal n'est pas débarrassé à la première fois des symptômes de cette grave maladie; mais alors la veille, on lui donne le calomélas (22) le matin, et le soir l'aloès (12) avec scammonée et jalap (13).

CHAPITRE XII.

LAVEMENTS.

46. Les lavements servent à nettoyer le gros intestin des matières fécales qui l'obstruent ou l'irritent; ce sont les injections du *côlon* exclusivement; car ils ne remontent pas plus haut que le *cœcum*. Pour les administrer, on se sert de seringues dont le volume est proportionné à la taille de l'animal. Si l'on adoptait en vétérinaire l'usage des clysoirs à pompe, si petit que fût le corps de pompe, la même seringue pourrait servir pour les animaux de toutes les tailles, et l'on se débarrasserait de ces grosses et lourdes seringues, si difficiles à manier et souvent si dangereuses pour l'animal.

La dose du liquide pour les grands animaux est de trois litres, d'un litre pour les animaux de petite taille. Quand on n'a à sa disposition ni seringue ni clysoir, on se sert d'une grosse vessie, que l'on remplit du liquide, et dont ont lie l'orifice autour d'une canule en bois très-lisse, ou en étain, que l'on a soin de garnir d'huile camphrée (33); on presse fortement sur la vessie pour faire partir le liquide.

N. B. Tout lavement, avant d'être administré, doit être passé à travers un linge propre.

47. LAVEMENT SIMPLE ET RAFRAICHISSANT. Faites bouillir quelques instants une poignée de graines de lin avec une pincée de sel marin gris et un dé à coudre d'huile camphrée par litre d'eau; et administrez tiède.

48. LAVEMENT PURGATIF. On fait bouillir quelques in-

stants, dans l'eau pure, 5 centigr. (ou gros comme une lentille) d'aloès (11) pour les petits animaux ; et 20 centigr. (ou gros comme un haricot) pour les autres. Avant de l'administrer, on y bat 30 grammes (une once) d'huile de ricin (69) pour les petits animaux, et 120 grammes (quatre onces) pour les animaux de grande taille.

49. LAVEMENT VERMIFUGE. On ajoute à l'eau du précédent lavement 1 gramme (un dé à coudre) d'essence de térébenthine (40) pour les petits animaux, et 10 grammes (une cuiller à bouche) pour les grands.

Dans le cas où l'on aurait à combattre le ver solitaire, le lavement se composerait de la manière suivante :

```
Eau . . . . . . . . . . . . . . . .  1 litre.
Racines de fougère mâle  . . . . . .  2 grammes.
Poudre d'écorce de grenade  . . . . . 4 grammes,
Aloès. . . . . . . . . . . . . . . .  5 centigrammes.
Huile camphrée . . . . . . . . . . . 10 grammes.
```

on ferait bouillir 20 minutes, et l'on administrerait tiède.

50. LAVEMENT SÉDATIF. Contre les coups de sang, l'asphyxie et la météorisation.

```
Eau . . . . . . . . . 1 litre.
Graine de lin . . . . une pincée.
Eau sédative (38). . . une grande cuiller à bouche.
```

On verse l'eau sédative à l'instant d'administrer le lavement, en agitant l'eau.

CHAPITRE XIII.

PANSEMENTS DES PLAIES ET BLESSURES.

51. On doit toujours avoir sous la main l'arsenal suivant, que l'on conservera dans une boîte : des *pinces à main*, des *ciseaux mousses*, un *bistouri*, des *aiguilles droites et courbes*, du *fil ou cordonnet de soie ciré au cérat camphré* (31), des *linges fenestrés*, des *bandes ou morceaux de*

toile neuve plus longues que larges, *des bandes* de 10 centimètres de largeur et de plusieurs mètres de long, de la *charpie*, et des *vessies* ou des *seringues à injections* (46), des longueurs de *sparadrap* ou *diachylon*.

52. La PINCE A MAIN est destinée, soit à extraire les piquants, les clous de rue, soit à pincer et à tordre les artères ou artérioles que la plaie a mises à découvert, afin de pouvoir les lier avec le fil ciré (56).

53. Les CISEAUX MOUSSES sont préférables aux CISEAUX POINTUS, pour couper les chairs mortes, parce qu'on ne risque pas de blesser de nouveau l'animal.

54. Le BISTOURI est une lame aiguë d'excellent acier et fixée au bout d'un manche long et mince; on s'en sert pour ouvrir un abcès et donner ainsi une issue au pus.

55. Les AIGUILLES COURBES servent à coudre et réunir les bords d'une plaie située sur une surface à peu près plane.

56. Le FIL, soit ordinaire, soit en soie, doit être fort, mais simple; on le cire avec le cérat camphré, pour qu'on puisse le tirer sans offenser la chair, et qu'il porte, pour chaque trou, son pansement antiseptique avec lui.

57. Le LINGE FENESTRÉ est un carré de toile déchiquetée aux ciseaux, et qui doit recouvrir toute la plaie; on le déchiquète en le ployant et en coupant avec les ciseaux, de distance en distance, des ovales de toile sur les plis. Ces trous sont destinés à laisser passer le sang qui pourrait suinter encore de la plaie, afin qu'il n'ait pas le temps de se dénaturer sur place.

58. 1° BANDELETTES : longueurs de toile que l'on ploie en double ou triple pour recouvrir la charpie;

2° Les BANDES de toile sont destinées, en s'enroulant autour des membres ou du corps, à maintenir en place le pansement; elles ont 10 centimètres de large.

59. CHARPIE. On prend de vieux linge usé, mais blanc de lessive; on le découpe en petits carrés de 5 centimètres environ; on soutire les fils brin à brin; on prend ensuite des flocons de ces fils entre le pouce et l'index de

la main gauche, et l'on arrache tout ce qu'on peut saisir avec le pouce et l'index de la main droite ; les fils arrivent ainsi peignés et parallèles. On les étale, couche par couche, de manière à en faire de petits coussinets ou plumasseaux, que l'on enduit de pommade camphrée, pour en recouvrir toute la plaie.

60. Sparadrap ou diachylon : toile enduite d'une composition agglutinative et qui sert à fixer les bords d'une plaie, à appliquer la peau sur les chairs dont elle a été détachée, ou à maintenir les pansements plus fortement que ne le font les bandes (58). On se procure des longueurs de ces toiles agglutinatives chez le pharmacien. Si l'on voulait en fabriquer soi-même, on en trouverait la formule dans le *Manuel annuaire*, pour 1862, pag. 135.

61. Manière de procéder pour les pansements. Dès que l'animal est blessé, on se hâte de pincer, tordre et lier (52) les vaisseaux d'où l'on voit sortir du sang. On lave à grande eau, puis à l'eau quadruple (39 *bis*), dans laquelle on verse quelques gouttes d'alcool camphré (26). On rapproche les bords par quelques points de suture (56), ou bien par des bandes de sparadrap (60) de 1 centimètre de large environ et d'une longueur appropriée à l'étendue de la plaie. Si les bords ne peuvent pas être rapprochés, on étend sur la plaie un *linge fenestré* (57) imbibé d'huile camphrée (33) ; on saupoudre la surface de poudre de camphre (25). On recouvre de linge fenestré ainsi saupoudré, avec des plumasseaux ou coussinets de charpie (59) enduits de pommade camphrée (28), la pommade tournée du côté de la plaie. On étend par-dessus les bandelettes (58), et on maintient le pansement, soit avec des tours plus ou moins nombreux de bandes de toile (58), soit avec des bandes ou une seule plaque de sparadrap (60) ; on arrose ensuite d'alcool camphré (26), les bandes de toile dans le voisinage de la plaie.

62. Si l'on a soin de verser de l'huile camphrée sur la plaie, en soulevant un coin de ce pansement, on peut at-

tendre quatre ou cinq jours avant de défaire l'appareil pour le renouveler. Car, à la faveur de cette méthode, il ne se forme point ou que bien peu de pus ; et la pellicule de cicatrisation se montre dans les 48 heures, sans que l'animal éprouve le moindre accès de fièvre et la moindre perte d'appétit ; on n'a à craindre ni gangrène (312), ni érysipèle (285), ni mal de saignée (346), et encore moins le tétanos (406).

Si l'on avait affaire à un abcès (196) dont on connût bien le foyer, on plongerait jusqu'au foyer la pointe du bistouri (54), pour donner issue au pus ; on ferait l'ouverture assez grande pour que tout le pus s'en échappât ; on laverait la plaie à l'eau de goudron tiède (45) ; on appliquerait ensuite la peau sur les chairs par des bandes de toile (58) ou de sparadrap (60), et l'on panserait exactement comme ci-dessus (61).

CHAPITRE XIV.

PLANTES MARINES EN FOURRAGE OU EN DÉCOCTION.

63. J'entends par plantes marines, non-seulement les plantes qui viennent dans le fond de la mer *(algues, fucus, tangues)*, que le flot ou la drague accumulent si souvent sur le rivage, et dont les laboureurs du littoral font un si fréquent usage pour fumer et purifier leurs terres ; mais encore les plantes qui servent à emballer les envois d'huîtres, de poissons de mer, de moules et coquilles qui arrivent sur nos marchés. Toutes ces plantes, imprégnées des produits salés et iodurés de la mer, sont non-seulement d'excellents vermifuges, mais surtout encore de puissants succédanés de la *salsepareille* et de *l'iodure de potassium*, dont nous nous servons, dans la médecine humaine, contre les infections mercurielles internes ou externes.

Je conseille aux éleveurs de faire ramasser avec soin, sur les marchés, ces plantes d'emballage, d'en mêler de temps à autre une bonne poignée hachée au fourrage, et d'en faire bouillir une poignée qu'on mêlera aux eaux grasses pour les porcs. Quand l'animal est malade, on lui en donne une poignée chaque jour. L'usage de ces plantes dispense de l'emploi du sel, et ce sera une grande économie; car le sel est assez cher. On verra quel embonpoint acquerront les animaux qui auront de ce fourrage en abondance.

Que si ces plantes arrivaient salies de vase, lavez-les à grande eau et faites-les sécher ; laissez déposer l'eau de lavage, décantez, et laissez évaporer à l'air; vous obtiendrez ainsi une quantité de sel que vous pourrez utiliser pour en saupoudrer le fourrage.

CHAPITRE XV.

PLAQUES, SONDES, BAILLONS, MORS DE BRIDE GALVANIQUES.

64. Les plaques et sondes galvaniques ont la propriété de soutirer le mercure, et d'en débarrasser les organes infectés.

65. PLAQUES GALVANIQUES. On se procure des lames de cuivre et des lames de zinc minces comme des feuilles de gros papier. On les coupe de la grandeur de la région affectée, mais de manière que le zinc déborde le cuivre. On applique la lame de cuivre sur la peau rasée au besoin; on étend un linge mouillé d'eau salée sur le milieu de la plaque de cuivre, et l'on recouvre le tout de la lame de zinc, de manière que les bords de celle-ci touchent la peau. On a soin de *sertir*, c'est-à-dire, relever les bords, afin de ne pas occasionner des entailles ou des égratignures. On laisse cet appareil fonctionner une demi-heure et davantage encore, si on le peut; mais alors on a soin d'humecter le linge d'eau salée tous es quarts d'heure, à l'aide d'un pinceau et sans rien éranger.

66. SONDES GALVANIQUES. Ce sont des sondes creuses

en cuivre, d'une longueur proportionnée à celle des cavités dans lesquelles on doit les introduire, et de la grosseur d'une plume d'oie; elles sont perforées latéralement vers le bout. On y glisse une tige de zinc trempée dans l'eau salée; on huile le cuivre, et l'appareil est en état. Ces sondes s'introduisent dans le canal de l'urètre, dans le vagin, dans l'anus, dans les fistules, dans les naseaux, dans le tuyau de l'oreille, pour combattre les maladies mercurielles qui auraient leur siége dans ces diverses cavités. On les retire de temps en temps, crainte que le cuivre ne contracte adhérence avec les muqueuses ; mais si cet accident avait lieu, on y remédierait en retirant la tige de zinc, et injectant de l'huile camphrée (33) dans le tuyau de cuivre ; l'huile viendrait détacher les parois, en se répandant par l'ouverture latérale entre les surfaces adhérentes.

67. Pour combattre les infections buccales du cheval, on se servira de mors de bride en cuivre fortement étamé, et que l'on aura soin de faire rétamer souvent.

N. B. L'effet de ces appareils s'est montré si puissant que le charlatanisme s'est empressé d'en faire, sous différents noms, tout autant d'arcanes et de remèdes à tous maux : *tissus électro-magnétiques, chaines antirhumatismales, appareils biodynamiques, armatures, etc.*

CHAPITRE XVI.

RICIN (GRAINES ET HUILE DE).

68. L'huile de ricin, ou huile de *palma christi*, est un purgatif très-doux extrait, par expression, des graines du *Ricinus communis*. Les graines sont plus actives que l'huile seule; on fera bien de les employer, lorsqu'on pourra s'en procurer de fraîches.

69. On administre de la manière suivante l'huile de ricin, à la dose de 500 grammes pour les animaux de grande taille, et à la dose de 60 grammes pour les ani-

maux de la taille du mouton : on prépare une eau blanche (une demi-livre de son bouilli dans un seau d'eau) à laquelle on mêle une décoction de feuilles d'oseille ; on leur donne à boire une partie de cette eau la veille au soir, après leur avoir fait avaler l'aloès (12). Le lendemain matin, on délaye la dose d'huile de ricin dans son volume de l'eau blanche ci-dessus, et on la leur fait avaler à une ou deux reprises. De demi-heure en demi-heure, on leur redonne un quart du restant de la même eau blanche acide.

Si l'on avait des graines de ricin à sa disposition, on les écraserait dans l'eau blanche pour les herbivores, et dans du bouillon aux herbes pour les animaux carnivores, à la dose de 4 graines pour les animaux de petite taille, et de 10 graines pour les grands animaux.

CHAPITRE XVII.

ZINC (EAU DE), EAU ZINGUÉE.

70. On prépare l'eau zinguée en faisant bouillir, dans un litre d'eau, une lame de zinc de la largeur d'un écu de cinq francs, qu'on a préalablement laissée exposée quelques jours à l'air et à la pluie ou qu'on a trempée un instant dans le vinaigre. On se sert avec le même avantage de l'eau de pluie qui coule des gouttières en zinc.

Enfin si l'on n'avait rien de tel à sa disposition, on ferait dissoudre un gramme de sulfate de zinc dans un litre d'eau.

N. B. Cette eau est d'une grande efficacité contre toutes les maladies d'origine mercurielle. On l'administre sans le moindre danger en injections. Mais en boissons et en lavements il faut en être sobre, à cause de sa vertu drastique ; on ne l'emploie, sous ces deux formes, que tous les quatre à cinq jours, et à la dose d'une grande cuiller à bouche.

CHAPITRE XVIII.

SUPPRESSIONS A FAIRE DANS LES PROCÉDÉS DE L'ANCIENNE
MÉDECINE VÉTÉRINAIRE.

71. C'est avec ce petit nombre de médicaments que
l'on sera sûr, en prenant pour guide cet ouvrage, d'expulser la cause et de réparer les effets, dans le plus
grand nombre de maladies, sans avoir recours à autrui.
La liste si longue des médicaments qui encombrent nos
anciens formulaires nous fournirait sans doute des succédanés, mais non des agents supérieurs à ceux que nous
avons indiqués ci-dessus. Le luxe des médicaments est
un signe infaillible de la fausseté de la théorie et de l'in-
certitude de la médication. Ce luxe, nous le supprimons,
comme une dépense inutile ; car le problème à résoudre
est de guérir vite et à peu de frais.

72. Je supprime absolument la SAIGNÉE, parce que :
1° l'eau sédative agit plus promptement et sans danger,
quand il s'agit de chasser la fièvre ; 2° parce que l'emploi
de la saignée est absurde dans tous les autres cas ; dépouiller du sang, ce principe de la vie, un animal malade, c'est aggraver sa maladie ; c'est vouloir remplacer
ses souffrances par l'abattement et par l'épuisement, ce
prélude de l'agonie ; 3° parce que, si l'on pense purifier
le sang par la soustraction de quelques palettes de ce
liquide, on confond en cela les termes de *diminution de
volume* et de *purification* ; et que si le mal venait du vice
du sang, il en resterait toujours assez pour continuer
l'œuvre de la maladie.

73. Je supprime la DIÈTE, et je laisse l'animal manger,
dès qu'il reprend appétit, pendant tout le cours de la
maladie, et même après la plus violente opération. Car
l'eau sédative, en prévenant la fièvre, et le pansement
nouveau en s'opposant à la formation du pus, font que,
pendant le cours de la guérison et de la cicatrisation,

tout fonctionne comme dans l'état de parfaite santé. Condamner à la diète un animal qui demande à manger, c'est vouloir le faire mourir de faim, sous prétexte de le guérir ou de le préserver d'une maladie.

74. Je supprime l'emploi des SANGSUES et des VENTOUSES AVEC OU SANS SCARIFICATION, d'abord par la raison qui m'a fait supprimer la saignée; ensuite parce que la sangsue est un parasite dont la piqûre s'envenime, et qu'elle dépasse quelquefois la prescription des médecins, en se glissant dans des cavités où sa présence peut être mortelle.

75. Je supprime le SÉTON ordinaire, d'abord parce qu'une diversion à la douleur ne change pas la cause de la maladie, et qu'il est absurde de croire, par exemple, qu'une colique vermineuse se guérisse dès que le bistouri du vétérinaire attaquera profondément la peau, pendant que le ver attaque les entrailles; ensuite parce que le séton, ainsi que toutes les autres blessures exposées à l'action de l'air, engendre la fièvre, le pus et souvent la gangrène, surtout en été et dans les endroits renfermés.

76. Je supprime l'opération que les bergers appellent *ortier* ou *herbir* et qui consiste à composer le SÉTON du fanon non avec des mèches de coton, mais avec des tiges d'*ortie brûlante*, d'*ellébore* ou d'*euphorbe*; d'abord par les mêmes raisons qui me font supprimer le *séton* ordinaire, et ensuite parce que les poisons végétaux agissent presque autant en contact des chairs vives que dans le canal intestinal.

77. Je supprime le *moxa*, parce que je n'ai jamais vu qu'une brûlure de la peau guérisse d'une brûlure interne.

78. Je supprime le BARRAGE des veines de la jambe, qui consiste à couper une longueur de la veine, entre deux ligatures; par la raison que, si je trouvais quelque part une veine naturellement barrée, je la débarrasserais au plus tôt, vu que tout obstacle à la circulation peut occasionner, outre la fièvre, des amas de sang stagnant, qui

ne tarde pas à se changer en pus ; et que du reste cette opération violente n'est fondée sur aucune espèce de raison autre que la cabalistique de l'ancienne maréchallerie.

79. Je supprime cette méthode barbare qui bouclait les juments, en cousant avec des fils métalliques les grandes lèvres, afin de les conserver vierges pendant quelques instants de plus ; parce que c'est un reste de barbarie qui répugne à la sensibilité et qui est contraire à la nouvelle législation, et parce que l'amour étant un besoin naturel des plus puissants, tout obstacle le change en frénésie.

80. Je supprime l'action de BATTRE LES AVIVES ou glandes parotides (211), en les pinçant avec les *tricoises*, les frappant du marteau ou les perçant d'un fer rouge. On voulait en cela guérir l'animal de la colique ; en théorie, c'est du dernier ridicule : donc c'est une double barbarie.

81. N'enlevez pas non plus les BARBES ou espèces de filets qu'on remarque de chaque côté du frein de la langue ; ce n'est pas là ce qui ferait boire plus volontiers l'animal.

82. Enfin, la maladie ayant toujours une cause accessible à notre intelligence, tout ce qui n'a pas pour but de déterminer et d'éliminer cette cause, de réparer ses ravages et ses effets, doit être supprimé de la manière la plus absolue, comme tout ce qui n'est pas fondé sur la raison.

Supprimez surtout la cruauté des mauvais traitements envers ces animaux qui vous servent et qui se dévouent même à vos caprices (4). Le barbare est plus qu'un fou furieux, c'est un lâche. Le cavalier valeureux a des soins d'ami pour le coursier qui le porte au milieu des hasards de la guerre. Tuez les animaux, puisque notre civilisation nous en a fait un triste moyen de vivre ; mais gardez-vous de vous complaire à les faire souffrir. L'homme inhumain envers les bêtes est inhumain envers les gens ; et je m'en méfie, sur ma route.

DEUXIÈME PARTIE.

—

HYGIÈNE,

OU EMPLOI DES MOYENS PRÉSERVATIFS DES MALADIES.

La *médecine* répare, l'*hygiène* préserve : l'étude de l'*hygiène* doit précéder celle de la *médecine*. Nous avons rangé dans neuf catégories (6) les causes qui peuvent troubler les fonctions d'un être organisé et le frapper ainsi de maladie. Nous allons, dans tout autant de chapitres, évaluer l'importance de ces causes et démontrer leur mode d'action, afin d'arriver aux moyens les plus expéditifs pour en préserver et les plantes et les animaux.

CHAPITRE PREMIER.

HYGIÈNE DE LA RESPIRATION, OU MOYENS DE PRÉSERVER LES PLANTES ET LES ANIMAUX DOMESTIQUES DE LA PREMIÈRE CAUSE DE LEURS MALADIES : LE MANQUE OU LE VICE DE L'AIR ATMOSPHÉRIQUE.

83. L'air atmosphérique, mélange d'un cinquième d'oxygène et de quatre cinquièmes d'azote environ, l'air atmosphérique, dis-je, est le pain de la respiration ; l'être organisé meurt faute d'air, comme faute d'aliments; asphyxié ou affamé.

84. L'air varie de pureté, selon les climats et les conditions des localités ; la chaleur en le dilatant diminue la dose des inspirations ; les émanations du sol ou des usines l'imprègnent de produits qui paralysent ou dénaturent son action.

85. L'air le plus pur, pour tout être organisé, est

celui auquel il s'est façonné dès sa naissance et auquel sa race elle-même s'est façonnée avant lui. Ces chevaux si agiles sous le ciel nébuleux de Londres, transportez-les dans un climat plus sec, ils s'y alourdissent; ils reprennent leur agilité, dès qu'on leur rend leur air imprégné d'humidité. On en dirait autant du cheval arabe que l'on transporterait à Londres; par la journée la plus brûlante de ce climat nouveau, il ne serait plus dans ses habitudes le même que sur les plateaux de son pays. Le changement d'air opère comme le changement de nourriture; les poumons façonnés à des inspirations d'une telle dose ne fonctionnent plus normalement, dès l'instant que la dose a changé.

86. Pour que l'air inspiré conserve sa pureté normale, il faut qu'on le prenne au grand air, au milieu des mouvements de l'atmosphère et de cette grande circulation météorologique, de ce grand laboratoire aérien, où tout ce qui est vicié se décompose, se recompose, se neutralise au contact incessant du sol qui l'absorbe et de la lumière qui le brûle. L'air est d'autant plus pur qu'il est plus agité; les grands vents le purifient, et le tamisent pour ainsi dire. Dans un espace clos, l'être organisé ne retrouve plus ces conditions atmosphériques; il s'y asphyxie lentement; car, avec l'air qu'il aspire, il reçoit une quantité d'air qu'il avait expiré, un rebut de sa respiration.

87. L'air se renouvelle de bas en haut; car tout ce qui est plus léger que lui monte, tout ce qui est plus lourd est absorbé par le sol. Dans une basse-cour à murs élevés, fermez hermétiquement les portes, et les animaux que vous y aurez renfermés, y étoufferont.

88. L'air normal, c'est l'air des grandes plaines, qu'il soit froid ou humide, pourvu que l'animal ou la plante y aient été façonnés dès leur naissance. Mais le passage d'un air renfermé à l'air atmosphérique des campagnes, j'irai même plus loin, le passage d'un air impur à un air

plus pur, peut être aussi désastreux que dans le cas contraire. S'acclimater à un pays, c'est façonner ses organes respiratoires aux conditions locales de l'air atmosphérique.

89. Les organes respiratoires varient de forme et de position selon les règnes et les classes ; mais la fonction de la respiration est identique chez tous les êtres : ou plutôt l'organe élémentaire de la respiration, la cellule organisée, est partout identique, tandis que le tissu organisé ou l'agglomération de ces cellules varie selon les milieux. Le poumon des vertébrés n'est en définitive que la branchie des jeunes batraciens refoulée dans le thorax, comme la branchie est refoulée sous le test des crustacés.

90. Outre cette respiration pulmonaire ou branchiale qui vivifie le sang et transforme le chyle en un liquide organisateur, il est encore une respiration cutanée et par les ouvertures extérieures de la peau, par les oscules des vaisseaux lymphatiques ou interstices cellulaires, qui criblent l'enveloppe des êtres organisés. Un animal que l'on recouvrirait, sur toute l'étendue de la peau, d'une couche épaisse de gomme ou de résine, de manière à la rendre imperméable à l'air, cet animal serait exposé à mourir lentement d'une asphyxie que j'appellerai cutanée.

91. Ainsi la plante respire par ses feuilles qui sont ses branchies aériennes ; mais elle respire aussi par les surfaces de ses racines, qui sont ses tiges souterraines ; vous asphyxiez la plante autant en privant ses feuilles d'air, qu'en tassant la terre qui recouvre ses racines.

92. Les animaux à branchies sont aquatiques, les animaux à poumons sont terrestres et aériens ; mais la respiration dans l'un et l'autre milieu ne s'opère que par le véhicule de l'eau qui recouvre les surfaces respiratoires. Un poumon desséché ne respire plus ; de même chez les plantes : sans l'humidité de la terre et de l'air, la plante

se fane et s'asphyxie. Mais, dira-t-on, l'animal à poumons ne devrait pas périr dans l'eau; oui, s'il pouvait chasser l'eau comme l'air de la cavité pulmonaire, après l'avoir dépouillée de ses gaz. L'animal à branchies périt dans l'eau, dès qu'elle ne se renouvelle plus, et qu'il en a absorbé tout l'air atmosphérique, comme périt le noyé qui ne peut plus dégorger son eau. L'animal à branchies n'a qu'à se déplacer dans l'eau pour n'être pas asphyxié.

De même, la feuille aquatique se trouve toujours enveloppée d'une atmosphère d'eau respirable, à cause du mouvement des ondes ; la feuille aérienne s'asphyxierait, si des pluies prolongées la tenaient enduite constamment d'une couche d'eau.

93. La respiration ne s'opérant que par le véhicule de l'eau, l'air n'est vraiment normal qu'à la condition qu'il soit imprégné d'humidité ; la sécheresse de l'air asphyxie, comme l'absence de l'air.

94. Les produits de l'exsudation cutanée ou transpiration des êtres organisés, en se condensant sur les surfaces respiratoires de la peau, les couvrent d'une incrustation imperméable à l'air ; de là la nécessité des bains, du brossage, des aspersions et des lavages.

§ 1. Application de ces principes aux végétaux.

95. Les végétaux dans leur développement se dirigent selon les courants d'air ; on dirait qu'ils ne sont que de l'air cristallisé, et que leurs rameaux se forment comme le givre, par une cristallisation bout-à-bout. La tige monte d'un seul jet, comme le fait le courant d'air, vers le zénith ; dès que le bourgeon terminal est épanoui et forme parasol, les bourgeons inférieurs suivent, en se développant, la courbure que ce parasol imprime au courant d'air ; et quand l'arbre a des rameaux assez touffus et assez spacieux pour que le courant d'air qui suit la tige vienne se courber vers le sol, la branche suit la

même direction, et finit souvent par prendre racine, comme la liane des forêts vierges.

Visez-vous, dans vos cultures, à avoir des tiges d'un beau jet, des troncs d'arbres propres à la mâture, des tiges de plantes textiles à longs filaments ? Semez dru ; le bourgeon terminal se développant seul, et les autres s'asphyxiant faute d'air, vous aurez des plants qui arriveront droits et sans cicatrices à la hauteur qu'ils peuvent atteindre dans ces terrains. Éclaircissez chaque année pour débarrasser la plantation de tout individu retardataire, et qui absorbe la séve du sol, sans profit pour lui et au détriment des autres.

96. Doit-on semer les céréales à la volée ou en lignes, dru ou clair ? Ce sont des questions qui, en physiologie, amènent toutes au même résultat, mais qui, en économie, sont très-complexes ; ce sont des procédés qui peuvent obtenir la préférence les uns sur les autres, selon la nature du sol, le climat, les habitudes du pays et surtout selon l'exposition de la pièce de terre.

Si vous semez dru, chaque grain ne produira qu'un épi. Si vous semez clair, le même grain, profitant de l'air et de l'espace, poussera plusieurs jets qui donneront autant d'épis. Vous aurez donc, dans ce dernier cas, économie de semence. Oui, mais vous serez obligé de sarcler souvent et de butter ; par ce que les plantes parasites, profitant également de l'air et de l'espace, et devançant le développement des jets latéraux des céréales, les étoufferaient en usurpant leur place. On emploie plus de semences à la volée ; on emploie plus de labours et de façons en lignes. Les frais de l'un de ces procédés dépassent-ils ceux de l'autre ? Voilà toute la question. En semant dru, on étouffe en germe les mauvaises herbes, dont le vent pourrait apporter la graine, après les semailles ; car nous supposons que le crible, le marnage et les labours profonds, aient débarrassé le sillon des graines parasites qui pousseraient avec le grain. Cet avantage, on ne l'obtient par l'autre procédé qu'à force de sarclages.

97. Les arbres sont d'une venue d'autant plus belle qu'ils sont plus exposés au vent, parce que le vent, c'est l'air renouvelé, et que l'air calme est bien vite vicié par le végétal lui-même.

Le palissage en espalier est fondé sur ce principe : Les arbres fruitiers touffus ne produisent qu'au bout des branches; ce qui fait qu'un arbre énorme produit moins qu'un petit espalier : économie d'espace et de lumière. Les espaliers, dans une ruelle étroite, sont moins productifs que contre les murs d'enceinte d'un vaste champ découvert, toutes choses égales d'ailleurs.

98. Les serres et les orangeries sont la prison des plantes; les végétaux s'y étiolent, s'y vicient; ils y languissent sans croissance et sans fécondité, alors même qu'on leur prodigue le fumage, l'arrosage, la chaleur et la lumière. Au milieu de cette abondance de soins, il leur manque le pain de la respiration, l'élément primitif de l'organisation, l'air, dont l'être organisé n'est qu'une cristallisation vésiculaire. Or, nos serres et nos orangeries ne sont pas construites pour rendre aux plantes ainsi emprisonnées le mouvement de l'air que réclame leur respiration.

On a beau l'y faire circuler d'une manière artificielle, dans le sens horizontal, c'est toujours de l'air vicié qui circule et non de l'air renouvelé; car le renouvellement de l'air n'a lieu que de bas en haut, droit vers le zénith. Construisez donc vos serres avec une toiture en verre mobile et à compartiments; redressez-la, tant que vous n'avez à craindre ni la neige, ni la grêle, ni les pluies trop prolongées. La pluie lave la plante et ne l'encrasse pas, comme vos lavages à l'eau ordinaire. Faites arriver l'air par le bas, le long de vos foyers de chauffage, et ne redoutez pas le froid qui viendrait d'en haut. Dès que le thermomètre monte à quelques degrés au-dessus de zéro

et que le soleil donne, ouvrez largement les ouvertures
du midi. Quand la grêle et la neige vous menacent, que
la pluie se prolonge, abaissez la toiture ; mais que cette
toiture soit à distance des murs et que l'air puisse
s'échapper par toute la périphérie. N'oubliez jamais que
la plante cherche l'air encore plus peut-être que la lumière ; elle dirigera ses pousses plutôt vers la fenêtre
ouverte que vers la toiture en verre qui recouvre sa prison. Donc pour qu'elle pousse droit, ne lui opposez
aucun obstacle qui intercepte le jet d'air vers le zénith.

99. On a prétendu que le vent favorisait le développement des arbres et des plantes par le mouvement de
balancement qu'il leur imprime ; c'est une erreur d'induc-
tion bien démentie par les faits. Les herbes des moissons
sont bien autant balancées que la moisson elle-même, et
elles restent grêles et infécondes jusqu'après la moisson.
Le vent ne profite aux plantes que par le renouvellement
de l'air qui est leur nourriture gazeuse.

§ 2. Application de ces principes aux animaux domestiques.

100. L'animal digère mal, quand il respire mal ; il
mange beaucoup et il profite peu ; il accumule, pour
ainsi dire, dans le vide, les éléments solides de la fermentation ; il s'en débarrasse non par la filière de la
triple digestion, mais comme par une superpurgation.

Parquez vos troupeaux dans les champs ; et si, dans
le Nord, la continuité des neiges et des pluies vous oblige
à les rentrer, que ce soit sous des hangars où l'air circule de bas en haut comme dans les plaines, et dont la
toiture ne les protége que contre les intempéries du
ciel.

101. Voulez-vous obtenir de beaux produits de l'accouplement, améliorer la race et lui conserver les qualités
que comporte le climat ? Faites choix de mâles au large
poitrail et de femelles à la large croupe, ce thorax du

fœtus. Abandonnez les femelles dans les parcs en toute liberté, et les étalons dans un parc séparé, libres comme à l'état sauvage ; livrez ensuite les femelles à l'étalon sans vous en occuper davantage. Les soins que vous prenez pour favoriser cet acte, la gêne que vous imposez à l'accouplement, dans ces prisons que vous appelez écuries, enfumées, obscures, privées d'air, tout cela est pire pour la conception que la distraction naturelle dont s'est plaint le docteur Sterne, avec plus de sens que ne semble comporter la forme de sa plaisanterie.

L'animal ne renouvelle l'air qu'il respire qu'en changeant de place ; ne le clouez pas à la même place, à cet instant où, pour créer à son tour, ses poumons aspirent avec tant de puissance. Vos animaux, si maladifs dans vos étables, conservent leur santé et décuplent leur force dans les plaines, en plein vent, sans abris, même exposés aux intempéries de l'air.

102. La paissance dans les bois est bien loin de valoir la pâture dans la plaine ; la forêt absorbe l'air et la lumière ; c'est pour l'animal pire qu'une écurie, car cette toiture de feuilles absorbe l'air sans profit.

Le 12 septembre 1853, j'allais herboriser dans les bois à l'est de Boitsfort. Ces bois sont plantés de hêtres distants de 2 à 4 mètres, sur un terrain sablonneux, accidenté par des ravins profonds dirigés du sud au nord. La température, de 3 à 4 heures, ne s'élevait pas, au grand air, au-dessus de 20° centigrades. L'air était frais dans la plaine ; une fois dans le bois, on étouffait de chaleur, et en descendant dans les ravins on suait à grosses gouttes ; on respirait avec une extrême difficulté ; et pourtant pas un rayon de soleil n'arrivait là à travers le feuillage ; afin de respirer plus à l'aise, il suffisait de sortir du bois et même de se mettre au grand soleil. L'ombre du bois, à une certaine profondeur, c'était l'asphyxie au début.

103. Si vous êtes forcés de garder les animaux à l'éta-

ble ou à l'écurie, je parle des animaux de course et de labeur, que vos écuries ne soient que des galeries à toiture élevée, supportée par des piliers, et que l'air venu d'en bas s'échappe par la toiture même ; avec de simples paillassons de clôture, dans la saison froide, vous pourrez les garantir suffisamment. Quant aux animaux à l'engrais, j'en parlerai en m'occupant de la nourriture ; l'engraissement n'est plus de l'hygiène ; c'est quelque chose comme de l'industrie et de la fabrication ; l'étable devient alors un laboratoire de tissus adipeux.

CHAPITRE II.

HYGIÈNE DE L'ALIMENTATION ; OU MOYENS DE PRÉSERVER LES PLANTES ET LES ANIMAUX DOMESTIQUES DE LA 2e CLASSE DE MALADIES : LA PRIVATION, L'EXCÈS ET LA MAUVAISE QUALITÉ DE LA NOURRITURE.

104. Il ne faut pas confondre la nutrition avec la digestion. La digestion varie dans son mécanisme, sa durée et ses appareils, selon les diverses espèces d'animaux. La mastication sert à diviser, à broyer, à imprégner de sucs salivaires et fermentescibles la substance alimentaire. La caillette des ruminants, le gésier des oiseaux sont deux organes préparatoires et de dépôt où les grenailles et le fourrage, broyés et imprégnés, ont le temps de se tuméfier ; cet appareil manque chez les carnivores et les herbivores solipèdes, chez qui la déglutition fait passer immédiatement la substance, de l'appareil masticatoire dans l'estomac, cet appareil de la fermentation saccharo-glutinique dont les produits sont gazeux et liquides acidulés. De là, le bol alimentaire acide *(chyme)* passe dans le duodénum où l'acidité se transforme en alcalinité par l'écoulement de la bile et où il devient *chyle*. Les parois intestinales absorbent le *chyle* ; et le résidu solide devient matière fécale dans le gros intestin ou côlon.

Voilà le mécanisme de la digestion dans toute sa complication chez les animaux vertébrés.

Quant à la *nutrition*, elle n'est que l'absorption du *chyle*, produit de la fermentation intestinale; lequel *chyle*, charrié par la circulation jusqu'aux poumons, s'y oxygène, pour devenir apte à l'organisation et fournir à chaque organe, à chaque tissu élémentaire, les éléments d'un développement indéfini.

105. *Trituration, mastication, empâtement, fermentations diverses*; on conçoit que toutes ces opérations pourraient avoir lieu artificiellement et sans le secours d'appareils organisés; et c'est ce qui arrive pour certaines classes d'animaux, telles que celle des polypes, qui puisent dans les eaux les éléments de la nutrition; leur appareil digestif, c'est le milieu qui les enveloppe; ils se nourrissent, sans avoir à s'occuper de digérer.

De ces animaux, dits inférieurs, aux plantes, il n'y a qu'une simple transition. La mastication, la triple digestion se fait pour elles dans la mare au fumier; leur estomac est dans la cavité où la bêche a enfoncé l'engrais. Elles ne digèrent pas comme le font les animaux supérieurs, mais elles se nourrissent tout aussi bien qu'eux et par le même mécanisme physiologique : c'est-à-dire, par l'absorption au moyen des pores des racines; par la transformation du liquide nutritif au moyen de son oxygénation dans les tissus respiratoires; et par la circulation qui fournit au développement indéfini des tissus élémentaires le liquide qu'elle ramène ainsi transformé de la périphérie au centre. L'engrais, ainsi que l'alimentation, a donc également pour résultat définitif de fournir un liquide organisateur à l'absorption des pores des racines des plantes et des surfaces intestinales des animaux.

106. La distinction des animaux en carnivores et herbivores est excellente en histoire naturelle; elle s'annule en chimie générale, car la digestion naturelle ou artifi-

cielle transforme les débris des deux règnes en un même élément organisateur. Certaines plantes, sous ce rapport, telles que les céréales, les arbres fruitiers, les racines pivotantes, sont aussi bien carnivores que l'homme ; car leur nutrition la plus active se fait aux dépens des débris animaux, quoiqu'elle puisse avoir lieu au détriment des débris végétaux, par la méthode des engrais verts. Certaines autres plantes, telles que les arbres des forêts et les bruyères, sont herbivores ; car leur meilleur fumier c'est le terreau de feuilles.

Partout où l'élément saccharifiable et l'élément glutineux sont en présence, la fermentation s'établit alcoolique et puis acide ; si le produit liquide acidifié rencontre parallèlement une fermentation ammoniacale, le bol alimentaire est propre à la nutrition. Or, rien n'est supérieur aux débris des animaux, pour réaliser ces conditions alimentaires chez les animaux carnivores et chez les plantes.

107. Les êtres organisés sont en lutte incessante les uns avec les autres ; le développement des uns se fait au moyen de la destruction et de la décomposition des autres. L'économie a pour but de protéger ceux qui nous sont utiles, contre les causes animées ou inanimées de destruction. Il n'est pas de moyen plus efficace de protection que la médication, à laquelle la nutrition sert de véhicule. Cette médication dont s'imprègne la nutrition se compose des condiments, espèces de poisons à doses infiniment petites, et qui n'agissent que contre les infiniment petits. Tous les animaux se montrent friands de ces médicaments, parce que tous les animaux ont l'instinct de leur conservation. Les plantes ont aussi leurs condiments qui passent dans la séve avec les éléments nutritifs : de même qu'il est des bois que la séve rend inattaquables aux vers, de même il est possible de faire passer cette qualité dans les plantes qui en sont naturellement privées, en arrosant leurs racines de certains condiments ;

on retrouve, jusque dans les fruits des arbres, les propriétés du condiment dont on a imprégné les arrosages.
Jusqu'à ce jour, l'attention des économistes ne s'est nullement arrêtée sur ce point de physiologie végétale ; nous
y reviendrons dans le chapitre VIII qui rentre le mieux
dans cette question.

§ 1. Application à l'alimentation des végétaux.

108. *Pâturage et labourage*, a dit Sully, *sont les deux
mamelles de l'Etat*; mais, de ces deux mamelles, c'est *fumage* qui est le lait. Or, grâce à notre incurie, à notre
gaspillage, ces deux mamelles sont bien souvent vides,
et l'Etat affamé. On demande alors aux îles lointaines le
guano des oiseaux, aux falsificateurs leur poudrette qui
ne vaut pas même la marne, et aux villes populeuses et
industrielles leurs boues imprégnées de poisons mercuriels et arsenicaux ; tandis qu'avec un peu plus de précaution, la ferme et la ville auraient de quoi engraisser
leurs terres sans tant de dépenses et de dangers.

109. Vous manquez de fumier, parce que vous le gaspillez ; vous le gaspillez, parce que vous ne le distribuez
pas uniformément, que telle motte de terre en regorge,
quand la motte voisine n'en a point. Vous manquez enfin
de fumier parce que vous ne savez pas en faire ; vous at-
tendez tout de vos bestiaux, quand, avec les seules déjections humaines, vous pourriez en recueillir, sur la
seule habitation, autant en valeur que vous en achetez à
grand prix ; je m'explique :

110. MOYEN DE MIEUX UTILISER LE FUMIER DES ÉTABLES.
Disposez en pente et cailloutez en asphalte le sol de vos
étables et écuries, de manière que toute la partie liquide
des déjections se rende dans une grande citerne en ma-
çonnerie, munie, à 5 ou 6 centimètres au-dessus du fond,
et d'une bonde contre laquelle, intérieurement, en travers
vous tiendrez appliquée une petite botte de paille pour

tamiser l'écoulement. Disposez dans la citerne une roue à 4 ou 5 palettes, qui serve de batte, que vous pourrez faire mouvoir du dehors au moyen d'une manivelle. Que la bonde soit assez élevée pour qu'un tonneau d'arrosage placé sur sa charrette puisse s'y remplir ; on n'a pour cela qu'à pratiquer une excavation, quand la citerne n'est pas d'elle-même assez élevée. Dès que la citerne renferme une quantité suffisante de liquide, arrosez-en le champ à labourer. Si le liquide vous manque, jetez dans la citerne un hectolitre de litière imprégnée de fiente et 20 hectolitres d'eau, agitez avec la *roue-batte*, et portez cette nouvelle quantité de liquide au champ, ainsi de suite. Retirez chaque fois la litière épuisée et entassez-la en meules que vous recouvrirez de six centimètres de terre ; ce qui vous donnera plus tard une quantité de fumier solide. Si le fumier des étables vous manque, recueillez dans les prairies la *bouse de vache*, dont les tas infectent le foin qui doit les traverser ; jetez-en un hectolitre par 40 hectolitres dans la citerne, agitez et portez le liquide aux champs. Rien ne sera plus facile que de recueillir la *bouse* des vaches qu'on parquera dans les prairies : On n'aura qu'à l'enlever, chaque fois qu'on changera le parc de place, au moyen d'un char que les bêtes à cornes auront amené vide et qu'elles retourneront plein. Enfin faute de bestiaux, le produit des déjections humaines vous en dédommagera amplement ; le produit d'une seule personne suffirait, par ce procédé, pour fumer en six mois d'hiver un hectare de terrain ; de ces déjections un quatre-vingtième délayé dans l'eau vaut le double des autres matières. La rinçure des vases de nuit, versée tous les 4 jours au pied des espaliers et même des pleins vents, suffit, sans le secours d'un autre fumage, pour les mettre à fruit, et protéger les fleurs contre la gelée ; j'en ai fait l'expérience pendant plus de quatre ans.

111. Quant à la litière, servez-vous de tout ce que

vous avez à votre disposition : feuilles, herbes, gazon et même terre ordinaire, à défaut de paille; c'est un récipient seul que réclame l'art de fabriquer le fumier.

112. Nous venons de supposer qu'on a à fumer un terrain à jachères ou qui ne doit être ensemencé qu'en mars. Mais quand toutes les soles sont occupées, faites votre provision de fumure en ayant recours aux moyens suivants : creusez, au nord de l'habitation, une fosse carrée de 50 centimètres de profondeur; portez-y chaque jour le produit liquide ci-dessus, auquel vous mêlerez une quantité de terre suffisante pour le solidifier; quand la matière atteindra les bords, faites un rebord en terre, tout autour de la fosse, et manipulez le liquide dans cette cavité nouvelle comme dans la première, et ainsi de suite jusqu'à ce que le tas soit assez élevé; construisez alors une autre fosse à côté. De cette manière la partie active se conservera sans perte et sans répandre de l'odeur d'une manière sensible. Pour la litière, entassez-la tout près, en meules que vous recouvrirez d'une bonne couche de terre. Quant aux déjections humaines solides et liquides, versez-les à la fois dans une fosse spéciale et recouvrez-les d'une couche épaisse de terre; vous pourrez passer auprès, sans que l'odorat décèle ce voisinage, et de plus cette chemise de terre s'opposera à la pullulation des larves de mouches ou de coléoptères coprophages. Dès que la saison du fumage sera arrivée, vous n'aurez qu'à saupoudrer le champ de ces produits, en employant le double des premiers et la moitié des seconds, si mieux vous n'aimez la méthode de l'arrosage comme nous l'avons expliquée ci-dessus (110).

113. Construisez vos lieux d'aisances, dans la ferme, de manière à remplacer la fosse fermée par de petites fosses mobiles, dont on garnira le fond de gazon et de terre chaque matin, et que l'on portera chaque soir au champ, en disposant les tas sur la partie du champ la plus élevée. Si ensuite on trace les sillons dans le sens

de la pente, l'eau de pluie y portera, comme dans tout autant de rigoles d'arrosage, la partie soluble de la matière excrémentielle ; en sorte que le fumage par arrosage se fera par l'eau du ciel. On recommencera une nouvelle rangée parallèle de ces tas à une certaine distance au-dessous de la première.

114. Si les grandes villes voulaient adopter le système de fosses mobiles et inodores pour lequel mon fils Camille a pris un brevet d'invention, on pourrait tous les 8 jours porter au champ, en bonne poudrette, les matières solides et liquides de toute une maison. L'économie y gagnerait tout autant que la salubrité.

La matière fécale, ainsi transformée en poudrette, convient éminemment aux sols sablonneux ; elle s'y répand plus uniformément et n'a pas l'inconvénient du *purin* ou fumier liquide, qui, dans ces sortes de terrains, filtre tout entier à de trop grandes profondeurs pour que les racines des végétaux herbacés puissent les atteindre dans la courte durée de leur développement. Une observation minutieuse démontre que, dans le même champ, les produits de la récolte sont loin d'être identiques ; et au simple coup d'œil il est facile de voir que les épis et les grains varient d'un pied à l'autre ; cela vient de l'inégale répartition de l'engrais par l'ancien principe, qui cesserait par l'engrais liquide ou en poudrette.

115. Abandonnez l'emploi des boues des rues, tant que la cité n'aura pas défendu à l'industrie de déverser sur le pavé les rebuts vénéneux de ses produits.

116. Ne jetez jamais au fumier les déblais de vos murs peints ou de vos papiers peints, ni rien de ce qui portera les traces d'un enduit métallique. Que d'épidémies de volailles ne viennent que de cette infection du fumier qu'elles épluchent ! ce ne sont que des empoisonnements mercuriels, plombiques ou arsenicaux ! De pareils fumiers infectent la sève des plantes et causent des désordres maladifs, dont on a de la peine ensuite à s'expli-

quer les causes, et par conséquent encore plus de peine à réparer les effets (*).

117. Récurez souvent vos mares, étangs, flaques d'eau, fossés de délimitation et de desséchement, et jetez-en la boue sur vos terres. La tangue de la mer serait un engrais aussi fécond qu'hygiénique pour les terres de l'intérieur, si le transport n'en était pas si dispendieux.

118. Les rebuts de la cuisine, du poulailler, la viande hachée menu des animaux abattus ou morts de maladie, les plumes, cornes, laines et poils, etc., sont transformés en une poudrette puissante, si on en fait des couches de cinq centimètres d'épaisseur, alternant avec des couches de cendre de bois ou de houille, de chaux en poudre et de terre ; quand le tas est terminé, on le couvre d'une épaisse chemise de marne ; on ne le dérange qu'au bout d'un an, pour en mêler tous les principes et en saupoudrer les champs.

Les os qu'on ne vend pas, on les broie dès qu'ils sont bien dépouillés ; c'est une poudrette dont l'action dure longtemps. La paresse perd son temps à se plaindre ; la sagesse tire parti de tout, et du temps et des choses.

119. La nature et le mode de fumage changent non-seulement selon la nature du sol, mais encore selon le genre de récolte. Une fumure végétale ne profiterait en rien au froment ; mais la pomme de terre s'en accommode d'une manière exceptionnelle ; j'obtiens ici des tubercules monstres, en jonchant le fond du sillon de trognons et feuilles inutiles de chou, qu'auparavant, selon la méthode du pays, nous laissions sécher sans grand profit ou pour faire un flambage de cheminée (**).

(*) Voyez *Revue élémentaire de médecine et de pharmacie*, tom. II, p. 167.

(**) Voyez *Revue complémentaire des sciences*, tom. II, p. 50, 1855, et tom III, p. 105, 1856.

§ 2. Application à l'alimentation des animaux domestiques.

120. L'alimentation artificielle des animaux domestiques doit se rapporter, autant que faire se pourra, à leur alimentation naturelle ; il faut nourrir l'animal en domesticité de la même manière qu'il se nourrirait à l'état que nous appelons sauvage. C'est l'oubli de ces principes qui cause tant de maladies aux animaux de la ferme.

121. Nulle nourriture n'est profitable qu'à la triple condition d'être à la fois *nutritive, alimentaire* et *hygiénique* ; elle est *nutritive,* quand elle réunit les deux éléments de la fermentation stomacale : la substance sucrée ou saccharifiable et la substance glutinique ou fibrineuse. Elle est *alimentaire,* quand ces deux éléments y sont mélangés et combinés dans des proportions qui conviennent aux facultés digestives d'un animal donné ; la même substance nutritive n'est pas alimentaire pour toute espèce d'animal.

Elle est *hygiénique ou conservatrice de la digestion*, quand elle est mêlée à une suffisante quantité d'aromes que nous nommons condiments, inoffensifs pour l'animal et vénéneux pour les helminthes ou vers parasites des intestins. Sans l'une ou l'autre de ces conditions, toute alimentation n'est qu'un poison lent.

122. L'économie domestique ne se trompe pas sur la qualité nutritive et alimentaire ; mais sa grande erreur, en fait d'alimentation, vient de l'oubli de la troisième condition : la qualité hygiénique et conservatrice. Une fois qu'elle a donné à ses bêtes bovines des carottes et des navets, des marcs de féculerie et de distillerie, rebuts et eaux de lavage des brasseries, avec un peu de paille hachée, elle croit avoir assez largement coopéré à l'entretien de la bonne santé de la bête. Aussi, quand l'épizootie se déclare, elle ne sait plus à quoi attribuer l'invasion ; elle a perdu de vue que l'animal au pâturage trouvait de lui-même sa panacée dans les plantes aromatiques qui sont ses condiments, et dont l'alimentation à l'étable l'a sevré. Le mot de l'énigme de la mortalité qui frappe en certains temps les animaux renfermés est tout entier dans cette idée, si simple à exprimer et à comprendre. Cependant les rebuts de brasseries sont moins malsains que les autres, parce qu'ils sont aromatisés avec du houblon ; seulement ils sont aigrelets, et l'animal s'en dégoûte vite ; on corrigerait ce défaut en les battant avec de la craie ou des fragments concassés de marbre, ou bien en les alcalisant avec de l'eau de cendre décantée avec soin.

123. Le foin du cheval porte avec lui ses aromates et ses condiments, quand il vient de prairies bien entretenues et exposées au vent et au soleil. Le foin des bois couverts et des pelouses d'ornement ne possède pas les mêmes qualités hygiéniques ; on doit y ajouter ce qui lui manque, en y mêlant les plantes suivantes : feuilles de laurier, tiges de sauge officinale, romarin, thym, serpolet, armoise, absinthe, fanes desséchées de carotte, de fenouil, d'angélique surtout, si on en a à sa disposition, des plantes marines, des feuilles de fougère, des fanes desséchées et pelures d'oignons, d'ail, de poireaux, feuilles et tiges sèches de houblon. (Voy. *Revue compl.*, déc. 1854, p. 150.)

124. Mais c'est surtout l'alimentation fade et mucilagineuse des bêtes bovines et des bêtes ovines qu'il faut avoir soin d'assaisonner chaque jour, à l'étable comme au parc, avec quelques-unes des plantes ci-dessus, surtout avec les feuilles de fougère dont elles sont très-avides. Ajoutez-y les jeunes rameaux des arbres verts et résineux, pins, sapins, saules, peupliers, et surtout les rameaux du *thuya*. Aspergez ce fourrage additionnel avec quelques pincées de sel et, de temps à autre, avec les déchirures de tous les bouts de cigare que vous trouverez sur votre chemin. De ces bouts de cigare les chèvres se montrent très-avides ; je leur ai donné sou-

vent des tiers de cigare et même des cigares entiers, sans qu'elles en aient manifesté le moindre dérangement; il est vrai que la chèvre mange impunément la ciguë, la belladone, la jusquiame, etc.

Enrichissez le personnel des plantes de vos prairies, avec les graines des plantes aromatiques ci-dessus. Acclimatez-y les plantes parfumées des montagnes, la sauge, la lavande et le thym, en faisant chaque année des semis nouveaux.

Ayez soin chaque année de bien éplucher les grains *ergotés* de vos récoltes. L'*ergot* est plus souvent qu'on ne pense la cause des plus terribles *épizooties* et *épidémies* (*).

125. Aux chiens qui ne jouissent pas du privilége de se partager les restes du repas du maître, tels que les chiens de chasse, qu'on condamne au jeûne afin de leur conserver les qualités du genre, donnez de temps à autre de l'aloès (12), de la poudre de soufre, de la poudre d'écorce de grenade (44) ou de racines de fougère mâle (41). Les chiens qui hantent la cuisine et la salle à manger trouvent leurs condiments dans les bribes culinaires.

126. Les eaux de vaisselle sont aussi des condiments en dissolution pour les porcs, à cause des épices des mets culinaires. Quant aux jeunes veaux, le lait de la vache, embaumé par les plantes aromatiques que nous avons énumérées ci-dessus, sera leur meilleur condiment. Si l'on manque d'eaux de vaisselle, ajoutez à leur bouillie des carottes, navets, pommes de terre et tous les assaisonnements que vous aurez sous la main, pelure d'ail, d'oignon, sel de rebut, sauge, céleri, thym, débris de houblon, etc.

127. De tous les condiments, le meilleur est encore le mouvement, qui favorise l'écoulement de la bile : l'animal en liberté tombe rarement malade ; la médication

---

(*) Voyez *Revue complémentaire des sciences,* tom. VI, pag. 195, 1860.

tout entière suffit à peine pour préserver et guérir l'animal enchaîné. Le repos engendre l'obésité, cette hypertrophie de tous les organes, cet anéantissement progressif de toutes les fonctions, que l'homme redoute pour lui-même et qu'il impose de force aux animaux dont il convoite la chair ; car l'engraissement n'est que l'obésité même.

Les raffinements de la civilisation ont voulu rendre la maladie même alimentaire ; nous étiolons nos salades, nous faisons pommer nos choux, étouffant les bourgeons sous leurs feuilles hypertrophiées ; nos meilleures pommes sont frappées de stérilité et manquent de pepins ; nos plus belles fleurs ont perdu leur sexe ; nous chaponnons, nous privons du jour, nous aveuglons, pour que le coq eunuque ou l'ortolan au cachot se changent en pelotes de graisse ; nous châtrons nos bœufs et nos porcs, nous condamnons nos vaches à un repos complet, nous les encaissons dans des stalles, leur prodiguant la nourriture, leur interdisant le mouvement qui les empêcherait de devenir difformes à force d'obésité : comme si la chair succulente ne valait pas mieux que la graisse qui écœure et nous nourrit si peu. Ce sont là des saveurs de convention et dont on perdra tôt ou tard l'habitude, surtout lorsque la rapidité des chemins de fer aura fait goûter aux habitants du Nord la chair si délicate, et je dirais même si embaumée, des bestiaux qu'on laisse paître à l'aventure sur les pâturages des Alpes, où la lavande abonde et forme des moissons. Qui s'imaginerait dans le Nord que le pot-au-feu se fait, dans le midi de la France, avec le mouton, dont la viande sent la chandelle dans le Nord? Or, je doute qu'on ait jamais ici un bouilli plus exquis et plus tendre. Eleveurs, visez à nous faire beaucoup de chair, de la chair tendre et nutritive, et pas tant de graisse ; abandonnez ces tours de force qui voudraient communiquer aux bêtes à cornes le lard du cochon, et au cochon un luxe de *stéatomes* (403).

Proposez vous d'obtenir des animaux charnus plutôt que gras. Dès lors la solution du problème n'est pas dans l'étiolement du repos absolu, mais dans une alimentation éminemment nutritive et hygiénique, c'est-à-dire riche en condiments, dont le premier, c'est l'air pur, le second, le sel marin, puis à la suite tous les autres.

128. Ne remplacez pas inconsidérément l'avoine des chevaux par l'orge ou toute autre céréale. Ne faites pas paître vos bestiaux dans les bois au printemps; étudiez bien ce qu'ils mangent de préférence; et ne décidez rien de ce qui concerne l'alimentation, d'après des idées théoriques nées dans le fond du cabinet.

1° La nourriture normale des animaux herbivores, c'est l'herbe des champs qui, par ses tissus étiolés ou radiculaires, et ses graines, fournit les deux éléments complémentaires de la digestion (*), et par ses tissus herbacés, les condiments protecteurs de la digestion. Le foin sec n'est que de l'herbe moins de l'eau, plus les graines farineuses des céréales ou aromatiques des plantes des autres familles. C'est pour que l'herbe ne sacrifie pas tous ses sucs à la maturation de la graine, et que d'un autre côté la graine ne se détache pas de la tige herbacée par suite d'une maturité trop avancée, que l'on fauche le foin un peu après la pleine floraison. La paille des grandes céréales est amylacée et nutritive, et d'autant plus nutritive qu'elle est plus divisée et hachée. Le foin est plus aromatique encore que nutritif. Le son est plus nutritif que la paille et d'autant moins nutritif que la mouture est plus perfectionnée. L'avoine, dans nos climats, et l'orge *(cevada)*, en Orient, en Arabie et en Espagne, sont plus nutritifs que toutes les autres substances; mais, par l'activité de leur fermentation dans les organes digestifs, elles produisent, surtout l'orge, des indigestions

---

(*) Voyez *Hist. nat. de la santé et de la maladie,* tome Ier, p. 101, 3e édition, en 3 vol. 1860.

panaires, qui se traduisent par des coups de sang.

Combinez toutes ces idées, pour l'alimentation des animaux domestiques, et vous arriverez à allier les prescriptions de l'hygiène avec les exigences de l'économie. Seulement, avant d'introduire une innovation théorique dans la pratique de votre localité, consultez avant tout l'expérience locale. Car la nourriture varie selon les climats ; la meilleure preuve, c'est que dans nos climats, vous ne remplaceriez pas impunément l'avoine par l'orge. La qualité du fourrage des prairies naturelles et artificielles n'est pas la même partout ; et les animaux ont à cet égard des préférences et des répugnances dont l'observation trouvera la raison dans les idées théoriques qui précèdent et que nous avons plus amplement développées dans l'*Histoire naturelle de la santé et de la maladie.* Ainsi, on se démontrera que lorsqu'on joint une part de son à l'avoine, on allie le moins avec le plus ; car l'avoine a du son en abondance ; donc, si on a du son de la mouture grossière, on pourra se dispenser de donner de l'avoine et *vice-versâ* ; car le son renferme tous les principes nutritifs et résineux du grain, à moins que la mouture économique ne l'en ait dépouillé, par ses procédés perfectionnés.

2° NOURRITURE DU CHEVAL.

Foin.	5 kilogrammes
Paille hachée. 5	—
Avoine ou son de la mouture à la grosse. 4	—

On leur donne de grand matin 1 kilogr. 5 de foin ; deux heures après, quand le pansement est fini, 1 kilogr. 5 d'avoine ou de son, et ensuite 1 kilogr. 5 de paille ; à midi 1 kilogr. 5 de foin ; à 5 heures du soir le restant de l'avoine ou du son et 1 kilogr. 5 de paille ; enfin le soir avant le coucher, c'est-à-dire de 7 à 9 heures, le restant de la paille et du foin.

A la saison, on associe l'herbe à cette nourriture

sèche, en augmentant progressivement la dose de la première et diminuant la dose de la seconde, jusqu'à ce qu'on arrive à remplacer celle-ci, pendant quelque temps, entièrement. On donne alors de 40 à 45 kilogr. de vert aux chevaux.

A défaut de ces éléments de l'alimentation normale du cheval, on peut remplacer l'avoine par les vesces et féveroles concassées, le foin et la paille par les fanes et feuilles d'arbres; et la nourriture verte par les racines, carottes et navets coupés en morceaux avec leur fane. Au moindre petit malaise, donnez-leur une tartine de pain d'orge ou de seigle entrelardée d'ail (23), et saupoudrée de sel de cuisine (38*).

3° NOURRITURE DES BÊTES A CORNES. Pour ce genre d'animaux, la nourriture aux champs et sur les pacages secs est préférable à celle de l'étable. Mais quand la première fait défaut, ou que la dernière n'est plus possible, on y supplée par la paille hachée, le trèfle, la luzerne, un peu de foin, les feuilles d'arbres et les racines, carottes, navets, betteraves coupées, pommes de terre et ortie cuites.

Dans les pays du Nord, surtout dans les sols sablonneux, les navets sont une ressource inépuisable pour l'alimentation des vaches. Immédiatement après la moisson on les sème; en octobre ils commencent déjà à donner; en novembre on met le reste en jauge pour l'hiver, et l'on sème les blés d'hiver, après les labours convenables; en sorte que dans ces parages le sol se prête à deux bonnes récoltes.

On joint en outre aux navets les résidus des brasseries, qui leur tiennent lieu de farineux et de condiments; puis les épluchures de pommes et de pommes de terre bouillies avec les balayures de greniers, feuilles et trognons de choux. La nourriture de la vache est ainsi un bénéfice net. Mais tous les pays n'ont pas ce sol sablonneux et ce climat humide.

Les bêtes à cornes sont repues, quand elles se couchent pour ruminer; mais il vaut mieux, à l'étable, leur doser leur nourriture et la leur distribuer par intervalles égaux et d'heure en heure. La dose varie selon la nature des aliments; car sous le même volume les uns renferment plus d'éléments nutritifs que les autres. Mais n'oubliez jamais, à l'étable, l'article des condiments aromatiques, que la bête peut toujours s'administrer aux champs (124).

4° NOURRITURE DES BÊTES A LAINE. On ne les nourrit à l'étable que lorsque les neiges, la gelée et les pluies ne permettent plus le pâturage au champ. A l'étable on leur donne 1 kilog. de foin et 1 kilog. des racines ci-dessus hachées; on place à leur disposition une pierre faite avec deux tiers de craie et un tiers de sel marin; ou mieux on saupoudre leur foin de ce sel égrugé finement. On a soin que l'auge ne soit jamais vide de l'eau que le troupeau affectionne. Or, les chevaux et les bestiaux même boivent plus volontiers l'eau des mares, même de celles qui reçoivent leurs urines, que l'eau de certaines rivières ou des sources séléniteuses *(chargées de gypse)*.

5° Les chevaux de la Normandie, où ils n'ont souvent d'autre eau à boire que celle des mares urineuses, éprouvent une répugnance marquée pour l'eau de Seine, quand ils descendent à Rouen. L'eau des mares est alcaline et prévient la météorisation; et l'eau des sources de la Normandie ne renferme pas un atome du gypse qui rend les eaux du bassin de la Seine de si difficile digestion.

6° NOURRITURE DES CHÈVRES. La chèvre est de plus facile composition encore, en fait de nourriture. Les branches et feuilles d'arbres, fraîches ou sèches, et le gazon lui suffisent amplement; et l'eau, elle s'en passe tant qu'elle a de l'herbe fraîche. En hiver, on la nourrit à l'étable de carottes, pelures de pommes de terre, navets cuits avec du son dans très-peu d'eau, auxquels on ajoute, de temps en temps, quelques bouts de cigare ou autres plantes narcotiques et aromatiques. Mais elle est très-capricieuse dans le choix de ses mets; ce qu'elle affectionne et mange avec sensualité la veille, elle le dédaigne le lendemain, et l'herbe qu'elle a dédaignée un instant auparavant, elle la retrouve avec plaisir un instant après.

La variété des mets convient à sa digestion incessante. Ce besoin nous paraît à nous un caprice, une bizarrerie de goût; le mot caprice est tiré même de cette habitude de la chèvre *(capra)*, comme qui dirait : goût de chèvre, de même que cabriole signifie saut de cabri, de chevreau. Mais les caprices ne sont que des besoins variables; la nature se prête à tous ces besoins; heureux, dans notre civilisation, qui a le moins de besoins possible, et dont les caprices puissent se satisfaire presque en broutant. Aussi n'adoptez pas en hiver un mode unique de nourriture pour les chèvres nourries à l'étable; l'uniformité les ferait mourir de faim; donnez un jour des navets hachés, le lendemain des pelures de pommes de terre bouillies, un autre jour des carottes en morceaux avec leur fane, puis du pain de munition bien salé, et chaque fois une certaine quantité de foin sec ou d'herbes des champs et des bois, de feuilles sèches, etc.

7° NOURRITURE DES CHIENS. Les chiens de chasse sont voués à l'abstinence, afin qu'ils soient plus âpres à la poursuite; ils jeûnent pour que le maître mange; une livre de pain noir avec de l'eau, plus quelques os, suffisent à ces éclaireurs de la chasse. Les chiens domestiques ont, le soir, une pâtée faite de mie de pain trempé et de restant de viande ou de foie grillé; dans le jour ils prennent ce qu'ils trouvent et ce qui tombe de la table, surtout les salaisons qui sont très-vermifuges; de temps à autre on mêle à leur pâtée un peu de poudre de soufre ou d'écorce de grenade (44); car ils sont très-sujets aux vers cucurbitains (418, 4°).

8° NOURRITURE DES PORCS. Quant au porc, animal vorace et omnivore, il ne ménagerait pas les hommes et encore moins les enfants, dans ses accès de boulimie. Aussi a-t-on soin de ne le laisser sortir que lorsqu'il a déjà pris un à-compte; autrement il ravagerait tout sur son passage. Du reste, tout lui est bon, depuis les racines cuites, l'eau de vaisselle et le son, jusqu'aux tripailles et même aux excréments de l'homme. Il cherche des vers dans la fange, comme dans le sol des forêts. Ce qui l'engraisse le mieux ce sont les faînes et les glands, mais surtout l'alimentation dans sa loge obscure, le repos et surtout le sommeil qui n'est que le repos porté à sa plus grande puissance. Pour le condamner au sommeil malgré lui et lui faire ainsi élaborer une plus forte dose de graisse, on lui fait avaler des graines soporifiques de jusquiame, de belladone, et, à leur défaut, 25 centigrammes de camphre en poudre. Les rinçures de vaisselle portent avec elles leurs condiments spéciaux (107); et l'eau sédative des cochons, à défaut de fange et de fiente, c'est l'urine des vaches ou autres animaux, que l'on mêle à leur manger, assaisonnement dont ils sont très-friands. Les urines, comme on le sait, deviennent très-ammoniacales (38).

9° Pendant la gestation ou l'allaitement, on n'épargne à aucune femelle, soit le son, soit les céréales, soit le sarrasin, en bouillie peu épaisse; de même pour les petits que la mère ne doit pas allaiter.

10° Nous ne donnons pas plus d'étendue à ces conseils, parce qu'ils rentreraient pour le surplus dans l'économie rurale, qui n'est plus du domaine de cet ouvrage, exclusivement consacré à l'hygiène et à la médication.

11° EN RÉSUMÉ, au *cheval*, compagnon de l'homme, il faut des farineux, des céréales et les condiments du foin. Aux *bêtes à cornes*, de l'herbe et des racines, et de la paille comme farineux (tout ce que l'homme digère en légumes et racines leur convient et leur profite). Aux *bêtes à laine*, de l'herbe, fraîche jusqu'aux gelées, sèche

pendant les gelées, et des racines. A la *chèvre*, la feuil-
lée en été, les épluchures et les feuilles sèches en hiver.
Au *chien de chasse*, du pain noir et des os. Aux *chiens*
plus intelligents, une pâtée de pain et de rebuts de
viande hachée. Au *porc* à l'engrais, des glands, des faînes,
des épluchures de pommes de terre, pommes, racines
bouillies dans les eaux de vaisselle.

Enfin rien de ce qui réunit les deux éléments de la
fermentation stomacale n'est nuisible, quand on y associe des condiments (107).

CHAPITRE III.

HYGIÈNE ANTITOXIQUE OU PRÉSERVATRICE DES EMPOISONNE-MENTS INTERNES OU EXTERNES.

129. Rien n'est hygiénique comme l'ordre et la propreté. Le désordre donne tôt ou tard lieu aux méprises
les plus déplorables, aux accusations les plus calom-
nieuses, aux condamnations les plus injustes, dans cette
organisation sociale où l'industrie, la mode et les pré-
jugés déversent à pleines mains les poisons sur tout ce
qui nous sert, sur tout ce qui nous entoure, et où le fumier des champs, empoisonné par nos déblais des villes,
va empoisonner la séve des plantes cultivées. Aux maladies que les empoisonnements ignorés engendrent, la
docte médecine impose ensuite des noms qui ne sont
que des doutes d'autant plus savamment raisonnés qu'ils
s'éloignent plus de la véritable cause.

130. Dans les pacages qui ont pour sous-sol des filons
mercuriels, les troupeaux se déforment par le rachitisme et se couvrent d'ulcérations scrofuleuses. La diarrhée les émacie dans les pacages infectés d'arsenic; et
les tranchées convulsives les enlèvent là où la céruse
des fabriques vient marner à mort le champ.

131. Dans les montagnes, les eaux qui ont filtré à travers ces diverses blendes causent à l'abreuvage les

mêmes symptômes. Loin des villes et des montagnes, ces épizooties vénéneuses sont moins générales ; mais elles ne laissent pas que de s'y reproduire assez souvent.

132. Brûlez tous vos déblais peints à l'huile, et ne les jetez jamais au champ ou au fumier. Le feu, vaporisant le poison, le livrera aux mouvements de l'air, qui le disséminent dans l'espace en quantités infinitésimales et inoffensives.

133. Prenez le parti de ne plus avoir recours à la *mort-aux-rats* ni *au phosphore* dans le but de tuer les rats. La *mort-aux-rats* a causé plus souvent la mort aux bestiaux, aux gens et je dirai même aux accusés innocents, qu'aux rats, qui s'en moquent tant qu'ils ont de l'eau à boire, en guise de contre-poison. Je vous ai donné un moyen bien plus sûr de vous débarrasser de cette vermine, sans danger pour personne (17).

134. Si vous avez l'intention de peindre à l'huile les murs et les boiseries de vos étables, n'employez d'autre couleur que le blanc de craie, le *colcothar* ou tritoxyde de fer, la brique pilée, le noir de fumée, l'ocre, le bleu de Prusse qui, mélangé avec l'ocre, vous donnera le vert. Proscrivez souverainement dans vos badigeonnages le blanc de céruse ou de plomb, le vert arsenical de Schéele, le vermillon, le minium, les chromates de plomb, le vert-de-gris, enfin toute couleur qui aurait pour base le plomb, le cuivre, l'arsenic et le mercure. Vous vous préserverez ainsi, vous et les vôtres, vos jeunes enfants surtout et les animaux domestiques, de bien des maladies violentes qui semblent ensuite n'avoir pas de nom dans le catalogue et pas de spécifique dans le droguier.

Défendez aux garçons d'écurie, palfreniers, cochers, bergers, bouviers, à tous ceux enfin qui sont chargés de soigner les animaux, défendez-leur de faire usage, contre leurs propres maladies, de remèdes intoxicants, arsenic, mercure, etc. ; l'incurie de ces braves victimes de l'art médical est dans le cas d'infecter la prébende et la litière.

135. Analysez vos terres; et si elles vous paraissent suspectes d'infection minérale, écobuez-les avec soin. Analysez les eaux des montagnes, et, si elles offrent la moindre réaction arsenicale, mercurielle ou plombique, éloignez-en vos troupeaux. Ou bien, avant d'en remplir les auges, précipitez le plomb par une dose proportionnée d'acide sulfurique; et décantez quand l'eau aura repris toute sa limpidité. Si l'eau est arsenicale, délayez-y de la chaux vive en quantité proportionnelle, agitez et décantez. Si elle est mercurielle, agitez-y des grenailles d'étain, que vous ferez refondre ensuite au feu avant de vous en servir pour une purification nouvelle; laissez même de ces grenailles en dépôt dans le fond de l'auge. Le goître et le crétinisme des montagnes n'ont pas d'autre cause que la nature des eaux de source qui ont filtré à travers les filons mercuriels. Dans ces pays-là, portez autour du cou, au lieu de colliers de perles et de verroteries, des chapelets en grains alternativement de cuivre et de zinc; que les plaques des harnais de vos animaux de trait, de selle et de labour soient tout autant de plaques galvaniques; et zinguez (70) l'eau de leur breuvage.

136. Si les eaux sont cuivreuses, mêlez-y de l'eau de cendre de bois, en quantité suffisante pour qu'elle donne des signes marqués d'alcalinité aux papiers réactifs, en bleuissant le papier tournesol rougi par les acides; et décantez quand le louche aura disparu.

137. Purifiez vos prairies artificielles et naturelles, vos pacages, de plantes vénéneuses: digitale, jusquiame, belladone, ciguë, etc. Dans les champs, pour les démêler et les éviter, à l'état frais, l'animal a le vent qui tient en éveil la finesse de son odorat; son odorat s'émousse au râtelier, et là tout se confond, le poison avec la plante alimentaire.

138. Étiquetez avec soin vos paquets, vos sacs, vos bocaux, vos médicaments ; séparez et tenez sous clef les remèdes et les matières premières des médicaments. Ne refusez rien d'utile ; mais que tout ce dont on a besoin vous soit demandé ; quand chacun peut mettre à sa guise la main sur les provisions, il y a autant de péril pour la santé que pour l'économie.

CHAPITRE IV.

HYGIÈNE DE LA TEMPÉRATURE ; OU PRÉCAUTIONS CONTRE L'EXCÈS DU FROID ET DE LA CHALEUR ET LES TRANSITIONS SUBITES DE L'UN A L'AUTRE.

139. L'organisation ne fonctionne que dans les limites d'une certaine température extérieure, au-dessous et au-dessus de laquelle, ses éléments se désagrégent, en dessous pour se congeler, en dessus pour se gazéifier et se vaporiser. Ces limites varient selon les espèces, ce qui fait que le personnel de la flore et de la faune change presque d'un degré de latitude à l'autre et d'une éléva-tion à une autre au-dessus du niveau de la mer. La plante elle-même semble presque changer de caractères d'une saison à une autre ; ainsi les fleurs de la même tige se rapetissent et se décolorent lorsqu'elles s'épanouissent dans l'arrière-saison ; les dahlias à grandes fleurs dou-bles donnent de petites fleurs simples à l'approche des premiers froids.

140. Les individus s'acclimatent ; les races, en passant d'un climat dans un autre, ou dégénèrent ou s'y natura-lisent. Les individus peuvent, peu à peu et à l'aide de moyens artificiels, façonner leurs organes à la tempéra-ture de l'exil ; mais ou bien les races s'y abâtardissent de génération en génération, ou bien elles dépouillent leurs caractères exotiques pour revêtir graduellement ceux de leurs congénères indigènes.

141. On croit avoir tout fait, pour l'acclimatation des

races, en reproduisant autour des individus la chaleur de l'atmosphère du pays natal, résultat qui avec du feu et des abris est toujours facile à réaliser; mais c'est l'air natal qu'on oublie de reproduire, circulation de l'air imprégné de chaleur et de lumière. Si vous renfermez l'individu dans un lieu chauffé artificiellement, vous l'asphyxiez dans cet air raréfié et stagnant; si vous le revêtez de tissus protecteurs au grand air, la chaleur se maintient sur les surfaces cutanées, mais l'air arrive froid aux organes respiratoires, ces foyers de la vie; vous protégez l'accessoire et frappez de mort le principal, la respiration.

§ 1. Application de ces principes à l'hygiène thermale des végétaux.

142. Le principe sur lequel repose la culture des végétaux exotiques n'est autre que de reproduire, autour de chaque individu, en hiver, la température de l'hiver du pays natal, quand on se propose de le mettre à fleurs au printemps ou en été; et la température du printemps du pays natal, si l'on veut avoir des fleurs et des fruits plus précoces.

143. On maintient la chaleur autour de leurs racines au moyen des couches et des bâches; on entretient la chaleur de l'atmosphère au moyen de poêles ou de fourneaux. Mais soumettre à la même température indistinctement les plantes importées de tous les degrés de latitude, ce serait en sacrifier les trois quarts. On a compris ce principe en divisant les serres en *orangeries*, *serres tempérées* et *serres chaudes*; mais on l'a abandonné dans les *serres chaudes*, en soumettant pêle-mêle tous les végétaux de cette catégorie au même degré de chaleur. Dorénavant on fera bien de disposer dans les serres quatre ou cinq thermomètres, à des distances telles que, dans chacun de ces compartiments, le maximum de la

température du jour et le minimum de la température de la nuit soient ceux de la patrie natale. Or il est évident que le poêle étant placé à un des bouts, ces maximum et minimum baisseront d'autant plus que l'on se rapprochera davantage du bout opposé.

Adossez vos serres contre un coteau; abritez-les à droite et à gauche; prenez l'air au sud, comme vous y prenez la lumière; que l'air circule autour des conduits de chaleur avant de s'engouffrer dans la serre, et qu'il s'échappe de la serre verticalement (98); par cette construction vous aurez réuni l'économie du combustible à la bonne aération.

144. L'arbre a besoin d'une somme de calorique pour végéter, et d'une plus grande somme pour mûrir ses fruits et les rendre comestibles. De cette somme, ce qui leur manque dans le Nord, l'art le leur rend, soit en transformant les fruits en compote par la cuisson, soit en les abritant dans un fruitier, sur des claies, de la paille ou des planches. Le fruitier doit être à l'abri du froid, de l'humidité, et ne doit pas être privé de lumière. Les sucs des fruits mûrissent par la cuisson ou par la fermentation spontanée. Si l'on veut avoir des fruits ainsi mûris jusqu'à la prochaine récolte, on doit retarder la maturité d'une partie, en la conservant à la cave dans du sable, et ne la reportant au fruitier que quinze jours avant l'épuisement de la provision précédemment mûrie.

145. Certains arbres d'espaliers originairement exotiques, tels que l'abricotier et le pêcher, ne sont pas tellement acclimatés que leurs fleurs résistent toujours aux premières gelées. On les protége avec des paillassons lourds et longs à construire; peut-être trouverait-on un immense avantage à se servir de châssis à compartiments, en papier huilé ou verni, imperméables à l'air froid, autant qu'à la pluie et à la neige, mais non à la lumière. Mais le moyen suivant pourrait peut-être aussi dispenser de ces agents de protection : A la chute des feuilles

creusez les plates-bandes de vos espaliers à 20 centimètres de profondeur; jonchez le fond de 45 centimètres de paille, broutilles ou feuilles sèches, que vous tassez avec les pieds, et recouvrez de 5 centimètres de terre; arrosez tous les deux ou trois jours avec un dixième d'urine humaine ou de purin augmenté de 9 dixièmes d'eau; la couche ne tardera pas à entrer en fermentation, et, jusqu'à entier épuisement des éléments fermentescibles, dégagera au devant de l'espalier du calorique et des gaz protecteurs. Ce genre de fumure met à fruit les arbres les plus pauvres; et par ce moyen les pêchers se couvrent littéralement de fleurs.

146. Les murs des espaliers abritent, mais surtout ils reflètent. Ils refléteraient davantage, ils concentreraient sur chaque fruit une plus grande somme de calorique, s'ils étaient incrustés de tessons de bouteille, de poterie, de porcelaine, la concavité en dehors. On activera la maturation en plaçant un de ces tessons ou quelque chose de concave, ne fût-ce qu'un papier verni, derrière chaque grappe et chaque fruit. Je suis sûr qu'avec ce procédé, joint à celui des châssis en papier, on pourrait, dans le nord de l'Europe, cultiver les treilles avec profit et sans beaucoup de dépense, surtout au bas des versants exposés au sud. On ajouterait à la puissance maturative de ces procédés, en construisant des murs concaves, ou même simplement demi-circulaires, en segments de sphère ou en segments de cercle, si je puis m'exprimer ainsi.

Dans le Nord, les grands arbres fruitiers donnent beaucoup d'ombrage; les petits arbres fruitiers donnent beaucoup de fruits, si on les élague, les rabat et les taille avec intelligence; c'est une économie de terrain, et en même temps une amélioration des qualités de l'espèce; parce que la chaleur et l'air imprégné de lumière circulent plus librement alors à travers les rameaux.

Quant à la taille des arbres, il faut considérer les règles qu'on nous donne à ce sujet comme étant simplement locales et susceptibles de modifications indéfinies pour le même arbre, selon la nature du climat, de l'exposition et surtout du sol. La taille de la vigne n'est pas la même dans le midi de la France et en Italie que dans la Bourgogne et dans les environs de Paris; c'est toute une science aux environs de Paris. Or, on a voulu transplanter cette science dans la Belgique; on n'y a fait que savamment ruiner les arbres et diminuer leur produit. Dans un sol végétal sablonneux, tel que celui de ce pays, et qui atteint souvent plus de deux mètres de profondeur, l'arbre a besoin de produire; mettre un frein à l'exubérance de sa séve, c'est la retourner contre sa fécondité et sa propre vitalité. Pendant trois ans, j'ai défendu qu'on taillât certains pieds de vigne palissée; l'un de ces pieds, qui recouvre la moitié presque d'une façade à un étage, m'a donné en une année plus de quarante livres de raisin, pendant que les autres pieds taillés selon les règles de l'art ne produisaient chacun qu'une douzaine de grappes, si on les avait taillés long, et rien du tout si l'on avait tenu la taille à deux ou trois yeux, comme on le fait à Paris pour les chasselas de Fontainebleau. Ainsi j'ai une centaine des rosiers de diverses espèces en bordure autour d'un gazon; je ne les taille presque que pour les parer et les priver de bois mort; cette année 1861, ils ont été couverts de roses, et plus que les autres années : autant de roses presque que de feuilles; le froid de l'hiver, qui est descendu à 22° ici, et a presque tué tous les rosiers des environs, n'a pas touché à un des nôtres. Il est vrai que, dès l'automne, je fais enfouir au pied de chaque rosier les excréments d'un énorme chien de garde, ce qui, en les fumant, préserve les racines de l'action du froid. Rabattez donc beaucoup de la rigidité de toutes ces règles générales dont on fait un art sur le papier (*).

(*) Voy. *Revue complément. des scienc. appliquées*, t. VI, p. 104, 1860.

147. Le plus grand fléau des plantes cultivées en plein air, c'est la sécheresse occasionnée par les chaleurs et l'absence des pluies. Depuis longtemps j'ai fait observer qu'un pays sillonné de grands cours d'eau et qui se plaint de la sécheresse n'est pas un pays civilisé ; car, au moyen de machines hydrauliques mues par l'eau elle-même ou par le vent, il est toujours possible d'élever l'eau sur les hauteurs, et, au moyen de nivellements et de rigoles irradiant d'un bassin commun, il est plus facile encore de fournir à l'irrigation des plus vastes plaines. L'État doit viser à faire, sous ce rapport, de ses plaines un vaste jardin, et de ses montagnes seules des forêts de toutes les essences. Cette utopie, à force de la répéter, a fini par fixer l'attention des économistes ; mais les économistes écrivent, l'État seul agit et réalise ; il ne faut donc rien attendre de cet engouement théorique, tant que l'administration ne fera pas son affaire propre de ce grand système d'irrigation pour les moissons comme pour les prairies. En attendant, j'invite les communes ou les propriétaires qui possèdent sur des hauteurs le moindre filet d'eau, d'encaisser un réservoir entre les rives, en barrant le passage. Ce réservoir, dont ils pourraient faire un étang à poisson, pourra fournir les eaux d'arrosage en temps de sécheresse ; il ne restera qu'à former un réseau de rigoles dans la plaine, et qu'à cultiver les céréales en sillons ; on pourra rendre ainsi aux racines, par l'arrosage artificiel, l'humidité que le ciel leur refuse par l'absence de la pluie.

147 *bis*. L'alternative de gelée et de dégel est plus utile aux productions des champs qu'une gelée continue, si basse qu'en soit la température. Car l'hiver rigoureux empêche la métamorphose des insectes ; le dégel la favorise ; et, si la gelée arrive ensuite, l'insecte éclos ou métamorphosé périt aussitôt. La neige est protectrice de la végétation, en s'opposant au rayonnement vers les espaces planétaires ; elle n'est funeste qu'aux moyens de

communication, et cela par la faute et l'insouciance des autorités communales : Que coûterait-il à chaque commune d'adapter à un traîneau deux immenses versoirs, analogues aux versoirs de charrues, et par derrière un timon de voiture, auquel on attellerait deux chevaux à rebours? En poussant de la sorte le traîneau, on rejetterait sur les bas-côtés de la route toute la neige qui s'oppose à la circulation des voitures, la couche de neige fût-elle de deux mètres d'épaisseur.

148. Les lois de la répartition du calorique sont, plus souvent qu'on ne pense, troublées par un concours extraordinaire de circonstances astronomiques, dont l'appréciation peut échapper à nos instruments si bornés d'observation; et il s'opère alors en météorologie des révolutions dont l'agriculture s'étonne, et qui compromettent avec une puissance effrayante la santé des êtres qui végètent, tout autant que celle des êtres animés. C'est dans la catégorie de ces imposants phénomènes qu'il faut renvoyer la cause de ces maladies indéfinissables qui ont frappé, depuis 1840, d'abord les pommes de terre, ainsi qu'une foule de plantes herbacées vulgaires, et ensuite la vigne, dans tous les climats.

Dès que la pomme de terre se montra atteinte de cette ruineuse affection, nos académies savantes n'eurent rien de plus pressé que de vouloir résoudre le problème dans le moindre délai possible. Nos essais sur les maladies entomogènes des végétaux prenaient faveur dans le public; la première idée de certains savants fut que la maladie des pommes de terre reconnaissait pour cause le parasitisme des insectes; car enfin ils avaient surpris des insectes petits et grands se promenant sur la pomme de terre malade. Des savants d'un autre camp, qui auraient bien voulu à toute force détrôner le parasitisme des insectes, pour impatroniser à la place celui des moisissures, eurent le bonheur inouï de rencontrer des mucédinées sur les débris en putréfaction de la pomme de terre ma-

lade ; à leurs yeux, dès lors, le tubercule avait la muscardine du ver à soie ; car la muscardine, pour les académies, n'était l'œuvre que de la moisissure.

En même temps que les académies, nous nous livrions,
nous aussi, à l'étude de ce fléau, dans le silence des
champs et du laboratoire, attendant d'être arrivé à un
résultat acceptable, avant de nous immiscer dans la discussion, laquelle inondait chaque jour les journaux de
tant de notes académiques qui se heurtaient, se frois-
saient, se contredisaient, et s'enveloppaient de plus en
plus d'obscurité. Nous constatâmes d'abord que les insectes étaient fort innocents de ce mal ; car la décomposition du tubercule avait lieu avant le déchirement de
la pellicule, et avant l'apparition du plus petit insecte ;
quant aux fanes de la pomme de terre, nous n'y avions
jamais rencontré un seul insecte capable de pareille maladie. En ce qui concernait les moisissures, la maladie
précédait leur apparition ; et du reste les moisissures
sont des parasites et non des causes d'une maladie ; elles
se développent sur les sucs en voie de décomposition,
et ne contribuent en rien à la décomposition même ;
quand le ver à soie se couvre de moisissures, c'est qu'il
est déjà à demi mort. Toutes ces causes étant éliminées
et en nous reportant vers un autre ordre d'idées, en observant que la subite apparition du fléau sur tout un continent coïncidait avec une perturbation météorologique
qui avait ravagé l'Europe avec la rapidité et la puissance
de la foudre, et laissé ses empreintes les plus profondes
dans la vallée de Malaunay, près de Rouen, nous n'hési-
tâmes pas à attribuer la cause de ce *choléra végétal* à cette
grande perturbation météorologique ; et nous publiâmes
cette opinion dans la 2e édition de *l'Histoire naturelle de
la santé et de la maladie*, parue en 1845 ; en effet, la maladie de la pomme de terre avait apparu immédiatement
après le passage de la tourmente. Plus tard, et en continuant toujours nos observations dans cette voie de re-

cherches, nous avons toujours constaté que les pommes
de terre, saines jusque-là, offraient leurs fanes calcinées
toujours immédiatement après un orage ; que, dès ce
moment, le champ répand une odeur fétide, et que l'inon-
dation va ensuite communiquer cette fétidité aux ruisseaux et aux rivières de ce bassin. Cette révélation, publiée dans les journaux, dès 1850, a mis les observateurs
de la province en demeure, et le fait n'a pas tardé à se
confirmer de toute part. Depuis lors, les académies ont
enfoui dans leurs cartons leurs systèmes de moisissures
et d'insectes, et chacun est resté convaincu que l'électricité des orages est l'unique cause de ce bouleversement
dans l'organisation modifiée par la grande tourmente de
Malaunay. Mais plus tard, la vigne fut atteinte d'un mal
spécial à son espèce ; les grappes s'arrêtaient dans leur
premier développement et se couvraient d'une fuligino-
sité noirâtre. C'était là une belle occasion de renouveler
le système des moisissures ; une moisissure à peine ap-
préciable était coupable de ce marasme de la grappe ; et,
puisqu'il fallait l'appeler par un nom, la moisissure s'ap-
pela *oïdium*, plus le nom de l'auteur de la dénomination
spécifique. Ce mot a fait le tour du monde et a épuisé les
caractères d'imprimerie dont il est composé ; on en re-
fond chaque jour pour suffire à la consommation des
bouts de note. Or, examinez bien la grappe, aux premiers signes de son arrêt de développement, et vous n'y
apercevrez pas la moindre trace de moisissure. Au reste,
une poussière superficielle, que la pluie lave et que
l'agitation des ceps époussète, ne saurait jamais arrêter
le développement intérieur du grain ; il faut être acadé-
micien pour se faire pardonner de pareilles antinomies.
La cause de la maladie de la vigne est la même que celle
de la maladie des pommes de terre ; c'est une puissance
qui agit sur des continents le même jour et presque à
la même heure ; c'est une influence qui imprime à l'organisation une impulsion insolite que le temps seul peut

ensuite ramener sous les lois normales de la nature organisée.

Pour vous convaincre encore mieux de l'exactitude
de notre appréciation, ayez soin d'examiner vos champs
de pommes de terre et vos treilles ou vignes en plein vent,
chaque jour, avant et immédiatement après un orage, et
vous constaterez que ce n'est jamais qu'après une grande
perturbation atmosphérique que la fane de la pomme de
terre et les pampres et ceps de la vigne donnent les premiers signes d'altération morbide, qui ont tous les caractères d'un flambage entièrement analogue à celui que
vous reproduirez, sur les mêmes organes, en y dirigeant
le dard de la flamme activée par le souffle d'un chalu-
meau. J'ai observé des pêchers et cerisiers en espaliers,
des poiriers et même des lauriers en plein vent, dont les
feuilles ont été trouvées presque carbonisées, et comme
rendues métalliques, immédiatement après l'orage. Nous
avons une vaste treille dont certains ceps sont attachés
à une bande de treillage formé moitié en fer et moitié
en bois; or, la maladie de la vigne n'atteint jamais que
les ceps en contact avec les petits barreaux de fer; pourquoi? parce que ces barreaux ne communiquent pas avec
le sol où ils serviraient de conducteurs de la foudre; ils
ne peuvent décharger leur électricité que sur les ceps.
La démonstration ne saurait être plus évidente.

Au lieu donc de vos *soufrages*, *soufflages* et *brossages*,
le remède à une telle maladie, serait peut-être de placer,
près de chaque cep, un fil de fer verni et plongeant assez
avant dans la terre; ensuite de ne plus se servir de clous
en fer, mais de tiges en bois ou d'os de mouton ou
autres, pour le palissage de la vigne et des arbres (*).

§ 2. Application à l'hygiène thermale des animaux.

149. Les animaux, avec leurs fourrures et leur robe

(*) Voy. *Revue complémentaire des sciences*, tom. V, page 101,
18.8, et tom. VI, page 102, 1859.

naturelle de laine ou de poils, supportent mieux que l'homme l'abaissement hivernal de la température ; dès les premiers froids, on voit le poil de certains animaux épaissir pour ainsi dire en se redressant, et un duvet pousser entre chaque pilosité. Mais ce qu'ils ne supportent pas plus impunément que nous, c'est le passage subit d'une haute à une basse température : les sueurs rentrées leur sont aussi fatales qu'à nous, et leur occasionnent des fluxions de poitrine toujours rebelles à l'ancien système de médication, qui, ignorant la théorie de la cause, se trouvait impuissante à en combattre les effets. Avec le nouveau système, la médication est aussi simple à appliquer que la théorie est facile à comprendre.

L'agitation et les mouvements musculaires chassent vers la peau le liquide circulatoire des interstices cellulaires qui communiquent au dehors par les pores d'où s'échappe la sueur. La sueur ou transpiration est un liquide acide, qu'épongent les tissus et qui s'évapore à l'air, tant que le corps agité reste enveloppé d'une atmosphère de calorique. Mais dès que le mouvement cesse, et que l'organisation au lieu de dégager du calorique, en absorbe, la sueur acide qui ruisselle sur les surfaces est réabsorbée, comme le serait un bain acide ; or l'acidité qui rentre dans le torrent de la circulation tend à coaguler le sang, et à obstruer les vaisseaux capillaires en coagulant l'albumine. De là l'hépatisation des poumons et la fluxion de poitrine, si l'antidote de ce désordre ne suit l'introduction du poison. Cet antidote c'est d'abord d'*abattre* l'eau avec la brosse ou mieux l'éponge, puis de brosser à flots avec l'eau sédative (38), qui, par son alcalinité, neutralise l'action de la sueur acide et pénètre dans le torrent de la circulation aussi vite qu'elle.

Ainsi donc, toutes les fois que l'animal est ramené d'une course ou du travail, haletant et couvert de sueur, épongez la peau avec soin, puis passez sur tout le corps

l'éponge trempée dans l'eau sédative (38); brossez ensuite, après avoir trempé la brosse dans une légère couche d'huile camphrée (33); enfin, lavez-lui les naseaux
avec l'eau sédative étendue de 40 fois d'eau (une cuiller
dans un verre d'eau). A l'aide de ces simples soins de propreté, vous préserverez vos animaux de la fièvre, des
coups de sang et des sueurs rentrées, si vous avez soin,
en outre, de leur jeter un caparaçon ou une couverture
sur le corps, quand ils doivent rester au grand air (*).

150. Le repos à l'étable et à l'écurie est d'une absolue
nécessité en hiver. L'étable des moutons, c'est un han-
gar ouvert au sud. L'étable des bêtes à cornes et l'écurie
des chevaux exigent une construction plus soignée.
Étendez une couche d'asphalte sous les pavés et cimentez-
les également avec de l'asphalte; que le sol ait une pente
suffisante pour conduire le liquide au réservoir du purin.
Prenez le jour et l'air au midi; que l'air s'échappe par la
toiture au moyen de tambours ouverts à tous les vents
et fermés à la pluie. Peignez les murs à l'huile en dehors
et en dedans (134); gâchez votre plâtre ou votre pisé
avec de l'eau aléotique (17) pour la construction de vos
murs. Séparez les animaux par des stalles à claire-voie,
sur deux rangées adossées l'une contre l'autre; revêtez
d'une forte dissolution d'aloès (48) toutes les boiseries;
et quand l'enduit est sec, passez-y trois couches à l'huile
(134); que l'air circule autour des stalles et dans chaque
stalle; que les séparations ne montent que tout juste
assez haut pour empêcher les animaux de se nuire. Ele-
vez haut la toiture; on pense que les lieux bas sont les
plus chauds; c'est le contraire; l'animal y étouffe et il y
a froid; la chaleur en sort aussi vite qu'elle s'y développe
ou qu'elle y rentre. De hautes fenêtres au sud et une
haute toiture, ce sont là les deux conditions d'un chauf-

(*) L'eau sédative, si froide qu'elle soit, n'offre pas les mêmes
inconvénients que l'eau froide pure; on l'applique sans crainte sur
la peau en transpiration.

fage hygiénique pour les habitations comme pour les écuries (*).

151. Changez souvent de litière; ne laissez séjourner ni immondices ni fumier dans le local. Si vous manquez de paille, employez les bruyères; et, à leur défaut, le gazon, enfin même la terre à marner, si tout le reste vous fait défaut (110). Il y aurait sans doute un grand avantage à joncher le sol d'une couche de terre à marner, et d'étendre la litière sur cette couche de terre; l'urine serait absorbée par la terre; et la litière se conserverait plus longtemps dans un certain état de propreté.

CHAPITRE V.

HYGIÈNE PROTECTRICE, OU MOYEN DE PRÉSERVER LES VÉGÉTAUX ET LES ANIMAUX DE LA DÉSORGANISATION PAR SOLUTION DE CONTINUITÉ, BLESSURES, CONTUSIONS ET ULCÉRATIONS.

152. Ces moyens sont plutôt du domaine de la prudence et de la sollicitude éclairée que de celui de l'hygiène proprement dite. L'humanité envers les pauvres animaux, voués à nous aider ou à nous nourrir, est en cela l'hygiène la plus clairvoyante. C'est une honte pour la civilisation que l'homme se soit montré un maître assez barbare pour que la loi ait été obligée de lui faire un devoir de l'humanité envers les animaux (4). Nous avons indiqué, aux articles BLESSURES (229), PANSEMENTS (61) et FERRURE (296), les moyens curatifs de toute espèce de contusions, écorchures, plaies, etc. C'est à chacun, ensuite, à veiller à ce que les harnais ne blessent pas, que les clous des rues n'estropient pas, qu'une pierre d'achoppement n'abatte pas, que le travail excessif n'épuise pas, qu'un tirage forcé ne déchire ni le cœur ni les poumons,

(*) Voyez *Revue élément. de médecine et de pharmacie*, t. II, p. 238.

et surtout que la colère ne maltraite pas. Quant aux végétaux, nous nous occuperons plus spécialement de leurs blessures et ulcérations au chapitre VIII; les autres genres de leurs solutions de continuité concernent l'art de la *taille* et du *palissage*, qui sortent du cadre de cet ouvrage spécial.

CHAPITRE VI.

HYGIÈNE PROTECTRICE CONTRE L'INTRODUCTION DES POUSSIÈRES, ARÊTES, PIQUANTS, ETC., DANS LES CAVITÉS DES ORGANES, OU DANS LES TISSUS EXTÉRIEURS.

153. Un bon système de voirie doit se montrer sévère sur l'extrême propreté des rues et des routes ; défense expresse doit être faite de rien y jeter en rebuts d'aucune espèce, mais surtout des tessons, des clous, des piquants, etc. Il est du devoir de chaque citoyen de mettre à l'écart toute chose analogue qu'il rencontrerait sur son chemin; car le plus petit de ces corps est dans le cas d'estropier au moins au pied le plus bel animal et de l'envoyer à l'abatage.

154. On doit chaque jour visiter, battre, brosser, éplucher tout tissu qui doit être en contact avec leur peau.

155. Les animaux domestiques, respirant principalement par les naseaux, sont moins sujets que l'homme, qui respire par la bouche, à aspirer, jusqu'aux poumons les poussières que l'agitation de l'air soulève. Cependant lorsqu'ils restent trop longtemps plongés dans une atmosphère chargée de ces débris pulvérulents, de poils, d'arêtes de graminacées, d'évaporation des moulins, de balayures de greniers et de granges, et du repiquage des récoltes, il est rare que leurs poumons restent longtemps à l'abri de l'invasion de ces grossières émanations ; et de là peut découler mainte maladie des voies respiratoires, voire même la phthisie tuberculeuse. Dans

la construction des machines à battre le blé, on ne doi*
jamais perdre de vue cette circonstance.

156. De même, on doit avoir soin d'éloigner les ani
maux et des lieux où l'on procède à l'élagage des plata
nes, et des champs couverts de *bromus tectorum* et de *stipi
pennata* en maturité ; cette dernière plante, par le méca
nisme de la torsion de sa longue arête plumeuse, est
tellement funeste aux troupeaux, en pénétrant comme
une tarière à travers leur peau, qu'elle peut occasionner des épizooties indéfinissables par l'ancienne médecine ; cette même graminacée, quoique moins funeste
aux animaux à poil ras, ne laisse pas que de leur devenir souvent incommode par ses égratignures.

157. Bien des paraphymosis, des panaris, des gerçures et crevasses, des ophthalmies rebelles, etc., ne
reconnaissent pas d'autre cause que l'introduction fortuite de ces poussières irritantes dans les organes qui
sont le siége de ces divers maux ; et l'on doit toujours
avoir l'œil sur ces sortes d'accidents, dans la détermi-
nation d'une espèce de maladie.

CHAPITRE VII.

HYGIÈNE CONTRE L'INTRODUCTION, DANS LES ORGANES QUI COMMUNIQUENT A L'EXTÉRIEUR, DE GRAINES QUI SONT SUSCEPTIBLES D'Y ENFLER ET D'Y GERMER MÊME.

158. Toute graine commence à végéter, à enfler et à
germer, partout où elle est à la fois en contact immédiat
avec l'air et l'humidité. Si le hasard l'introduit dans l'un
de nos organes internes, elle peut, selon le calibre, le
nombre et les habitudes, y produire les plus graves et
les plus violents désordres. Les graines de gros calibre,
introduites dans le tuyau auditif externe, ne peuvent
manquer, en germant, d'en distendre les parois et de
donner lieu à un violent mal d'oreille ; si elles se glissent
dans la trachée-artère ou dans l'œsophage, elles causent

l'asphyxie par occlusion, à moins que la sonde n'arrive à temps pour favoriser leur expulsion de la trachée ou les pousser de l'œsophage dans l'estomac. Le plus souvent alors la trachéotomie devient indispensable pour sauver l'animal.

159. Ces divers cas sont trop grossiers pour n'être pas appréciables à nos moyens d'investigation. Mais qu'il s'agisse de graines infiniment petites et parasites des tissus, telles que les spores de mousses, de fougères, de cryptogames, les graines d'orobanche et de gui, etc., si ces corps viennent à s'attacher aux parois des voies alimentaires ou respiratoires, il suffit d'invoquer les lois de l'analogie, pour évaluer l'étendue des désordres qu'un tel parasitisme est dans le cas de jeter dans l'organisation. Mais, en général, l'analogie est rarement le guide de nos investigations médicales.

CHAPITRE VIII.

HYGIÈNE ANTIVERMINEUSE, OU MOYENS PRÉSERVATIFS CONTRE LE PARASITISME INTERNE OU EXTERNE DES ÊTRES ANIMÉS.

160. Nous voici arrivés à la cause la plus féconde en maladies et qui est restée la plus méconnue jusqu'à l'époque de l'apparition de notre nouveau système de médecine; c'est sur cette cause morbipare qu'il faut avoir toujours l'œil ouvert, quand nos investigations ont éliminé l'une des causes précédentes. La maladie n'étant, en définitive, qu'une destruction d'organes, quels instruments plus actifs de destruction que les êtres animés qui nous entourent? L'organisation n'est autre chose qu'un développement parasite de la destruction; la plante vit aux dépens des débris des animaux; les êtres animés vivent aux dépens des végétaux ou de leurs congénères; l'homme qui a donné le nom de bêtes féroces aux tigres, aux lions, aux boas, parce qu'ils recherchent sa chair, est à son tour une bête féroce pour

le bœuf, le mouton et les objets de sa chasse. La vie des êtres organisés n'est qu'un combat perpétuel, où le plus fort mange le plus faible ; l'homme seul a inventé un art où l'on se tue, non pour se manger, mais simplement pour l'honneur d'avoir tué selon les règles.

161. Ce n'est pas cependant contre les animaux de leur taille que les êtres animés ont le plus à se défendre ; l'ennemi qu'on voit, on peut le fuir, l'éviter par la ruse ou l'arrêter au passage par la force. Les êtres qu'on ne voit pas, fussent-ils infiniment faibles et infiniment petits, sont toujours les plus redoutables ; car le germe de la mort n'est souvent pas plus gros qu'un atome ; et un ciron est encore plus grand que ce point.

162. Énumérer ces hordes de parasites qui s'attachent aux plantes et aux animaux : chenilles qui rongent les feuilles ou les minent, larves qui creusent la tige et dévorent la moelle, qui paissent les fleurs, fouillent les fruits, fauchent en une heure les moissons d'une contrée ; pucerons qui dessèchent la branche en s'attachant à l'écorce, qui gaufrent, enflent, déforment la feuille et le bourgeon ; cynips qui créent des organes morbides avec un atome du tissu normal ; vouloir énumérer ces légions d'insectes rampants ou ailés qui couvrent la peau des animaux de boutons et souvent d'ulcères, ou cette pullulation de vers filiformes, rubanés, articulés, qui s'attachent aux entrailles, absorbent les produits de la digestion et finissent, en désorganisant les tissus, par rendre la digestion impossible, etc., ce serait vouloir faire entrer, dans le cadre si restreint de ce petit ouvrage, la matière de notre *Histoire naturelle de la santé et de la maladie*, et presque tout le système de l'entomologie. Quand nous surprenons à l'œuvre ces artisans, nous appelons leur œuvre *destruction* ; quand, par la petitesse de leurs dimensions et par la profondeur de leurs repaires, les auteurs de tant de ravages échappent à notre vue, nous appelons leur œuvre *maladie* ; et nous nous mon-

trons alors d'autant plus ridiculement savants que nous sommes dupes d'un atome, nous les géants de la création. Or, c'est ce ridicule que le nouveau système de médication a voulu épargner à l'esprit humain et à l'économie sociale, en apprenant à ne voir dans la maladie qu'un effet, dont il s'agit de surprendre ou de deviner la cause, afin d'en assurer la guérison. On trouvera dans   3ᵉ partie de ce livre, sous la rubrique de chaque cas maladif, les indications suffisantes pour se guider à coup sûr dans ce labyrinthe spécial des souffrances des animaux domestiques. Dans ce chapitre, nous devons nous borner aux moyens qui préservent, renvoyant à cette 3ᵉ partie l'application des moyens qui guérissent.

§ 1. Hygiène vermifuge des végétaux, on moyens de protéger les végétaux contre le parasitisme des insectes.

163. L'échenillage débarrasse les plantes et les arbres des larves que l'œil distingue ; mais cette opération est longue et coûteuse. Faites au-dessous de l'arbre des fumigations de tabac et d'essence de térébenthine ; vous verrez pleuvoir les chenilles sur le sol. Promenez très-rapidement sous les branches la flamme de papier imprimé attaché au bout d'une perche, vous obtiendrez plus vite ce résultat, et cela sans plus endommager la végétation de l'arbre.

164. Quand c'est toute une récolte qui est en proie à cette invasion, promenez-y la pomme d'une pompe d'arrosage remplie d'eau aloétique (16). Dès qu'une plante qui ne manque ni d'eau ni de lumière commence à se faner, creusez le sol et vous y trouverez une larve qui en ronge les racines ; larve de hanneton, de taupe-grillon, de gros coléoptère ; ou mieux, arrosez le pied du végétal avec l'eau aloétique (16).

165. Dès qu'un arbre devient languissant et cesse de fleurir, examinez le tronc, et vous y surprendrez quelque crevasse, quelque ulcération, repaire d'une larve qui en

ronge le tronc ou les rameaux, et y pratique des galeries qui l'épuisent. Pétrissez alors de la terre argileuse avec de l'eau aloétique (46); bourrez-en la crevasse et l'ulcère aussi profondément que vous le pourrez; recouvrez ensuite l'orifice avec de l'argile pétrie avec du goudron, que vous maintiendrez en place au moyen d'une loque. Remplissez de la même terre aloétique les troncs creusés d'un arbre, et vous remettrez à fruit les branches qui lui restent encore.

166. Lorsqu'un pêcher a la cloque, sans qu'on observe de pucerons sur les feuilles, c'est que ces parasites sont nichés sous l'écorce; badigeonnez alors toute l'écorce avec la terre aloétique (16), et en peu de jours vous verrez les feuilles cloquées remplacées par des feuilles d'une belle végétation.

167. Qui ne connaît les ravages du puceron lanigère, ce fléau de nos pommiers? Avec les lavages à l'eau aloétique (16) vous en débarrassez les rameaux et le tronc. Les pucerons, qui recherchent les sucs sucrés, sont rebutés par l'amertume de l'aloès (11).

Il y a bien longtemps que j'ai conseillé aux vignerons d'immerger leurs échalas dans du goudron liquide, afin de préserver la vigne de la pyrale; une dissolution aloétique remplirait encore mieux ce but; on pourrait en imprégner les treillages et les tuteurs par macération; la pluie ferait ensuite déteindre l'aloès sur les plantes. Quant aux grains destinés à la semence, on les préservera de tout parasite en les immergeant dans une dissolution d'aloès (11). On comprend l'inconvénient qu'il y aurait à immerger ainsi les grains destinés à l'alimentation de l'homme ou des animaux. Mais pour ceux-ci on aura recours aux deux moyens suivants :

1° *Construction de silos souterrains* dans les terrains argileux : Ces silos ont la forme d'une bouteille; on pourrait y pratiquer de grands feux, quand les parois sont desséchées, pour en cuire les briques. On les revê-

tirait ensuite d'une couche de goudron chaud, et, par-
dessus, d'une couche épaisse de paille. La privation
d'air et l'odeur du goudron préserveront les grains,
racines et fourrage de la pullulation des insectes, et la
structure des parois de toute infiltration pluviale et de
toute humidité.

2° *Quant aux greniers,* on renfermera la provision dans
de grandes caisses ou chambres hermétiquement fer-
mées, mais sur les parois opposées desquelles on ménagerait une ouverture à laquelle on adapterait de temps
en temps des tuyaux, communiquant l'un avec un poêle
et l'autre avec l'air extérieur; la fumée du poêle, cir-
culant dans la capacité, en remplacerait l'air atmosphérique au bout de quelques instants et rendrait toute
germination et toute pullulation impossible, après qu'on
aurait bien bouché les deux orifices. A cela on ajouterait
l'auxiliaire de quelque odeur aromatique, telle que le
goudron et le camphre; et la récolte pourrait ainsi se
conserver indéfiniment. N'écoutez pas les expérimenta-
teurs qui vous soutiendront le contraire; l'un d'entre
eux n'a-t-il pas prétendu que les coléoptères peuvent
sortir sains et saufs d'une immersion dans l'alcool? Les
sociétés savantes n'en font jamais d'autres; elles n'adop-
teront jamais un moyen simple, trouvé par une main
hérétique; elles dépenseront jusqu'à leur dernier sou,
pour en chercher dix ans de suite un plus compliqué;
et on sait si elles le trouvent au bout du compte; elles
ont beau frapper, ces bigotes; mon doux Jésus n'ouvre
plus.

168. Ne pourchassez pas les oiseaux qui vivent de
larves et d'insectes; ne troublez ni l'hirondelle qui pétrit
son nid sous vos toits, ni les corbeaux qui perchent sur
les combles, ni le pic qui grimpe contre les troncs, ni la
charbonnière qui court comme une araignée contre les
murailles, ni la chouette ou le chat-huant, ni la chauve-
souris, ces hirondelles de la nuit. L'hirondelle préserve

vos appartements de bien des insectes morbipares ; le corbeau, tout autant que vos poules, purge vos labours de larves de hanneton et autres ; ne lui faites la chasse qu'à l'époque du semis, de la moisson, ou de la maturité des racines alimentaires, qu'il dépèce au collet, à grands coups de bec ; le pic, en sondant à coups de bec ce qui sonne creux, y découvre un parasite dont il fait sa pâture. La chauve-souris remplace l'hirondelle la nuit ; et le chat-huant, la crécelle, etc., prennent plus de rats, de souris, de mulots que tous ces chats trop bien repus à la cuisine pour ne pas oublier le gibier des caves et des souterrains. Chacun sait avec quelle tendre prévenance les moutons se laissent aborder par les sansonnets, qui viennent percher jusque sur leurs museaux pour les débarrasser de leur vermine. Ne craignez pas qu'un laboureur tue un corbeau pendant le labourage, et que le berger soit assez mal avisé pour tendre des piéges au sansonnet ; et le paysan vous dira que l'hirondelle porte bonheur à la chaumière. Chasseurs, vous ravagez assez les champs pour ne rien prendre ; n'ajoutez pas à ces méfaits la manie de tirer sur tout ce qui se présente ; ce n'est plus une superstition qui vous interdit d'abattre au vol les hirondelles, c'est l'hygiène des habitations. Et pour vous arrêter dans une guerre inconsidérée, n'oubliez pas que les oiseaux carnivores et insectivores ne sont pas bons à manger ; ceci soit dit pour les chasseurs novices. Enfin, rien ne purifie les guérets des vers, des hannetons et autres, comme d'y faire suivre la charrue par les poules, les dindes et les porcs, qui sont très-friands de ces vermines ; le soc, en renversant la motte de terre, met ces vers à la disposition de la volaille qui gratte et de l'animal qui fouit. Souvenez-vous que lorsque le porc fouille la fange, c'est pour y rencontrer des vers de terre et autres genres de vers.

169. Quand je vois des traces de taupe dans un verger, je n'en accuse plus que la paresse du propriétaire ; il est

si facile de prendre les taupes à l'aide de la taupière à
couloir en bois, dont les deux issues emprisonnent la
taupe au moyen d'une guillotine à deux tranchants, qui
sont deux portes qu'en arrivant au milieu la taupe fait
tomber ; placez cet instrument dans le couloir que vient
de soulever la taupe, de manière que la taupière semble
faire partie du couloir, et il se passera à peine quelques
instants, que la taupe sera prise.

170. Il est des invasions contre lesquelles l'homme
dans sa détresse semble n'avoir plus qu'à s'envelopper
dans son impuissance et à laisser faire les insectes rava-
geurs : Je veux parler de ces nuées de sauterelles qui arrivent des contrées brûlantes, en obscurcissant le ciel,
et se rabattent sur les moissons de toute une contrée,
qu'elles fauchent en quelques instants. A leur approche,
allumez, la nuit, de grands feux ; lâchez-leur des bordées
de canons chargés à poudre et à sable fin ; et si malgré
ces précautions la moisson est envahie, mettez-y le feu,
pour en garantir les moissons voisines.

171. L'eau aloétique (16) préservera les arbres des
limaces ; mais pour en préserver les semis, on saupou-
drera le sol et les sentiers de cendres de bois ou de
terre ; et si vous ne craignez pas cette petite dépense,
arrosez vos plates-bandes et vos carrés avec une décoction de plantes marines et d'arbres résineux, de résidus
salins, ou de dissolution d'aloès (16) ; mais surtout
faites-leur la chasse dès le soir, où les limaces sortent
de leurs repaires ; et de leurs corps écrasés engraissez
vos sillons. Dans les pays du Nord, c'est une peste que
ces mollusques ; chaque soir, époque où elles sortent du
logis, et chaque matin, époque où elles y rentrent, par-
courez vos allées une petite houlette à la main et vous
parviendrez à purger le champ de ces parasites nocturnes, en faisant main basse sur tout ce que vous trouverez par les chemins. Les limaces ne nichent pas dans
les carrés sujets au labour, mais dans les endroits aban-

donnés, où rien ne vient troubler leur sommeil, ni l'homme, ni la lumière.

172. Après avoir songé à préserver les végétaux des parasites qui les rongent, n'oubliez pas de les mettre à l'abri des êtres qui les empoisonnent. Méfiez-vous de la cantharide qui pullule sur le frêne, le troëne, etc. ; mais surtout, de l'immonde crapaud ; je connais plus d'un empoisonnement transmis, pendant la belle saison, par des légumes empreints de la bave que ce reptile éjacule. Ne croquez rien, quand vous êtes aux champs, de ce qui pousse terre à terre.

§ 2. Hygiène vermifuge des animaux.

173. Les animaux ont leurs parasites externes et leurs parasites internes, les parasites de la peau et les parasites des entrailles ; veiller à ce qu'ils ne soient envahis ni par les uns ni par les autres, c'est les préserver des trois quarts des maladies qui peuvent les atteindre.

174. Les plus exposés à ces myriades de vermines ce sont les plus jeunes et les plus vieux ; la puberté est un souverain insecticide ; la maladie pédiculaire, chez les animaux comme chez l'homme, est le fléau de l'enfance et de la vieillesse : J'ai possédé deux chiens *loulous*, le père et la fille : le vieux était couvert de poux énormes qui lui donnaient presque la plique polonaise ; les bains sédatifs et aloétiques (19) l'en débarrassaient pour quelques jours, mais ils ne tardaient pas à pulluler encore. Quant à la petite chienne, elle s'occupait, après avoir folâtré avec lui, à lui chercher les poux du bout de son museau, et elle ne se plaignait que de ses puces ; la vermine préférait la peau du vieux et ne touchait pas à la sienne.

175. L'oiseau en cage se débarrasse de ce fléau par les bains ; dans les champs, il s'épouille en se roulant dans la terre poudreuse ; il assiége sa vermine à coups de grains de sable. La volaille dépérit dans une cour

avée ou dont le sol est constamment détrempé; on la
oit revenir à la santé, comme par enchantement, dès
u'on met à sa disposition une certaine quantité de terre
riable et sèche. On remarque souvent que les couveuses
émacient sur leurs œufs; on les trouve alors couvertes
e vermine. Le porc s'épouille dans la fange; il y prend
n bain sédatif à sa façon, faute d'en avoir un plus pro-
re. Les grands animaux, dans le même but, se frottent
 peau contre les arbres, et souvent jusqu'au sang.

176. Il en est des vers intestinaux comme des insectes
utanés; ces parasites des entrailles pullulent de préfé-
nce chez les plus jeunes et les plus vieux, et chez les
nimaux châtrés.

Contre l'invasion de ces hôtes des entrailles, chaque
nimal en liberté sait retrouver dans les champs l'herbe
 le condiment qui l'en débarrasse et l'en préserve. Ce
est pas dans un autre but que le chien et le chat re-
erchent les feuilles du *gramen* qu'on désigne sous le
om de chiendent; ces feuilles sont pour ces animaux
es condiments et vermifuges mécaniques par leurs bords
nticulés en scie, et les spires qui s'échappent de leurs
isseaux déchirés. C'est une erreur, de la part des bota-
stes, de croire que dans ce but les chiens et les
ats n'accordent la préférence qu'à l'espèce de grami-
cée que l'on désigne sous le nom de *Triticum caninum*
oment du chien). Je me suis convaincu chaque jour que
spèce de graminacée leur est indifférente; qu'ils brou-
t tantôt l'une tantôt l'autre des nombreuses espèces
 cette famille: les *aira*, les *bromus*, les *avena*, les *poa*,
 festuca, etc.; seulement ils ne reviennent au même
d qu'à de longs intervalles.

177. Chacun sait combien les *taons*, les *œstres*, les
uches carnivores, les *guêpes*, etc., sont capables de tor-
er, dans les champs, les bestiaux de grande taille,
nsanglanter leur peau, de la couvrir d'ulcères, d'y ino-
er même le *charbon* (208), et de les rendre furieux.

178. Dans les terrains marécageux, les bestiaux gagnent le fourchet (307), par l'invasion des dragonneaux; s'ils avalent ce vampire, jugez de leurs souffrances et de leurs dangers. La sangsue, qu'ils peuvent avaler en buvant, quand elle est très-petite, est capable de les tuer en quelques instants. Leur instinct les préserve de ce fléau, tant qu'il n'est pas émoussé par la faim, par la crainte ou par tout autre genre d'indisposition.

179. Il est des plantes fourragères sur lesquelles les insectes à larves carnivores viennent déposer leurs œufs, pour que les bestiaux les avalent et les couvent dans leurs intestins que les larves désorganisent ensuite. De là tant d'épizooties meurtrières qui n'apparaissent qu'en certaines saisons de l'année.

180. Les oiseleurs ont eu plus d'une occasion d'observer que, sur une couvée, on rencontre plus d'un petit qui tout à coup se trouve frappé de paraplégie; il a alors les jambes mortes et se traîne, en marchant pour ainsi dire avec les ailes. Cet accident n'arrive jamais quand la mère les couve dans le nid qu'elle a tissu; car l'oiseau des champs a l'art de construire des nids hygiéniques, qui protégent également les petits contre le froid et contre la vermine, deux précautions aussi efficaces l'une que l'autre contre la paralysie des membres inférieurs. Pour les garantir du froid, elle a soin de tisser le nid avec des brins de laine, des plumes, du crin, des poils, du duvet, mauvais conducteurs de calorique, etc. Pour les garantir de la vermine, elle entrelarde ce bon matelas, à l'extérieur, avec de petites plantes odorantes, insectifuges d'une part, et qui d'autre part attirent l'humidité ambiante, telles que les mousses et les lichens, deux plantes qu'après la plus longue dessiccation, un peu de rosée remet tout de suite en séve et semble ressusciter; le tout est entrelardé de foin à odeur si balsamique et si insectifuge. Or, nous n'imitons pas ces ingénieuses mères, quand, par caprice ou par intérêt, nous élevons

des oiseaux ou de la volaille : nous remplaçons tout ce système hygiénique et protecteur par un peu de paille pour les oiseaux de basse-cour, et par un plumasseau de coton pour les oiseaux de plus petite taille ; la paille et le coton, inodores et qui se mouillent, au lieu d'absorber l'humidité. Ensuite l'incubation artificielle ne fournit à l'oiseau qu'une nourriture artificielle, tandis que la mère sait l'assaisonner des condiments qu'elle trouve en abondance aux champs. Pour nous, nous voulons renverser les lois de la nature, en élevant comme des granivores jusqu'aux oiseaux carnivores ; et l'insuccès ne nous fait pas revenir de notre inconséquence.

181. Le fait suivant vient à l'appui de cette idée, si simple et si négligée, qu'il n'est pas indifférent de donner pour nid à la couvée tel ou tel tissu. Le 25 mars 1853, à 6 heures et demie du matin, je m'aperçois qu'un petit sansonnet *(Sturnus vulgaris, L.)* de première année, que nous élevions en cage, ne pouvait déjà plus percher que d'une patte, laquelle lui fit bientôt défaut à son tour ; en sorte qu'il tomba sur le plancher, ne marchant plus qu'avec ses ailes ; ses griffes étaient pelotonnées. La température de la chambre était de 10° cent., quoiqu'au dehors le thermomètre fût descendu à 4,4°. Je l'enveloppai d'eau sédative, au moyen d'un linge que je jetai sur le croupion. A 7 heures et demie, il s'était remis successivement sur ses pattes ; mais à peine s'était-il perché de nouveau sur l'un de ses bâtonnets, que la paraplégie le reprenait encore et qu'il retombait sur le plancher, les griffes recroquevillées. L'eau sédative lui rendait les jambes, mais le perchoir lui communiquait le même mal. Or ces perchoirs étaient des bâtonnets pris sur une tige de chanvre recouverte de son écorce rugueuse. Je remplaçai ces bâtonnets par d'autres en bois, et l'animal dès ce moment put percher sans plus offrir aucun de ces symptômes. Les glandes corticales du chanvre étaient cause de cette intoxication endermique ; c'était un effet

ae hatschich, qui opérait par les surfaces palmaires. Afin de m'assurer de la justesse de l'hypothèse, je plaçai ces perchoirs de chanvre dans la cage d'une grive qu'on aurait prise pour un jeune loriot (*Oriolus galbula*, L.), au premier aspect ; et elle fut atteinte des mêmes crampes dès qu'elle se fut perchée quelque temps sur ces bâtonnets.

Je me suis étendu sur ce point d'histoire naturelle, afin de fixer l'attention des éleveurs sur cette cause spéciale d'accidents dans les basses-cours et les faisanderies. Quand vous voulez remplacer la nature, imitez-la dans ses préférences comme dans ses répugnances.

182. On préservera les bestiaux, chevaux, mulets et ânes de la vermine cutanée (*poux*, *taons*, *œstres*, etc.), en les brossant chaque matin avec un mélange de dissolution aloétique (16) ou mieux d'eau quadruple (39 *bis*), de la tête aux pieds : on goudronnera tous les jours leurs pieds entièrement, ongles et doigts, sabots et soles, avec du goudron pur (43), quand ils devront paître ou piaffer dans les marécages ; idem pour les porcs ; mais quant aux moutons, aux chiens à longs poils, on leur fera prendre de temps à autre, lorsqu'ils seront infectés de vermine, des bains avec savon d'abord et puis avec l'eau quadruple (39 *bis*).

En ce qui concerne la vermine des entrailles, on suivra, pour les en débarrasser, les prescriptions que nous avons données au § 2ᵉ du chapitre II ; on embaumera leur alimentation ; et, si ce moyen préservatif se montrait insuffisant, on aurait recours aux moyens curatifs indiqués à l'article des VERS INTESTINAUX (418). Voyez de plus, dans la 3ᵉ partie, les articles GALE, MALADIE PÉDICULAIRE, FOURCHET et PANARIS, ULCÈRES, TAONS et OESTRES, PEAU (MALADIES DE LA), ÉPIZOOTIE, etc.

CHAPITRE IX.

HYGIÈNE DES PASSIONS CHEZ LES ANIMAUX DOMESTIQUES.

183. Les passions sont l'expression des besoins; le besoin, c'est la conscience intime, c'est l'instinct de la puissance vitale des fonctions et des moyens de le satisfaire. La passion s'éteint dès que le besoin est satisfait et que la fonction cesse. Le devoir, c'est la loi de la sociabilité; la sociabilité, dans les circonstances ordinaires, c'est la conviction innée que l'être se ménage à lui ou aux siens une protection, en protégeant ses congénères, qu'il se ménage à lui ou aux siens un secours en les aidant; c'est l'égoïsme intelligent. Le dévouement, c'est le sentiment de la sociabilité poussé jusqu'au sacrifice, et le sacrifice est le résultat de la juste appréciation de la part d'utilité que chacun apporte à la communauté sociale. Le vice est un penchant dépravé, c'est un instinct aveugle, c'est une aberration morbide du besoin; c'est, dans la solitude, une révolte contre soi-même, et, dans la communauté, une révolte contre la loi de la sociabilité; dans ce dernier cas, ses actes sont des crimes.

184. La sociabilité est éphémère ou durable, selon les diverses espèces d'animaux.

185. Tout être organisé a ses passions, la plante comme le polype, et le polype comme les animaux supérieurs; seulement elles sont plus ou moins latentes à nos yeux, selon que l'être s'éloigne plus par son organisation de notre espèce. Refuser aux animaux l'intelligence de leurs actes et les vertus de leur attachement, c'est pousser l'orgueil humain jusqu'au blasphème, en accusant la nature d'avoir voulu nous tromper et se jouer de notre intelligence et de notre sympathie par des apparences et de folles illusions. Qui oserait aujourd'hui dénier les sentiments d'une amitié héroïque au chien qui veille sur nous, au coursier qui sauve son maître en présentant le poi-

trail à l'ennemi? Il faut n'avoir jamais élevé soi-même un animal de grande ou de petite espèce, pour révoquer en doute que les animaux soient animés entre eux, et souvent pour ou contre nous, par les mêmes vices et les mêmes vertus que nous. L'amour, la jalousie la plus sombre, la vengeance de l'orgueil humilié ou du besoin non satisfait, le souvenir d'un refus ou d'un bienfait, d'un mauvais traitement ou d'une caresse, le désespoir et le regret, quelle est enfin la passion, la vertu et même le vice dont on ne retrouve pas chaque jour d'exemples dans les animaux qui, au premier abord, nous semblent les moins susceptibles de ces sortes de sentiments et de passions?

186. Les passions, chez eux comme chez nous, en portant le trouble dans les fonctions, deviennent des causes fécondes de maladies de toute nature et de toute gravité. On a vu des chiens mourir de faim sur la tombe de leurs maîtres, rester sans manger et sans bouger de place pendant leur absence; on surprend des larmes dans leurs yeux, quand on prononce le nom du maître qu'ils ne voient plus. La pauvre couveuse meurt d'inanition et d'épuisement, dans l'impuissance où elle se reconnaît de réchauffer une trop nombreuse couvée. Le taureau, le cheval, le patient baudet lui-même, deviennent féroces, dès qu'un rival leur dispute leur femelle; le feu qui les dévore les jette dans le marasme, en face de l'obstacle qu'ils ne peuvent forcer.

187. Sans doute, chez les animaux, les passions sont plus éphémères que dans le sein de la civilisation humaine; mais il suffit qu'elles ne soient pas un être de raison, pour qu'elles occupent une place dans le nombre des causes morbipares, et qu'elles fixent l'attention de l'observateur qui s'applique à guérir. La loi, en nous recommandant d'être humains envers les animaux domestiques, a pris, plus que le possesseur même, la défense de ses intérêts et matériels et moraux; le sentiment d'hu-

manité profite autant qu'il console ; ce serait un excellent calcul, si ce n'était pas déjà une jouissance.

188. On élève les bestiaux, on éduque les animaux compagnons de l'homme ; en hippiatrique, comme en éducation humaine, on est sûr de faire d'excellents élèves, si l'on prend soin d'abord de s'en faire des amis. Un traité d'éducation, dans les deux cas, ce n'est que du pédantisme ; le meilleur livre, c'est le cœur ; les meilleurs yeux, pour y lire, sont ceux du bon sens. En fait d'éducation, soyez bons, et par cela seul vous serez les maîtres les plus habiles.

189. Contre les animaux furieux, la bonté perd de sa puissance ; il faut alors avoir recours à d'autres moyens de protection. Le meilleur de ces moyens, c'est d'éborgner l'animal en furie ; ce moyen si simple dispense des mauvais traitements : qui n'y voit plus n'est plus à redouter, il est à demi dompté. Pour cela, on remplit son mouchoir de cendres ou de poussière ; on se place vent à dos ; et quand l'animal est à portée, on lui jette la cendre aux yeux en lâchant les trois coins du mouchoir, et en même temps, d'un bond on se détourne. Si l'on a un flacon d'ammoniaque, on l'asperge de ce liquide en face ; un flacon d'éther le dompterait en l'assoupissant. Quand l'animal recouvrera la vue, il aura oublié sa fureur :

Alexandre le Grand domptait Bucéphale en l'éblouissant aux rayons du soleil. L'écuyer dompte aujourd'hui les bucéphales, en leur serrant les flancs du genou, et leur lâchant la bride dans les terres labourées et les terrains fangeux ; la fureur diminue dès que l'animal respire moins, et ensuite le souvenir de ce qui lui en coûte prévient les nouveaux accès de fureur. Pour calmer la pétulence d'un cheval, on lui donnera, une demi-heure avant de partir, 50 centig. de camphre à avaler, dose qu'on peut augmenter, si elle ne produit pas assez l'effet voulu.

Je ne vous expliquerai pas le secret des dompteurs

de bêtes indomptables; tout ce secret consiste dans une saleté (*).

190. Vous savez que tout ce qui porte des cornes a peur du rouge; ne vous exposez pas aux champs avec cette couleur. Il paraît que dans les anciens Pays-Bas les taureaux sont plus traitables sur cet article; car l'habit des champs, pour les travailleurs des deux sexes, est une longue chemise en laine écarlate; or la bête à cornes n'en devient pas pour cela furieuse comme chez nous. Quoi qu'il en soit, pour prévenir la fureur du taureau, ne lui refusez pas la génisse, ou chaque matin arrosez-lui le crâne d'eau sédative (38, 3°) et placez-lui du camphre (24) aux naseaux.

RÉSUMÉ DE CETTE DEUXIÈME PARTIE.

191. Le grand air et la lumière, ou l'air constamment renouvelé.

Température du pays natal pendant l'hiver; point de passage brusque d'une température à une autre.

Alimentation nutritive et aromatisée; fumage animalisé.

Une nutrition suffisante, avec alternative de repos et de labeurs, communique la force et la souplesse aux animaux de selle ou de trait, et une viande de première qualité aux animaux de boucherie.

Les travaux forcés ruinent comme la faim. Le repos forcé, loin du grand air et de la lumière, rend obèse, faible et paresseux; alors la graisse abonde, la viande s'affadit. Au lieu de vos bœufs gras, donnez-nous des bœufs des gras pâturages, des prés salés, des montagnes parfumées; autrement vous n'appliquez votre génie qu'à sacrifier la qualité à la quantité, le poids au volume.

Ayez toujours l'œil sur les substances vénéneuses que

(*) Voyez *Revue complémentaire des sciences appliquées,* tom. V, pag. 315. 1859.

l'on aspire, que l'on absorbe, que l'on ingère. L'industrie les jette par flots au rebut ; et la plante et les animaux de boucherie nous en infectent ensuite.

L'air n'est pas seulement le véhicule des gaz asphyxiants; il l'est encore des poussières irritantes, qui déchirent les tissus ou qui germent dans les organes.

Garantissez les animaux de tout ce qui excorie ou qui blesse, et surtout des mauvais traitements.

Protégez les animaux contre les parasites qui s'attachent à leur peau ou qui pullulent dans leurs entrailles.

Étudiez leurs goûts et leurs mœurs; ne provoquez pas leurs antipathies; habituez-les à une discipline sévère, à force de bons procédés; qu'ils préviennent le commandement, dans l'espoir d'un encouragement et d'une caresse affectueuse; ne laissez aucun de leurs besoins sans une satisfaction utile : c'est le moyen le plus efficace de les préserver de tout caprice et de tout penchant vicieux.

Pour tous ces soins, ne vous fiez bien qu'à vous-même; la devise de la ferme, c'est : *l'œil du maître.*

TROISIÈME PARTIE.

—

MÉDECINE CURATIVE

OU TRAITEMENT DES MALADIES DES ANIMAUX.

192. Si, malgré tous ces soins hygiéniques, la maladie se faisait jour dans l'organisation, à la suite d'un des mille accidents énumérés ci-dessus et qu'il n'est pas toujours facile de prévenir, dès lors on aurait recours à des moyens plus compliqués, et variables selon chaque espèce de maladie. Nous allons développer ces moyens curatifs dans cette troisième partie, sous la rubrique de chaque cas maladif. Dès qu'un animal se montrera atteint d'une affection morbide, on cherchera à déterminer le siége de la maladie par le trouble de la fonction; on aura alors le moyen de désigner le mal par un mot vulgaire. On cherchera ce mot dans cette troisième partie, où les noms sont classés par ordre alphabétique, comme dans un dictionnaire; au besoin on pourrait commencer par avoir recours à la table alphabétique qui est à la fin de l'ouvrage.

Dans ce dictionnaire nous ne nous occupons pas des maladies des plantes; ce que nous en avons dit, dans la deuxième partie, suffit également pour les préserver et pour les guérir.

A.

193. ABATAGE et ABATTOIR.

On abat les chevaux hors de service, et les bestiaux pour la boucherie; et les uns et les autres, quand ils sont malades ou nuisibles, afin d'en utiliser les peaux et les divers organes en les dépeçant.

Les deux conditions essentielles de cette opération, c'est de l'exécuter avec le moins de danger pour l'homme et le moins de souffrance pour l'animal. On a créé des *abattoirs* pour mettre le public à l'abri du danger et des impressions de ce spectacle; on devrait créer une machine pour garantir l'écarrisseur et rendre l'opération moins douloureuse pour l'animal. On abat un animal de quatre manières : 1° en *lui insufflant de l'air dans les veines* (opération pénible et longue); 2° en *lui plongeant le couteau dans le poitrail* pour trancher les gros vaisseaux artériels et veineux (opération suivie de convulsions et de souffrances); 3° en *lui assenant un coup de massue en fer sur le crâne* (opération dangereuse pour l'écarrisseur); 4° enfin en *le piquant à la moelle épinière* (opération préférable à cause de la promptitude du résultat, mais qui demande une grande adresse de la part de l'opérateur, pour ne pas être écrasé par l'animal foudroyé de la sorte). Pourquoi n'inventerait-on pas un *travail*, organisé de manière que la piqûre se fît au moyen d'une vis de pression, introduisant rapidement la pointe entre la dernière vertèbre cervicale et la première dorsale?

194. ABASOURDI, ALANGORÉ, ALOURDI, ATOMBI, ÉTONNÉ (ANIMAL). Expressions employées par les maquignons pour désigner l'état maladif d'un cheval arrivé à cette période où ses forces commencent à l'abandonner, et où il reste presque comme immobile et dans l'abattement. Dès que l'animal présente ce symptôme, on doit lui accorder du repos, lui administrer l'aloès (12), le lotionner largement à l'eau sédative (38, 2°) et ensuite à l'eau-de-vie camphrée (26), surtout si l'animal succombe à la fatigue.

ABATTRE L'EAU. *Voy.* TRANSPIRATION, SUEUR (149).

195. ABAT (CHEVAL QUI S'ABAT); cheval qui tombe en

marchant. Ce vice vient de trop grandes fatigues chez l'animal sain, d'épuisement chez l'animal malade, d'un vice de conformation ou d'une faiblesse native des jambes soit trop basses, soit cagneuses et qui s'*entre-taillent*, se *butent* et s'*attrapent*. Pour donner de la force aux jambes, on les enveloppe, le soir, sur toutes les articulations, d'une bonne compresse d'eau sédative (38, 4°); on la remplace au bout d'une demi-heure par une compresse de pommade camphrée (28) qu'on laisse à demeure toute la nuit. Le lendemain matin, on lotionne les jambes avec de l'eau-de-vie camphrée (26), et l'on renouvelle en route la même lotion, toutes les fois que l'animal menace ruine. Si ce vice vient d'un vice de conformation, on le combat par un mode de ferrure (296) approprié avec intelligence; et l'on a soin de tenir les articulations qui se *butent* et s'*attrapent* constamment enveloppées d'une compresse imbibée de cérat camphré (31) ou goudronné (43).

196. ABCÈS, DÉPÔT.

DÉFINITION. On entend par *abcès* des amas de pus qui n'ont point d'issue au dehors.

CAUSES. Les abcès résultent de la désorganisation intestine des chairs, produite soit par une forte contusion (229), soit par l'introduction dans les chairs d'une arête ou autre corps étranger désorganisateur (153), soit par l'érosion d'une larve d'insecte (173), soit enfin par la fixation en cet endroit d'un sel vénéneux mercuriel ou autre, amené là par les hasards de la circulation (129).

EFFETS. Le plus souvent, à l'endroit où se forme l'abcès, on sent un grand développement de chaleur; la peau se tuméfie, le pouls monte et devient de plus en plus fébrile; l'animal languit alors et perd l'appétit. Les abcès produits par les sels mercuriels rentrent dans la catégorie des *abcès* dits *froids*, et qui ne déterminent pas la fièvre; ils ne tardent pas à se faire jour au dehors.

MÉDICATION. On ne saurait débarrasser l'animal de son *abcès* qu'en donnant issue au pus, au moyen soit de l'incision de la peau qui le recouvre, soit d'une ponction; on peut arriver au même résultat en appliquant une plaque de sparadrap sur toute la surface; mais ce moyen est un peu lent à faire aboutir. Quoi qu'il en soit, une fois l'issue obtenue, on vide la poche par compression; on y injecte force eau de goudron tiède (43, 2°), dans laquelle on a mêlé une cuiller d'eau-de-vie camphrée (26) par litre; on rapproche les bords et on les coud ensemble (61); on applique ensuite en dessus, par les moyens appropriés, une plaque de cérat camphré (30), qu'on renouvelle dès qu'on voit qu'elle se détache d'elle-même; on lotionne souvent à l'alcool camphré (27, 1°) les surfaces environnantes.

Si l'on supposait que l'abcès provînt du mercure, on ajouterait de l'eau de zinc (70) à l'eau des injections, et ou tiendrait les parties environnantes recouvertes d'une plaque galvanique (65); on mettrait aussi l'animal aux plantes marines (63), à la fane ou à la poudre de garance (42), et de plus à l'eau de pluie zinguée (70).

197. ACCOUCHEMENT, MISE BAS, PART, PARTURITION.

Nous n'avons à nous occuper ici que des MISES BAS laborieuses. Dans l'état de nature, l'accouchement s'opère sans difficultés et sans douleurs durables. La domesticité, en substituant ses conditions d'existence aux conditions naturelles de l'état sauvage, impose à chaque fonction des difficultés et des obstacles.

CAUSES. L'accouchement peut devenir laborieux, soit par le vice de la mère, soit par la mauvaise position ou le vice du fœtus. LA MÈRE peut 1° avoir le bassin mal conformé; 2° être faible et maladive; 3° sa matrice peut être affectée d'un développement squirrheux ou polypiforme, d'une induration et d'une rigidité au col qui ne se prête pas au passage du fœtus. LE FOETUS peut se présenter mort, ou dans une position qui en rende le passage difficile.

EFFETS. La mère fait des efforts pénibles et sans résultats, et qui compromettent son existence autant que celle du fœtus. Car, lorsqu'il s'agit de se débarrasser d'un fardeau au-dessus de ses forces, le danger provenant de la difficulté se multiplie en raison du retard de la délivrance.

Médication et opération. Si la matrice était affectée d'*induration*, de *polype* ou de *squirrhe*, il ne faudrait pas attendre le moment de la mise bas, pour combattre cet inconvénient ; voy. Induration (317), Polype (388) et Squirrhe (403). Si la médication, pendant la gestation, n'a pu dissiper ces affections, il ne faut plus songer qu'à sacrifier le fœtus par l'*embryotomie*, ou la mise en pièces du fœtus, ce qui est une opération chirurgicale qui ne rentre pas dans le cadre de cet ouvrage, et réclame l'intervention des hommes de l'art. La faiblesse maladive de la mère peut être vaincue au moyen de l'application de la médication nouvelle, pendant toute la durée de la gestation : essence de térébenthine (40, 1°) en boisson tous les 8 jours ; lavements vermifuges (49), tous les quatre jours ; aloès (12) tous les huit jours, ou plus souvent encore ; lotions fréquentes et générales, tantôt à l'eau sédative (38, 2°) et tantôt à l'alcool camphré (27, 1°) ; injections à l'huile camphrée (33) dans le vagin, soir et matin ; nourriture aspergée de sel ou de plantes marines (63). Quand le moment approche et qu'on prévoit des difficultés, on administre à l'animal, la veille, l'aloès (12) et un lavement simple (47). Dès que les douleurs du part se manifestent, on lotionne les reins et le ventre avec de l'alcool camphré (26), l'encolure et le crâne avec de l'eau sédative (38, 3°) ; quand il s'agit des animaux de haute taille, on introduit dans le vagin, aussi profondément qu'on le peut, la main graissée à l'huile camphrée (33). Quant aux difficultés provenant du fœtus, le fœtus doit se présenter la tête étendue sur les deux jambes de devant, ou bien par les jambes de derrière. S'il a sa tête rejetée en arrière, s'il se présente par les quatre pattes à la fois, chez les animaux de haute taille, on le repousse dans la matrice avec la main graissée à l'huile camphrée, jusqu'à ce qu'il prenne de lui-même ou qu'on puisse lui donner une position plus favorable ; chez les animaux de petite taille, on peut le repousser avec un fouloir très-lisse terminé par une pelote en baudruche, et préalablement trempée dans l'huile camphrée (33). L'huile camphrée prévient l'inflammation des parties et partant leur gonflement ; elle calme la douleur et prête une force nouvelle aux contractions utérines.

Nous devons nous arrêter ici aux cas les plus fréquents et qui présentent le moins de difficultés dans la pratique ; dans les autres, on aura recours au vétérinaire de profession, tout en continuant les moyens de médication ci-dessus.

198. ACCOUPLEMENT SEXUEL ; MONTE en parlant de la race chevaline ; SAILLIE pour la race bovine ; LUTTE pour la race OVINE.

L'accouplement doit avoir pour but l'entretien des races privilégiées et l'amélioration des races défectueuses. Mais la bonté d'une race est relative à la localité : Transportée dans un pays étranger, toute race finit par s'y transformer et y prendre peu à peu les qualités des races indigènes. On entretient les qualités d'une race, en opérant, par l'accouplement, des croisements entre les animaux indigènes. On améliore les races, en croisant les femelles indigènes avec des étalons étrangers doués des qualités que l'on désire communiquer à la race locale. Les accouplements *en dedans*, c'est-à-dire, obtenus avec les mâles et femelles du même troupeau, finissent par amener la dégénérescence de la race et son abâtardissement, de même qu'on l'observe pour les races humaines chez qui l'on ne se marie qu'entre parents et gens de la même caste.

Les plus beaux produits proviennent toujours des étalons adultes et vigoureux, dont l'adolescence s'est le moins fatiguée à des accouplements précoces. Dès qu'on s'aperçoit que la monte les fatigue, il faut les séquestrer, les rendre au repos, les lotionner à l'eau sédative (38, 2°), leur fournir avec plus d'abondance une nourriture salée (63) et leur donner l'aloès (12).

La meilleure méthode pour favoriser l'accouplement des chevaux, c'est de laisser l'étalon et la jument en toute liberté, après les avoir déferrés. La *monte à la main* exerce une contrainte dont doit se ressentir le produit. Un bon étalon peut saillir tous les deux jours. Une jument peut être saillie trois fois, à deux jours de distance.

L'accouplement sexuel chez la race bovine n'exige pas le moindre soin ; il s'accomplit au pâturage ou à l'abreuvoir ; un bon taureau (*Robin*) peut suffire à cinquante vaches.

Trois béliers de monte suffisent à cent brebis. Le bélier ou antenais de trente mois et la brebis de trois ans et demi à six ans, donnent les meilleurs agneaux. La durée de la monte est d'environ deux mois. Dès qu'on voit que le bélier se fatigue, il faut le lotionner largement à l'eau sédative (38, 2°), et le remettre à une nourriture salée (63). On amène alors dans le troupeau, autant d'antenais que le comporte le nombre de brebis qui demandent la lutte. La portée d'une brebis est d'un ou deux et rarement trois agneaux.

Après l'accouplement, on a soin de ménager les femelles, de ne soumettre à aucun travail rude les vaches et les juments, de ne point forcer les brebis à la course ou à sauter les fossés, crainte d'avortement. On les lotionne souvent à l'eau sédative (38, 2°), et on ne les laisse pas manquer de nourriture aromatique (123).

Chez l'espèce *asine*, l'étalon doit avoir de trois à dix ans et l'ânesse de sept à dix. La chèvre ne doit porter que de deux à sept ans au plus ; le bouc, à deux ans peut suffire à 150 chèvres, pendant deux mois.

L'espèce porcine, la truie, qui est en chaleur toute

l'année, peut porter deux fois par an ; on lui donne le verrat en novembre et en mai. Un verrat peut suffire à seize femelles. La portée de la truie est de 10 à 12 petits.

Les chiens et les chats ne réclament sur ce point aucune précaution de la part du maître ; la chatte et la chienne entrent en chaleur deux fois par an ; elles sont toutes les deux multipares.

199. ACCOUPLEMENT OU APPAREILLEMENT. On se sert encore de ce mot pour désigner soit l'assemblage de deux, quatre ou six chevaux attelés à une voiture, qu'on fait trotter ensemble, soit l'assemblage de deux bœufs attelés à la charrue, soit l'arrangement, à la suite les uns des autres, des chevaux que l'on conduit au marché ou à destination.

AGGRAVÉE DES CHIENS. Voyez PANARIS.

AIRS DE TERRE. Voyez MAMELLES (maladies des).

200. ALANGORÉE se dit d'un animal atteint de maladie vermineuse, et qui devient triste, faible et sans appétit. Voy. VERS INTESTINAUX et ABASOURDI.

201. ALBUGO ou TAIE plus ou moins étendue de la cornée transparente ; espèce de cautérisation du tissu corné qui en détruit la transparence et fait obstacle à la vision. L'emploi des remèdes mercuriels est la cause la plus fréquente de ces taies. Voy. YEUX.

AMPUTATIONS. Voy. BLESSURES.

202. ALOPÉCIE ou CHUTE DES CRINS, DES POILS, DES SOIES, DES PLUMES, etc.

CAUSES. En général, l'alopécie dite spontanée est le produit soit de l'action des remèdes ou sels mercuriels employés à l'extérieur ou à l'intérieur, soit de l'invasion de certains insectes, tels que les *mites* ou les *larves de puce* ou l'*acare de la gale* ; êtres animés ou bases inorganiques qui désorganisent mécaniquement ou chimiquement le bulbe reproducteur des pilosités. La *mue* diffère de l'alopécie, en ce que le bulbe reproducteur reste intact quand la pilosité tombe, à peu près comme le bourgeon qui n'en subsiste pas moins lorsque la feuille a fait son temps et se détache de la branche.

Effets. Quand l'alopécie est le produit de l'infection mercurielle, la peau dépouillée de ses poils devient lisse comme si elle n'en avait jamais porté; et avant leur chute, les poils ne changent point d'aspect. C'est le contraire quand l'alopécie est l'œuvre d'êtres animés qui vivent aux dépens de ces productions cutanées : les poils commencent par se hérisser, se tordre, se feutrer, se couvrir d'une espèce de farine; et lorsque, en se détachant, ils laissent la peau à nu, celle-ci apparaît rude, farineuse, crevassée, tachée, dartreuse ou sanieuse et bourgeonnée; elle répand une odeur plus ou moins fétide; le mal se montre par places, qui gagnent peu à peu du terrain.

Médication. Quand l'alopécie ou chute des pilosités provient d'un frottement trop prolongé, la cause, étant ici toute mécanique, regarde le bourrelier; quant à l'effet, on le répare ou on l'atténue en lotionnant la place à l'eau sédative (38, 2°) et en la recouvrant d'une plaque de cérat camphré (30). Quand l'alopécie résulte de l'action externe ou interne de remèdes mercuriels, on doit laver souvent la peau à l'eau sédative (38, 2°), puis à l'eau zinguée (70); on appliquera les plaques galvaniques (65) à demeure sur d'aussi grandes surfaces que l'on pourra; on donnera à l'animal de l'eau zinguée (70) et de la garance (42) ou de la bourrache. On préserve la peau de l'invasion des insectes, en la lavant soir et matin avec de l'eau aloétique (15). Quand l'invasion a lieu, on lotionne les places entamées avec de l'alcool camphré (26). Dans les deux cas on administre l'aloès (42) ou l'essence de térébenthine par le haut (40, 1°) et par le bas (40, 2°).

ALANGORÉ. *Voy*. ABASOURDI.

ALOURDI. *Voy*. ABASOURDI.

203. AMAIGRISSEMENT, MAIGREUR, MARASME, ATROPHIE, CACHEXIE.

 Définitions. On a tort de confondre, comme on l'a presque toujours fait, ces dénominations ensemble. Le *marasme* vient des poumons, voyez Poitrine ; la *maigreur*, du jeûne ou de la présence du *ver solitaire*, ou de la pullulation des lombrics dans les intestins (voy. Vers intestinaux). L'*amaigrissement*, c'est le début de la maigreur. L'*atrophie* est l'amaigrissement partiel, la maigreur d'un membre, alors que tous les autres conservent leur embonpoint.

Causes. L'atrophie ou amaigrissement partiel vient de la suppression ou de l'altération soit du cordon nerveux qui porte la vie dans le membre, soit du vaisseau artériel qui y distribue la circulation. Ce qui peut être le fait soit de l'inoculation mercurielle, soit d'une blessure instrumentale, soit d'une constriction trop longtemps prolongée et de l'action d'une courroie trop fortement serrée, soit de l'introduction d'un corps étranger qui laboure les tissus, ou d'un être animé, tel que le dragonneau, qui ronge les chairs.

Effets. Le volume, la force et la sensibilité du membre diminuent assez rapidement ; ses mouvements ne sont plus symétriques, mais retardataires.

Médication. Applications fréquentes, sur toutes les attaches du membre, de compresses imbibées d'eau sédative (38,4°) ; puis application constante de plaques galvaniques (65), tantôt sur une place, tantôt sur l'autre ; frictions fréquentes à la pommade camphrée (29, 2°), après les lotions à l'eau sédative (38, 2°) ; de temps à autre, lotion à l'alcool camphré (27, 1°). Garance (42) dans le fourrage, et eau zinguée à boire (70), quand le marasme continue en dépit des médicaments ci-dessus.

204. Amaurose ou goutte sereine ; amblyopie.

L'*amaurose* est un affaiblissement de la vue sans aucun signe d'altération dans les yeux ; l'amblyopie, un affaiblissement de la vue par suite de la dilatation extraordinaire de la pupille.

L'ingestion de la belladone et d'autres plantes narcotiques produit la dilatation extraordinaire de la pupille, Pour le traitement, voy. YEUX.

205. AMPOULES.

CAUSES. Les ampoules, ou vésicules cutanées remplies d'air ou de sérosité, surviennent plus spécialement sur la peau des jeunes chevaux et des vaches par suite de la piqûre de cousins ou autres insectes; de l'introduction d'une arête ou autre pointe sous la peau; d'un caustique, au moyen du feu, d'un acide ou d'un alcali; du frottement des orties, etc. Il ne faut pas confondre l'ampoule avec les tumeurs que produisent, dans la peau des vaches, les larves de certaines mouches; ces tumeurs sont perforées et servent de nid à la larve.

EFFETS. Les ampoules, en crevant, produisent une cuisson incommode et une impatience plus ou moins irritante.

MÉDICATION. On préserve l'animal de ces sortes d'urtications produites par les insectes, en le lotionnant souvent à l'eau quadruple (39 *bis*). On l'en guérit, dans tous les cas, en le lotionnant à l'eau sédative (38, 2°) et le graissant ensuite à la pommade camphrée (29, 2°).

206. AMYGDALITE OU INFLAMMATION DES AMYGDALES, MAL DE GORGE, ÉTRANGUILLON, ANGINE TONSILLAIRE.

CAUSES. Les glandes situées de chaque côté de l'arrière-gorge (amygdales ou tonsilles) sont susceptibles de prendre un développement insolite, par suite de l'inoculation d'un virus le plus souvent arsenical ou mercuriel, de la piqûre d'un insecte, du passage subit du chaud au froid, de l'ingestion d'une plante caustique, de l'aspiration de poussières acérées ou irritantes, telles que la poussière qui s'évapore par le battage des grains, de l'aspiration de gaz acides ou alcalins.

EFFETS. Ces glandes, inapercevables à l'état normal, acquièrent le volume et presque la forme d'une amande ordinaire, d'où vient leur nom scientifique (*amygdale*, amande). Elles forment alors, de chaque côté de la gorge, un paquet de lobules indurés, enflammés, qui gênent la déglutition et compromettent la respiration. L'animal n'avale son boire et son manger qu'en rejetant sa tête en arrière, à droite et à gauche; ses yeux s'injectent, la fièvre le prend, sa respiration est haletante et saccadée; et, si le mal continuait ses progrès, la bête finirait par être frappée d'asphyxie par strangulation.

MÉDICATION. On touche les deux côtés de l'arrière-gorge avec un tampon de toile imbibé d'alcool camphré (26) et lié au bout d'un bâtonnet lisse d'une longueur suffisante. On leur jette dans la bouche de l'eau salée (63) en leur relevant un instant la tête; on entoure l'encolure d'une grande serviette imbibée d'eau sédative (38, 4°). On leur administre l'aloès (12). Les breuvages térébenthinés (40, 1°) tous les deux jours, et les lavements simples (47) tous les matins.

207. ANASARQUE, HYDROPISIE PARTIELLE OU GÉNÉRALE, OEDÈME, ENFLURE.

DÉFINITION. Lorsque les vésicules du tissu cellulaire se remplissent de liquide au lieu d'engendrer d'autres vésicules adipeuses, que le réseau lymphatique se ballonne d'air qui y séjourne faute d'y circuler, l'organe est atteint d'*œdème* ou *enflure*; la peau est tendue et lisse, froide au toucher, cédant sous l'impression des doigts, qui y laissent une empreinte lente à s'effacer; cet état se nomme en général une *anasarque*. L'*œdème* est l'anasarque d'un membre en particulier; l'*hydropisie partielle* est l'anasarque d'un viscère; on dit *hydropisie* du ventre, du *thorax*, du *cerveau*, etc. L'hydropisie est *générale* quand l'enflure a gagné tout le corps.

CAUSES et EFFETS. Introduction (dans le cuir ou dans la substance d'un organe interne) d'une poussière ou d'un virus qui intercepte la circulation aérienne des vaisseaux lymphatiques, et détermine dans ces régions la stagnation des liquides et le séjour prolongé d'un gaz non organisateur; dès lors l'air et le liquide s'y accumulent de plus en plus.

Par suite les tissus semblent dégénérer en liquide, à cause de la stagnation des liquides; tout ce qui n'est pas œdématisé maigrit et s'épuise, comme pour fournir au développement insolite des surfaces ou des organes envahis; l'animal mange et ne profite pas; ses fonctions sont d'autant plus troublées ou paralysées que le mal envahit davantage les surfaces voisines de l'organe.

Les remèdes mercuriels sont une des causes les plus fréquentes de cette désorganisation progressive. Les vers intestinaux, en se glissant dans la péritoine, peuvent aussi déterminer l'hydropisie proprement dite.

MÉDICATION. Administrer l'aloès (12) et l'essence de térébenthine (40, 1° et 40, 2°) plusieurs jours de suite; lavements zingués (70) de temps à autre; application constante de plaques galvaniques (65) sur les surfaces envahies; lotions fréquentes à l'eau sédative (38, 2°) et à l'eau aloétique (15), puis à l'alcool camphré (26); fanes ou poudre de garance (42); force bourrache et force sel marin dans le fourrage. Enfin, si le mal résiste, ponction des tissus envahis, soit au moyen d'épingles, soit au moyen d'un instrument plus fort, et lotion à l'alcool camphré (27, 2°) après la ponction.

208. ANCLOU, ANTHRAX, BUBON, CHARBON, FURONCLE, EMPOULE (*).

CAUSES. L'ANCLOU ou CHARBON est un bouton de maligre nature produit par la piqûre envenimée d'une guêpe, d'un acare, ou d'une pointe inorganique qui a trempé préalablement dans du pus de mauvaise nature, ou dans

---

(*) Cette maladie prend, selon les diverses localités, les noms de *avant-cœur*, *anticœur*, *bouffle*, *grosse-amère*, *laron*, *louvet*, *musette*, *tac*, *troussegalant*, *venin froid*, *venin soufflé*, etc., et quand *l'anclou* a son siège sous la langue, il prend les noms de *glossanthrax*, *boussole*, *bouflaballe*, *perce-langue*, *chancre volant*, *charbon volant*, etc.

la sanie de quelque cadavre en état de putréfaction.

EFFETS. Ce bouton en forme de tête de clou, d'abord enflammé, puis passant successivement du jaune au noir charbonné, s'enveloppe d'une aréole enflammée qui finit par se charbonner de proche en proche, et communique en peu de temps son infection à la circulation sanguine, en sorte que la viande des animaux morts ou abattus à la suite de cette maladie transmet à son tour l'infection et la mort à ceux qui en mangent, ou même qui la manient avec des mains le plus légèrement égratignées. L'animal tombe tout à coup dans la torpeur et l'hébétude; ses yeux deviennent ternes; son pouls, fièvreux d'abord, faiblit et s'efface; il est pris d'une soif dévorante; il se couche pour ne plus se relever. L'homme atteint de ce mal présente tous les caractères d'un empoisonnement narcotique, et meurt dans les deux ou trois jours. Cette tumeur est unique chez *le cheval*, et se développe plus spécialement au poitrail, aux cuisses et à la langue, sur les surfaces enfin les plus accessibles aux insectes. Chez *l'espèce bovine*, rarement la tumeur est unique; on en remarque d'autres au poitrail, à la pointe des épaules, au fanon, sous les côtes, d'où le mal se propage sous le ventre, le dos et le cou. Chez *l'espèce ovine*, les *anthrax* viennent au-dessous du ventre, sur la surface interne des cuisses et des épaules, sur le cou, les mamelles et sur les parties dénudées de laine. Dans *l'espèce porcine*, le charbon porte le nom de *soie*, *sayon* ou *bosse* et apparaît principalement près de la tête; il hérisse les poils voisins, les rend sensibles au toucher; l'animal meurt dans les vingt-quatre heures environ. On nomme *bourbillon* le tissu cellulaire sanguinolent qui sort comme un noyau hors du furoncle, quand on le presse. Enfin, le lieu d'élection du mal est en général toute région du corps à peau fine et dénudée de poil.

MÉDICATION. Dès qu'on s'aperçoit de l'apparition d'un bouton quelconque sur le corps d'un animal, on doit aussitôt y appliquer une compresse d'alcool camphré (27, 3°) qui déborde amplement l'aréole et que l'on maintient en place au moyen d'une lame de sparadrap (60); de temps à autre, on ménage une ouverture par laquelle on injecte une nouvelle quantité d'alcool camphré; à l'intérieur on administre la térébenthine (40, 1°); on fait respirer du vinaigre mêlé à de l'alcool camphré (26) à l'animal, et on l'en lotionne, surtout aux environs des boutons. Pour combattre la fièvre, on lui lotionne, à l'eau sédative (38, 2°), le cou, le crâne, le poitrail et le ventre; on peut même lui en faire avaler un verre dans un seau d'eau blanche. Si *l'anclou* apparaît sur la langue, on tient la bouche de l'animal ouverte au moyen d'un bâillon, et l'on touche fréquemment le bouton charbonneux avec un tampon imbibé d'alcool camphré (26), et ensuite avec un autre tampon imbibé de sel marin (38*).

209. ANÉVRISME, MALADIE DE COEUR.

DÉFINITION. L'anévrisme est la déchirure des parois internes d'un vaisseau artériel surtout de gros calibre, et, par extension, de l'une des cavités du cœur; c'est aussi le trouble apporté dans la circulation par l'ossification des valvules du cœur.

CAUSES. Un effort musculaire violent, une marche forcée; l'absorption des pommades mercurielles, et, plus souvent qu'on ne pense, l'introduction de corps étrangers et d'helminthes ou de larves qui, de proche en proche, sont arrivées jusqu'au cœur ou aux gros vaisseaux artériels.

EFFETS. On devine rarement l'anévrisme chez les animaux, parce que le signe de cette maladie ne pourrait en être donné que par l'intermittence du pouls; et qu'on ne tâte pas le pouls des animaux, sur leur demande, comme chez l'homme qui se plaint. La respiration devient pénible, accélérée, intermittente; le pouls s'arrête tout à coup à la suite d'un certain nombre de pulsations; et si l'on force alors l'animal au travail, il tombe souvent comme frappé d'apoplexie, parce que le vaisseau dilaté crève sous l'effort ou que les valvules ossifiées ne se prêtent plus aux mouvements du cœur.

Médication. L'anévrisme qui donne des signes de sa présence est incurable, et rend l'animal impropre au travail. On peut apporter quelque soulagement à cette maladie par les affusions d'eau sédative (38, 3°), l'administration fréquente d'aloès (12) et des lavements purgatifs (48); on conduit ainsi l'animal tout doucement à la mort.

Si la rupture du vaisseau n'avait lieu que sur une artériole, et qu'il formât poche ou tumeur sensible au dehors, on chercherait à lier le vaisseau en dessus et en dessous de la poche anévrismale, et on appliquerait continuellement une compresse imbibée d'alcool camphré (27, 3°) sur la tumeur, en lotionnant le reste du corps, de temps à autre, avec de l'eau sédative.

Angine croupale. Voy. Croup.

Angine tonsillaire. Voy. Amygdalite.

210. Angine gutturale, esquinancie.

Définition. Inflammation des premières voies 1° de la respiration *(larynx et trachée)*, et l'angine s'appelle alors *angine laryngée, laryngite* ou *trachéale* (Voy. Poitrine); 2° de la déglutition *(pharynx et œsophage)* et l'angine se nomme alors *pharyngite* ou *œsophagite* ou *laryngo-pharynaite*; 3° du voile du palais.

Causes. L'aspiration de gaz caustiques et vénéneux, de poussières irritantes, l'invasion de certains insectes *(cousins, mouches solstitiales, acares, larves, etc.)*, mais surtout l'absorption des remèdes mercuriels, engendrent cette maladie, et lui donnent des caractères aussi variés qu'est le mode d'action de ces diverses causes.

Effets. La déglutition et la respiration deviennent également difficiles; les membranes envahies sont enflammées et sèches, et quelquefois tuberculées *(angine gangreneuse)*; l'animal renacle et tousse par quintes fréquentes; il éprouve une fièvre brûlante.

MÉDICATION. On prévient ce mal en goudronnant (43, 2°), si je puis m'exprimer ainsi, la respiration de l'animal, et lui lotionnant le museau avec une dissolution aloétique (15), et surtout en lui donnant souvent de l'ail (23) ; l'ail, en imprégnant l'haleine et la sueur, est une puissant insectifuge. On la dissipe au moyen du traitement suivant : on lui touche le fond de la gorge avec un tampon d'alcool camphré (26), ensuite avec un tampon imbibé d'eau zinguée (70) et enfin avec un tampon imbibé d'eau salée ; on lui fait avaler une infusion tiède de bourrache ; on le purge violemment à l'aloès (12); on entoure le cou d'une serviette imbibée constamment d'eau sédative (38, 4°); et on lui administre soir et matin un lavement simple (47).

214. ANGINE OU ESQUINANCIE EXTERNE, AVIVES, PAROTIDITE.

DÉFINITION. On nomme *avives*, chez les animaux, les glandes salivaires qui prennent le nom de *parotides* chez l'homme. Ces glandes sont situées sous la peau à la partie supérieure et postérieure de la ganache, au-dessous de l'oreille.

CAUSES. Piqûre d'insectes; passage subit du chaud au froid ; onctions avec la pommade mercurielle ; introduction d'une arête ou d'une épine ; contusion, mauvais traitements, et surtout la pratique ridicule des maréchaux qui, pour distraire un animal de la colique, leur battent les *avives* à coups de marteau, ou même les leur percent d'un fer rougi au feu (80).

EFFETS. La peau enfle à cette place, et devient douloureuse au toucher; la suppression plus ou moins complète de la salivation dessèche la bouche et finit par troubler toutes les autres fonctions.

MÉDICATION. On applique sur le siége du mal une compresse constamment imbibée d'eau sédative (38, 4°); on touche l'arrière-gorge avec un tampon imbibé de cette même eau, puis avec un tampon imbibé d'eau salée.

Aloès (12) tous les deux jours, et lavement simple (47 tous les matins.

Angine tonsillaire. Voy. Amygdalite.

212. Ankylose, courbe, éparvin.

Définition. L'*ankylose*, vulgairement *courbe* et *éparvin*, est la tuméfaction progressive de l'extrémité de l'un des deux os articulés. L'*ankylose* est *vraie et consommée*, quand, par suite de ce nouveau développement, le jeu de l'articulation est entièrement perdu et que la soudure semble complète. L'ankylose est dite *fausse ankylose*, quand le jeu de l'articulation n'est que plus ou moins gêné par suite de ce développement osseux.

Causes. En général l'intumescence des os a pour cause la fixation en cet endroit d'un sel mercuriel. Elle peut provenir aussi d'une contusion et de l'action d'une larve ou du dragonneau.

Effets. L'os prend des développements insolites quant à la forme, mais normaux quant à la nature du tissu. Il grossit en se couvrant de tubérosités plus ou moins saillantes, espèce d'engrenages qui s'opposent au jeu de l'articulation.

Médication. A la moindre apparition de ces tumeurs osseuses, on enveloppe trois fois par jour et pendant une heure, l'articulation, d'une compresse imbibée fréquemment d'eau sédative (38, 4°); puis de plaques galvaniques (65) qu'on maintient en place s'il est possible; dans le cas où la surface se dépouillerait, on la recouvrirait de cérat camphré (30), et l'on continuerait le précédent pansement sur les surfaces voisines. On administre à l'intérieur l'eau zinguée (70), les plantes marines (63) et la garance (42), tant que l'animal les supporte sans dérangement.

Anthrax. Voy. Anclou.

Anticoeur et Avant-Coeur. Voy. Anclou.

213. Aphonie, extinction de voix, raucité.

Causes. Perte de la voix occasionnée par un refroidissement; invasion du larynx et de la trachée par des poussières irritantes, des gaz caustiques ou des helminthes; localisation du mercure sur les cordes vocales.

MÉDICATION. La même que pour l'*angine*; mais au début, cette indisposition disparaît par la simple application de compresses imbibées d'eau sédative (38, 2°) autour du cou, et de tampons imbibés de sel marin sur le fond de la gorge, lorsqu'elle n'a pas pour cause la localisation du mercure.

214. APHTHES, MUGUET DES AGNEAUX.

CAUSES. Petits boutons remplis de sérosités, qui s'ulcèrent en crevant, et qui ont leur siége sur les parois buccales, la langue et l'arrière-gorge, à la suite de l'invasion de ces régions par les acares ou autres insectes fouisseurs et infiniment petits. Les aphthes peuvent être d'origine mercurielle, chez les animaux que le vétérinaire a eu la malheureuse idée de faire frictionner avec les onguents mercuriels. Chez les bêtes à laine et les cochons, il est rare que les aphthes, qui viennent à la bouche, ne se montrent pas en même temps entre les deux ongles du pied; car là les acares sont également à l'abri des moyens que pourraient employer les bestiaux pour se débarrasser de leurs vampires.

EFFETS. Ces boutons, d'abord jaunes et du volume d'un grain de millet, grossissent et se rapprochent; ils forment alors des ulcérations confluentes, sanieuses et fétides. L'animal a la voix altérée et la fièvre; il éprouve une gêne toujours croissante à avaler: il a des mouvements convulsifs à la jambe, il boite et se traîne des pieds.

MÉDICATION. Toucher fréquemment les parois buccales avec un tampon imbibé d'alcool camphré (26) et puis un tampon imbibé d'eau sédative (38, 1°); au besoin, les munir d'un mors de bride en cuivre fortement étamé (67); tenir le pied entouré d'une compresse largement imbibée d'alcool camphré (27, 3°), ou l'enfermer dans une vessie de porc mouillée ou de caoutchouc, dans laquelle on aura déposé une quantité d'alcool camphré (26) suffisante pour mouiller l'entre-deux des ongles. Administrer l'eau térébenthinée (40, 1°), l'aloès (12) et l'eau zinguée (70).

215. APOPLEXIE, COUP DE SANG, PARALYSIE GÉNÉRALE OU PARTIELLE, HÉMIPLÉGIE, PARAPLÉGIE.

DÉFINITION. Affections qui tirent toutes leur origine d'une altération profonde survenue subitement dans les enveloppes, dans la substance du cerveau ou dans la moelle épinière. L'*apoplexie* est la cessation complète de l'action nerveuse et de la vitalité; la *paralysie* est la perte de la sensibilité dans un ou plusieurs membres; elle est générale ou partielle. L'*hémiplégie* est la perte de la sensibilité dans l'un des deux côtés du corps seulement. La *paraplégie* est la paralysie du train postérieur qu'on nomme arrière-main chez le cheval.

CAUSES. 1° Une compression exercée sur le cerveau ou sur la moelle épinière, soit par l'introduction d'un corps étranger, soit par une hémorrhagie et la rupture d'un vaisseau sanguin à la suite d'un choc violent, soit par l'action d'une larve, soit par la rupture d'une poche hydatique.

2° L'action désorganisatrice des remèdes mercuriels peut également occasionner l'apoplexie et la paralysie.

3° La piqûre si connue au moyen de laquelle les écarrisseurs et les toréadors espagnols abattent les animaux (193), opère moins par apoplexie que par asphyxie, en privant l'organe respiratoire de l'action des nerfs, qui émanent de la région de la moelle épinière qu'atteint la pointe de l'instrument.

4° Les coups violents, que des conducteurs barbares appliquent sur le crâne des animaux confiés à leurs soins, peuvent être suivis d'apoplexie; et de paraplégie, quand cette brutalité furieuse s'exerce sur le trajet de l'épine dorsale.

EFFETS. Ou bien l'animal tombe comme foudroyé, et alors l'apoplexie est dite *foudroyante;* à l'ouverture on

...ouve sous les membranes du cerveau un épanchement sanguin ou séreux. Ou bien l'animal donne des signes de vitalité, mais paraît privé incomplétement de sensibilité, et l'apoplexie prend le nom de *coup de sang*.

Si l'épanchement, la compression, ou la désorganisation des tissus n'intéresse qu'un des deux hémisphères du cerveau, la paralysie affecte le côté du corps opposé à cet hémisphère ; par exemple, tout le côté gauche est frappé de paralysie, quand l'hémisphère droit du cerveau est atteint. La paralysie affecte le train postérieur, et prive les deux membres pelviens de la puissance de la locomotion, quand la moelle épinière est attaquée dans sa moitié postérieure ; dès ce moment le jeu des muscles est supprimé, l'insensibilité devient telle dans la région intéressée, que l'animal n'y sent pas même une piqûre profonde.

MÉDICATION. La saignée transforme presque toujours l'apoplexie curable en paralysie hémiplégique. On doit donc remplacer ce moyen (du reste rarement efficace pour rappeler l'animal à la vie), par de larges affusions d'eau sédative (38, 3°) sur la tête, autour du cou, sur la région du cœur.

S'il est possible, on introduit de temps à autre dans le gosier de l'animal et on lui administre en lavement (50), un peu de cette eau sédative étendue (un verre dans un litre d'eau) : on ne cesse de le brosser, sur tout le trajet de la moelle épinière, avec une brosse trempée dans l'eau sédative pure.

Si l'on a affaire à un animal atteint de paralysie, on applique trois fois par jour, pendant une heure, une compresse imbibée constamment d'eau sédative (38, 4°); puis, une autre heure, les plaques galvaniques (65) ; et l'on recouvre la place d'une plaque de cérat camphré (30) jusqu'au prochain pansement.

Quand on abat un animal, on soumet l'animal paralytique au jet tout chaud qui s'échappe de la veine, on l'expose ainsi au soleil ; on le brosse quand le sang est tout desséché et se détache par écailles. On administre à l'animal de temps à autre l'aloès (12), et des lavements simples (47).

216. APOPLEXIE PULMONAIRE. C'est une asphyxie foudroyante, produite par la rupture des gros vaisseaux qui établissent la communication des poumons et du cœur ; ce mal est sans remède.

APPAREILLEMENT. Voy. ACCOUPLEMENT.

ARACHNOÏDITE. Voy. VERTIGE.

217. ARAIGNÉE. Engorgement des mamelles des brebis, produit par la piqûre d'une araignée ou d'une tique. Voy. PIQURE.

ARDENTS (MAL DES). Voy. FEU SAINT-ANTOINE.

218. ARÉTE OU QUEUE DE RAT.

DÉFINITION. Maladie cutanée qui couvre de croûtes dures et d'écailles *sèches* ou *coulantes* le long de la jambe des ânes et des chevaux, depuis le jarret jusqu'au boulet. Voy. PEAU (MALADIES DE LA).

219. ARS (FRAYEMENT DES).

DÉFINITION ET CAUSES. Excoriations produites par le frottement des *ars* du cheval, c'est-à-dire, dans la région inférieure de la poitrine qui se trouve entre les deux avant-bras, quand, après un travail dans les terrains boueux, on n'a pas soin de laver et bouchonner cette partie du corps.

MÉDICATION. Tenir les excoriations couvertes d'une plaque de cérat camphré (30), après les avoir lavées à l'eau de goudron (43ᵇ, 2°) ou à l'eau quadruple (39 *bis*).

ARSURE INTERDIGITÉE. Voy. PANARIS.

ASCARIDES. Voy. VERS INTESTINAUX.

ASCITE. Voy. FOIE POURRI.

220. ASPHYXIE PROPREMENT DITE.

CAUSES. L'air extérieur, qui, dans son état de pureté (dans les champs et les forêts), est un mélange de 4/5 d'azote et 1/5 d'oxygène environ, cet air est l'aliment indispensable de la respiration ; tout gaz qui le remplace complétement tue à l'instant ; tout gaz qui en dérange les proportions prédispose plus ou moins lentement à la mort, alors même que ce gaz, par lui-même, ne serait pas un poison. Le voisinage des fours de brique, de chaux ou de plâtre, des tuyaux de cheminée ou de poêle qui dégorgent leur fumée à la hauteur des animaux, les fuites de gaz d'éclairage, etc., sont une cause permanente d'asphyxie ou de dépérissement, surtout pour les animaux de petite taille, vu que, par leur pesanteur, ces gaz ne s'élèvent pas très-haut au-dessus du sol. Ces causes de maladies sont mille fois plus fréquentes dans nos villes que dans les champs, et doivent sans cesse fixer l'attention des nourrisseurs et des éleveurs. La strangulation, la submersion dans l'eau, l'introduction du liquide qui se trompe de route dans les voies respiratoires, sont une cause immédiate d'asphyxie, si l'animal n'est pas secouru à temps.

EFFETS. Quand la suppression de l'air est complète, l'animal tombe sans mouvement, comme frappé de la foudre. A l'autopsie les poumons sont gorgés d'un sang noir, ainsi que les cavités droites du cœur, les cavités gauches restant vides.

Lorsque les proportions de l'air sont altérées, l'animal tombe peu à peu dans une espèce de torpeur et d'hébétude, l'œil devient terne, la respiration difficile, la marche chancelante ; l'appétit diminue progressivement ; la langue et les parois buccales deviennent livides et se couvrent de saburres ; la défécation est irrégulière et difficile ; la peau se crispe et le poil perd sa souplesse et son luisant.

MÉDICATION. Dès que le moyen extérieur de strangulation est enlevé, on s'empresse de brosser l'encolure et le poitrail de l'animal, même à rebrousse-poil, avec de l'eau sédative (38, 2°); on arrose le crâne de cette eau ; on administre un lavement sédatif (50); on tâche de titiller le fond de la gorge avec un pinceau imbibé d'eau-de-vie camphrée (26), et puis ensuite d'eau sédative (38, 1°); on titille de même l'intérieur des naseaux. On procède de la même manière quand le moyen de strangulation est un corps étranger arrêté dans l'œsophage ou égaré dans le tuyau respiratoire ; et de plus dans ce cas on frictionne vigoureusement l'encolure avec la main graissée, en appuyant fortement sur le trajet de l'œsophage; mais à rebrousse poil, quand le corps étranger est égaré dans le tuyau respiratoire, et dans le sens ordinaire quand ce corps étranger est arrêté à son passage dans l'œsophage. Si ce moyen ne suffisait pas pour débarrasser l'animal, il faudrait pratiquer l'*œsophagotomie* ou la *trachéotomie*, c'est-à-dire inciser la peau et le canal à l'endroit où se trouve arrêté le corps étranger, retirer ce corps, recoudre la plaie et panser, comme il sera dit à l'article BLESSURES. Quand l'asphyxie provient de l'absence de l'air respirable, on brosse de même l'encolure avec l'eau sédative, on administre les lavements sédatifs (50), on arrose à grands flots le crâne et les flancs avec de l'eau sédative (38, 3°); on en introduit dans la gorge; on y verse un petit verre d'eau-de-vie camphrée (26); on titille les naseaux avec du vinaigre, et on insuffle de l'air par les naseaux avec un soufflet.

221. ASPHYXIE FOUDROYANTE.

CAUSES. La foudre, quand elle ne brûle pas, peut asphyxier en faisant le vide. L'hydrogène sulfuré, arseniqué, hydrargyré et qui s'échappe en *moffettes* des lieux d'aisances dont on vient d'ouvrir la fosse, des fosses de cimetière trop superficielles, ou de leurs infiltrations, des amas souterrains de matières en putréfaction, de quelque volume qu'ils soient, à l'instant où leurs produits trouvent une issue au dehors, frappent comme la foudre les animaux, tout aussi bien que les hommes ; et ce n'est pas à une autre cause qu'il faut attribuer ces cas d'apoplexie foudroyante devenus si fréquents il y a quelques années dans les rues de Paris et autres grandes villes, où l'on déversait dans les rues les immondices de toute nature et le produit des déjections humaines (*). Le dégagement des fourneaux chauffés au bois ou au charbon, soit de bois soit de terre, produit un effet analogue, mais pas aussi subitement.

Effets. L'effet est si subit, que l'animal s'affaisse sur lui-même, sans offrir le moindre symptôme précurseur.

Médication. On doit se hâter de placer sous les naseaux de l'*acétate d'ammoniaque*, de brosser le cou et le poitrail avec de l'eau-de-vie camphrée (27, 2°), et d'arroser le crâne avec de l'eau sédative (38, 3°). On administre un lavement ordinaire (47) avec quatre grammes d'*acétate d'ammoniaque* (mélange d'ammoniaque et de vinaigre), ou bien un demi-verre d'eau sédative par litre d'eau.

222. Asticots ou vers blancs. Larves de la mouche de la viande et des cadavres *(Musca vomitoria, cadaverina,* L.), dont se servent les pêcheurs à la ligne pour amorcer le poisson. La volaille en est très-friande, comme de toutes les larves; et elle engraisse rapidement, quand elle en trouve en abondance.

Il est à Paris des hommes qui n'ont d'autre industrie que celle de produire des *asticots,* en exposant à l'air des rebuts de viande qui ne tardent pas à se couvrir de vers, par suite de l'affluence des mouches qui y pondent leurs œufs ; mais ces larves peuvent devenir la cause des plus graves maladies, en s'introduisant dans les plaies, les fistules, le nez et les organes intestinaux. Voy. Vers intestinaux.

Atombi. Voy. Abasourdi.

Atrophie. Voy. Amaigrissement.

223. Atteinte ou coup de pied a la jambe. Contusion et meurtrissure que se fait le cheval en s'atteignant le

(*) Voyez *Revue complémentaire des sciences appliquées,* tom. I, pag. 301, 1855, et tom. III, pag. 301, 1857.

bas des jambes avec le fer d'un de ses pieds, ou en recevant sur le derrière d'une jambe le fer d'un cheval attelé avec lui. Pour le traitement, voy. Contusion, à l'article Blessures.

Attraper (s'). Voy. Couper (se).

224. Avalure. Zone déprimée qu'on remarque transversalement sur le sabot du cheval, à la suite d'une inflammation mal soignée de la racine (bourrelet) de cet ongle, et qui s'approche de plus en plus du bord, par suite du développement de cet organe corné. Ce défaut tend chaque jour à disparaître au moyen du parement du sabot.

On tiendrait le sabot constamment enveloppé de cérat camphré (30), ou de goudron pur (43), dans le cas où cette cicatrice s'aviverait et deviendrait sensible.

225. Avant-coeur, anticoeur. Tumeur ou loupe qui survient au poitrail des bœufs et des chevaux de trait, par suite du frottement des harnais. On tient la tumeur recouverte constamment d'alcool camphré (26); et si la peau s'excoriait, on y appliquerait à demeure des linges enduits de cérat camphré (30) ou de goudron (43). Voy. de plus Anclou.

Avives. Voy. Angine externe.

226. Avortement : Accouchement prématuré et avant terme.

Causes. L'avortement est le résultat d'un état maladif et de la débilité soit de la matrice soit du fœtus; ce qui fait que les deux placentas, utérin et fœtal, cessent d'être aptes, l'un à fournir et l'autre à aspirer les éléments nécessaires au développement de l'embryon. Dès l'instant que l'aspiration placentaire cesse, il y a répulsion entre les deux organes, et par conséquent tendance à l'expulsion du part hors de la matrice. Le fœtus peut être vicié originairement autant par le fait de la femelle que par celui du mâle. Un choc violent, la fatigue résultant des longues courses ou des travaux trop pénibles sont dans le cas, en décollant les deux placentas, d'opérer l'avortement. L'action de certains breuvages et de certaines maladies, surtout des maladies vermineuses, celles des sels arsenicaux et mercuriels ou de certaines plantes opèrent le même décollement. Enfin une cause tout aussi puissante quoiqu'elle paraisse toute nouvelle à exprimer, c'est l'introduction de larves, insectes et, plus fréquemment, des vers intestinaux dans la matrice.

Les animaux domestiques sont plus exposés à cet accident que les mêmes animaux à l'état sauvage; et les vaches et juments plus que les brebis, qui fatiguent moins. Rarement les chèvres et les truies avortent; et plus rarement encore les chattes et les chiennes.

Effets et signes. L'avortement a lieu tout à coup et sans signes précurseurs, à la suite d'un choc violent, de trop grandes fatigues, ou de breuvages empoisonnés. Dans les autres cas, les mamelles se flétrissent; la vulve enfle et rend une eau nauséabonde ou fétide, jaunâtre ou rougeâtre; l'animal se plaint, se traîne en marchant, perd l'appétit et a le pouls dur et intermittent.

Médication préventive et curative. Lotionner souvent à l'eau sédative (38, 2°) la tête, le poitrail et les reins de l'animal; lotionner à l'alcool camphré (26) la surface interne des cuisses; passer souvent de l'eau quadruple (39 *bis*) sur le pourtour de la vulve, injecter le soir un peu d'huile camphrée (33) dans le vagin; administrer à l'animal, de temps en temps, de l'eau blanche térébenthinée (40, 1°), et l'aloès (12) en cas de constipation. Si, malgré ces précautions, et par suite d'un accident imprévu, l'avortement avait lieu, on injecterait trois fois par jour de l'eau quadruple (39 *bis*), puis de l'huile camphrée (33) dans la matrice; on passerait fréquemment de l'alcool camphré (27, 1°) sur les reins et le ventre; on lotionnerait à l'eau sédative (38, 2°) la tête et le poitrail; lavement camphré (47); plantes marines (63) et son bouilli.

B

227. Battre du flanc. Un cheval bat du flanc, c'est-à-dire, a la respiration plus forte et plus accélérée que de coutume, quand sa poitrine est fatiguée ou malade. Voy. Poitrine.

Bézoards. Voy. Calculs.

228. Boiterie, action de boiter, claudication.

La boiterie est un effet ou signe d'une maladie locale, dont il s'agit de rechercher le siége et la cause. L'animal *feint*, quand il appuie un membre moins franchement que les autres; il *boite tout bas*, quand il s'appuie le moins possible sur le membre boiteux, et en hochant la tête; il est dit *marcher à trois jambes*, quand il ne s'appuie presque plus sur un de ses membres. Il *fauche*, quand il est atteint d'un écart, et que le membre malade décrit dans son mouvement une courbe latérale.

On reconnaît le membre et la portion de membre qui cause la boiterie : 1° à l'irrégularité de ses mouvements pendant la marche, et à la déviation de position pendant l'appui; 2° à la sensibilité du siége de la maladie.

Quant à la nature du mal et à ses causes, nous renvoyons aux articles Blessures, Crevasses, Eaux aux jambes, Ecarts, Efforts, Fractures, Javarts, Luxations, Tumeurs.

229. Blessures, amputations, plaies, ulcères, contusions ou écrasements des os ou des chairs, meurtrissures.

Définition. Une blessure est une solution récente de continuité, produite dans un corps vivant, du dehors au dedans, soit par une opération chirurgicale, soit par un accident imprévu, au moyen d'un corps tranchant ou contondant ou piquant, d'une lame, d'un projectile, d'une pointe, etc.

L'amputation est le retranchement fortuit ou chirurgical d'un organe. Chez les animaux domestiques, on le conçoit, on ne s'applique à retrancher que les organes inutiles, contagieux ou nuisibles au service; on *abat* l'animal, dès que son état nécessite une amputation qui le rendrait impropre au travail : en vétérinaire ces sortes d'opérations se réduisent à l'amputation des cornes, de la queue du cheval et des chiens, des oreilles des chiens, des testicules et, dans des cas fort rares, de la verge.

La PLAIE, c'est la solution de continuité en voie de cicatrisation.

L'ULCÈRE est une plaie qui se forme du dedans au dehors par un vice de la constitution; ou la blessure qui, par suite soit de la même cause, soit de l'application de remèdes vénéneux, refuse de se cicatriser. Dans le nouveau système, les ULCÈRES se forment très-rarement.

La CICATRICE est la trace des *plaies* et *ulcères* guéris.

La CONTUSION est une désorganisation des tissus sous-jacents, sans solution de continuité de la peau, produite par l'action d'un corps contondant; on l'appelle aussi *meurtrissure, écrasement des chairs*.

EFFETS. Avec l'ancienne méthode de pansement, par les cataplasmes, toute plaie était accompagnée de fièvre, d'inappétence, de suppuration, et menacée de gangrène et de pourriture mortelle. Dans le nouveau système, le pansement préserve l'animal de tous ces dangers; la plaie se cicatrise sans suppuration et par conséquent sans jeter l'animal dans la fièvre, et sans le priver de l'appétit. Dès ce moment on n'a plus à redouter ni grangrène, ni tétanos, ni mort, quelque profonde que soit la solution de continuité, et quelque large que soit la plaie. Après le pansement, l'animal mange comme à l'ordinaire; et il se livre au travail accoutumé, si l'opération n'intéresse pas gravement le jeu de la locomotion et ne l'embarrasse pas dans sa marche.

PANSEMENT OU MÉDICATION DES PLAIES. 1° On s'occupe, en premier lieu, de lier les artères qui dégorgent le plus de sang; pour cela on saisit avec une petite pince (52) les lèvres béantes du vaisseau d'où l'on voit sourdre le sang ; on tord ce bout de vaisseau, en tournant la pince, et quand, par la torsion, on a amené au dehors des chairs une longueur suffisante du vaisseau, on le lie avec un cordonnet en soie, ou le premier fil qu'on trouve sous la main, et qu'on a soin de graisser, si l'on peut, à l'huile camphrée (33), ou à la pommade camphrée (28). Quand on est assuré que le sang ne trouve plus issue par les artères et artérioles, on lave la plaie d'abord à l'eau pure et ensuite une seule fois à l'eau quadruple (39 *bis*) aiguisée d'un centième d'alcool camphré (dix grammes environ d'alcool camphré (26) par litre d'eau). Si la PLAIE est large, on la recouvre d'un linge fenestré (57) imbibé d'huile camphrée (33) ; on y étend une couche de deux millimètres environ de poudre de camphre (25), et par-dessus des coussinets de charpie enduits de fortes couches de pommade camphrée (28). On maintient le pansement en place par des bandes de toile appropriées, que l'on arrose d'alcool camphré (26), ou simplement par une large plaque de cérat camphré (30). On lotionne à l'alcool camphré la peau ambiante, et l'on renouvelle ce pansement trois fois le premier jour, et le matin et le soir les autres jours.

2° Si on a affaire à une simple solution de continuité, on doit se hâter de rapprocher les bords de la plaie par première intention, après la ligature des artères, le lavage à grande eau, puis à l'eau quadruple alcoolisée, comme ci-dessus ; que si ce moyen est insuffisant, on coud les bords avec du fil ciré à la pommade camphrée (56) ; on rapproche les chairs et puis la peau aussi exactement que possible ; on les maintient en cet état au moyen de bandes de sparadrap (60), collées en travers, de distance en distance. On applique par-dessus la poudre de camphre (25), la charpie enduite de pommade camphrée (59), les bandes comme ci-dessus, et l'on arrose le pansement avec de l'alcool camphré (26).

3° La *plaie*, avec ce mode de pansement, ne peut devenir *ulcère purulent* que dans le cas où elle renfermerait une esquille d'os, ou un débris de corps étranger, susceptible de labourer les chairs. Dans ce cas la cicatrisation ne commencerait que du moment où l'obstacle se serait fait jour au dehors, ou aurait été extrait manuellement; dans tout autre cas, la cicatrisation commence, dès le lendemain, sans production de pus. A chaque pansement, on lave à l'eau ordinaire, et à l'eau quadruple alcoolisée, comme ci-dessus, quand on redoute, ce qui est très-rare, une hémorrhagie.

4° Les contusions ne demandent pour guérir que d'être recouvertes d'un linge imbibé d'alcool camphré (26), que l'on enferme, pour éviter l'évaporation trop rapide de l'alcool, soit sous une lame de caoutchouc, soit sous un mouchoir empesé (27, 3°), et, quand la place en est susceptible, dans une vessie de porc. On renouvelle l'imbibition des linges par l'alcool camphré (26), deux ou trois fois par jour, ou plus souvent si l'évaporation, faute de toutes ces précautions, a été rapide. La douleur disparaît comme par enchantement, par ce genre de pansement.

5° Les plaies baveuses, les ulcères rongeants ne proviennent le plus souvent que de l'emploi des sels mercuriels administrés à l'intérieur ou à l'extérieur, ou ingérés par hasard. Dans ce cas, on doit laver souvent la plaie avec de l'eau zinguée (70); faire souvent boire de cette eau à l'animal; appliquer, aussi longtemps qu'on pourra, les plaques galvaniques (65) sur la plaie, que l'on panse comme ci-dessus, pour les plaies ordinaires, dès qu'on enlève les plaques. On administre à l'animal en nourriture la garance (42), les plantes marines (65), et l'on saupoudre ou assaisonne de sel son manger.

6° Voy., pour les plaies envenimées, l'article Rage, et Piqures.

Bois ou de Brou (mal de). Voy. Indigestion.

230. Borborygmes. Gargouillement intestinal ; signe de dégagements anormaux de gaz et le plus souvent de maladies vermineuses. Voy. Vers intestinaux.

Bosse. Voy. Soie de porc.

Bouche (mal de). Voy. Aphthes.

Boucle. Anthrax qui vient dans l'intérieur de la bouche du cochon ou du bœuf. Voy. Anclou.

Bouffle et bouflaballe. Voy. Anclou.

Boule. Voy. Foie pourri.

Boulimie. Voy. Faim maladive.

Bouquet. Voy. Noir-museau.

Bourbillon. Voy. Anclou.

Bourgeons charnus. Voy. Fongosités.

Bourse, bouteille. Voy. Foie pourri.

Boussade. Voy. Claveau.

Boussole. Voy. Anclou.

231. Bronchite, morfondement, morfondure, rhume de poitrine, catarrhe pulmonaire, fausse péripneumonie.

Définition. Tous ces mots désignent une maladie des voies respiratoires, qui a son siége dans la partie inférieure de la trachée-artère et dans ses deux rameaux que l'on nomme bronches. Voy. Angine et Enchifrènement pour le *traitement*.

Brou ou de bois (mal de) Voy. Indigestion.

232. Brulure.

Médication. Toute plaie faite par le feu se panse de la même manière que les plaies ordinaires. Voy. Blessures. Mais si l'on arrive à l'instant où l'animal vient de se brûler ou de s'ébouillanter, on lui enlèvera la douleur comme sur la main, en tenant les surfaces brûlées recouvertes d'un linge imbibé de pommade camphrée (28).

On lotionne à l'eau sédative les régions environnantes.

Bubon. Voy. Anclou.

C

Cachexie. Voy. Marasme et Amaigrissement.

Cachexie aqueuse des bêtes a laine. Voy. Foie pourri.

Caduc (mal). Voy. Épilepsie.

233. Cal., callosité.

Définition. Le *cal* est un bourgeonnement osseux qui arrive à ressouder les surfaces contiguës des deux portions d'un os fracturé. Une *callosité* est une excroissance dure et insensible qui survient aux bords des plaies cicatrisées. L'application, suffisamment continuée, de cataplasmes salins (36) et de compresses imbibées d'eau sédative (38, 4°) et puis des plaques galvaniques (65), suffit pour résoudre les callosités. Les compresses imbibées d'alcool camphré (27, 3°) produisent un effet plus prompt que l'eau sédative (38, 4°), quand l'animal est en position de le supporter, sans pouvoir se débattre contre la douleur.

234. Calculs.

Définition et cause. On entend en général par *calcul* une formation pierreuse qui a lieu dans l'intérieur d'un organe, par voie de précipitation ; la précipitation a lieu par double décomposition, c'est-à-dire, par un échange de bases entre deux sels dissous dans l'eau ; ce qui fait que l'un des deux nouveaux sels se précipite sous forme cristalline ou pulvérulente ou gélatiniforme, et se prend en masse par la dessiccation ou par un séjour prolongé dans le liquide. Ainsi, supposons que, dans le liquide que reçoit ou qu'élabore un organe, viennent en présence l'*acétate de chaux* et l'*oxalate d'ammoniaque*, dès ce moment il se formera de l'acétate d'ammoniaque, qui restera en dissolution, et de l'oxalate de chaux, qui se précipitera et formera un *calcul d'oxalate de chaux*. Si le phosphate de soude et d'ammoniaque rencontre de l'acétate de magnésie, il se formera un *calcul de phosphate ammoniaco-magnésien*.

On désigne les calculs par le nom de l'organe dans lequel ils se forment, ou par la nature des substances dont ils se composent. *Par le nom de l'organe*, on les divise en : 1° *calculs salivaires*, se formant dans le canal qui amène la salive dans la bouche ; ils peuvent y acquérir le volume d'un œuf ;

2° *Calculs intestinaux* (*bézoards* des Arabes), qui se forment dans le trajet des intestins chez le cheval, l'âne et le mulet principalement, et peuvent acquérir le volume de la tête d'un petit enfant ; ils sont formés de *phosphate ammoniaco-magnésien*. On donne le nom d'*égagropiles* ou *gobes* à des boules formées d'un feutrage de poils et de débris de végétaux, que l'on trouve dans les premières voies digestives des bestiaux, dans la caillette du bœuf, des moutons, chèvres et dans les gros intestins des chevaux. Les *égagropiles* sont des vermifuges mécaniques ; l'animal tourmenté de vermine se soulage en s'arrachant ou arrachant aux autres animaux des poils qui, en se feutrant, torturent et étranglent les helminthes.

3° *Calculs biliaires*, qui se forment par la précipitation des éléments insolubles de la bile dans la vésicule du fiel et les canaux biliaires des bœufs.

4° *Calculs urinaires*, qui se forment soit dans le bassinet des reins (*calculs rénaux*), soit dans la vessie (*calculs vésicaux*), et se composent, chez les bœufs et chevaux, de carbonate de chaux, et chez le chien, tantôt de phosphate ammoniaco-magnésien, tantôt d'urate d'ammoniaque, et plus rarement d'oxalate de chaux.

Effets. Les *calculs salivaires* s'opposent à l'écoulement de la salive, et produisent dans les parties environnantes une certaine inflammation et une grande intumescence dans les parotides.

Les *calculs biliaires*, en s'opposant à l'écoulement de la bile, jettent le désordre dans la digestion, produisent l'ictère et autres maladies du foie.

Les *calculs rénaux*, engendrent la COLIQUE NÉPHRÉTIQUE.

Les *calculs intestinaux*, en s'opposant à la défécation, occasionnent une colique non moins atroce que celle-là.

Les *calculs vésicaux* forment obstacle au passage de l'urine et jettent l'animal dans les plus vives souffrances. Chez le cheval l'urine est trouble, les reins se voûtent; il s'arrête plus fréquemment pour uriner, et n'urine que fort peu à la fois; il ralentit sa marche, il se frappe le fourreau contre le ventre avec impatience, et finit par uriner du sang.

MÉDICATION. Le régime camphré (25) et térébenthiné (40, 1°) peut prévenir la formation des calculs; mais une fois que le calcul est formé dans certains organes, tels que le canal salivaire et la vessie, on ne doit plus s'attendre à en débarrasser l'animal que par l'opération. Dans les intestins et ses dépendances, la médication peut parvenir à de meilleurs résultats : on administre à l'animal l'aloès à forte dose (12), puis des lavements (47); on le lotionne fréquemment sur le ventre à l'eau sédative (38, 2°). Quant aux calculs urinaires, on fait force injections par le canal de l'urètre, avec de l'huile camphrée (33), tout en lotionnant le bas-ventre avec de l'eau sédative (38, 2°), et en administrant les lavements camphrés (47).

Les CALCULS SALIVAIRES peuvent être détachés par la simple médication, en touchant alternativement, et aussi souvent qu'on le pourra, la tumeur qui les renferme, avec un tampon trempé dans l'alcool camphré (26) et un autre tampon imbibé de sel marin.

235. CANCER, CARCINOME, TUMEUR ENCÉPHALOÏDE.

DÉFINITION ET EFFETS. Le cancer est un développement parasite, qui s'opère aux dépens d'un organe spécial qu'il transforme et de l'organisme général qu'il épuise. Le cancer est, dans le règne animal, l'analogue des fongosités qui croissent sur les tissus dégénérés des végétaux. Le *vrai cancer* se développe sur un os ou un tissu fibreux, par des bourgeonnements qui soulèvent de proche en proche et bossèlent les surfaces de la peau et des muqueuses, en faisant corps avec elles. Quand la peau crève sous l'effort, ou qu'on y opère une solution de continuité ou une désorganisation assez profonde, tous ces bourgeonnements se développent à vif. La *tumeur encéphaloïde* est un cancer qui se développe en décollant la peau et la séparant des muscles, c'est-à-dire, en glissant entre les muscles et la peau. Je donnerai le nom de *carcinome* à un cancer qui se développe en rongeant et creusant les chairs et les os, et en les tuberculisant de proche en proche.

Ces caractères suffisent pour distinguer le cancer du SQUIRRHE, du POLYPE et des ENGORGEMENTS DES GLANDES et des GANGLIONS. (Voy. ces mots.)

CAUSES. La *tumeur encéphaloïde* prend naissance sur les cartilages articulaires d'un os; le *cancer* survient sur toute la substance d'un os.

Le *carcinome* vient sur toutes les surfaces : aux mamelles, à la matrice, au pylore, à la vessie.

La cause du cancer est une certaine impulsion, un développement anormal imprimé aux tissus, par la présence d'un de ces agents organisateurs et transformateurs dont le règne végétal nous offre tant d'exemples. Un atome de mercure à l'état métallique, en se nichant dans une cellule, peut lui imprimer la même tendance. La *carcinome* vient de l'action corrosive des sels mercuriels qui ont été appliqués ou injectés sur la surface d'un organe ou absorbés et puisés par un organe dans le torrent de la circulation.

MÉDICATION. On réussit à arrêter les ravages et la désorganisation, mais non le développement émané d'une loi qui ne reconnaît d'autre obstacle que la mort; le *cancer* proprement dit fait encore aujourd'hui mon désespoir. Quant aux ravages *carcinomateux* des sels mercuriels, on doit les combattre par le pansement spécial à cette sorte d'empoisonnement ou les enlever par l'opération chirurgicale. Voy. BLESSURES (229, 5°).

236. Capelot, fausse campane.

Causes. Tumeur formée à la pointe du jarret du cheval, par suite de la piqûre d'un insecte ou de l'introduction d'une arête dans le point d'attache du tendon à l'os.

Effets. Cette tumeur est dure ou molle, selon que le développement a lieu plus ou moins près de la substance osseuse.

Médication. Envelopper constamment la tumeur avec une compresse d'eau sédative (38, 4°), et, dans l'intervalle du pansement, avec les plaques galvaniques (65); quand le tissu est à vif, recouvrir la plaie d'une plaque de cérat camphré (30).

237. Carie.

Définition. Désorganisation progressive du tissu dentaire ou osseux, au moyen d'un liquide acide et caustique, qui, se glissant dans les interstices élémentaires de l'organe, charbonne le tissu organique de la dent, effrite le sel calcaire dont il est incrusté, et transforme le tissu des os en pus.

Causes. Les dents se carient par l'acidité phosphorique de la respiration ou de la salivation, par l'action désorganisatrice des sels mercuriels, et par l'érosion d'une larve. Les os se carient par l'action mercurielle, par l'acidité phosphorique du pus d'une plaie voisine, ou d'une plaie que les esquilles d'une fracture déterminent, enfin par l'érosion d'une larve de gros calibre.

Effets. La carie des dents engendre des douleurs quelquefois violentes, ce que l'animal révèle par la difficulté qu'il paraît éprouver en mâchant, par la tristesse, par le rejet des aliments ou leur accumulation dans la poche des joues; on dit, dans ce dernier cas, que l'animal *fait grenier* ou *magasin*. Les dents se déchaussent, noircissent, se rongent en chicots, dont les pointes, agaçant les parois buccales, y inoculent un virus qui engendre des fluxions, c'est-à-dire la tuméfaction des gencives. La carie des os mine le membre, avec des douleurs ostéocopes, seulement quand elle est l'œuvre de l'érosion d'un être animé ; autrement, elle produit un ulcère froid et purulent, qui ronge l'os et les chairs de proche en proche.

MÉDICATION. Les douleurs de dents qui proviennent du mercure résistent à l'action sédative des médicaments qui calment immédiatement, quand la cause du mal est d'une toute autre nature. On calme les douleurs ordinaires en touchant le râtelier, et spécialement la dent d'où paraît provenir la douleur, avec un tampon trempé dans l'alcool camphré (26) ; on prévient le retour de ces douleurs, et on s'oppose à la carie, en promenant sur toutes les dents un tampon trempé, soit dans l'eau sédative (38, 2°), soit dans une dissolution très-faible de cendres de bois (une poignée dans un seau d'eau). Si la douleur persistait, on promènerait fréquemment sur toutes les gencives une paire de plaques galvaniques (65), qu'on aurait grand soin de nettoyer chaque fois. On donnerait à l'animal la garance (42), les plantes marines (63), puis l'eau zinguée (70) et térébenthinée (40, 1°). La carie des os détermine toujours une plaie ou une fistule purulente ; on injecte trois fois par jour dans la fistule, d'abord de l'eau quadruple (39 *bis*), puis de l'huile camphrée (33) ; on recouvre ensuite l'orifice avec des plumasseaux de charpie enduits de pommade camphrée (29), que l'on maintient en place au moyen de bandes (58, 2°) arrosées d'alcool camphré dans le voisinage de la plaie. Garance (42) et plantes marines (63) en fourrage.

238. CASTRATION.

DÉFINITION. Opération chirurgicale, au moyen de laquelle on prive les animaux des organes de la génération (*testicules* chez les mâles, *ovaires* chez les femelles), afin de les rendre plus dociles ou de les engraisser.

EFFETS. Cette opération communique au mâle une foule de caractères qui n'appartiennent qu'à la femelle ; la voix devient rauque, le caractère s'assouplit, les formes s'arrondissent, le bœuf acquiert les cornes longues et divergentes de la femelle; chez l'espèce ovine le mâle châtré reste sans cornes; le coq perd sa vaillance et couve comme les poules; mâle et femelle châtrés sont indifférents et froids; ils ont perdu leur sixième sens, le sens de l'amour; la castration fait enfin un esclave de l'animal le plus indomptable. On châtre les femelles dans les espèces bovine, ovine et porcine; mais plus souvent dans la volaille pour en faire des *chapons*. Le cheval *châtré* se nomme *cheval hongre*; et le cheval non châtré se nomme *cheval entier*.

La castration pour les mâles des quadrupèdes est une opération facile; on obtient ce résultat, soit en comprimant le cordon *testiculaire*, soit en le liant, soit en le râclant, soit en arrachant les testicules, soit en cautérisant le cordon au moyen d'un fer chaud ou d'un autre caustique.

La castration des femelles n'a lieu que pour tenter des essais; ainsi on a châtré les vaches laitières dans ces derniers temps, dans la prévision que leur lait ne tarirait pas de longtemps.

On châtre la volaille en incisant le flanc gauche et puis le flanc droit, où on introduit le doigt pour arracher les deux testicules, ou un seul des flancs pour arracher l'ovaire; c'est ce qu'on entend par le mot *chaponner*.

De quelque manière qu'on opère la castration des quadrupèdes et de la volaille, elle n'aura jamais la moindre suite fâcheuse, comme dans l'ancienne méthode de pansement, si l'on a soin de recouvrir la plaie de pommade camphrée (61), de lotionner les régions ambiantes avec de l'alcool camphré (27, 2°) et de la laver à l'eau alcoolisée à la moindre menace d'hémorrhagie (320).

239. CATARACTE.

DÉFINITION. Opacité de la capsule ou de la substance du cristallin de l'œil, qui forme dès lors un obstacle à la vision.

MÉDICATION. On prévient souvent la formation de la cataracte, dès l'apparition des premiers symptômes, en bassinant fréquemment les yeux de l'animal avec de l'eau sédative (38) étendue de dix fois son volume d'eau, puis à l'eau zinguée (70); en appliquant ensuite constamment sur les paupières les plaques galvaniques (65). Mais une fois que le tissu est devenu totalement opaque, l'opération seule, en déchirant ce voile, est dans le cas de rendre à l'œil la puissance de la vision. Après l'opération on couvre l'œil de pommade camphrée (28), et on lotionne souvent les paupières à l'eau sédative (38, 2°).

240. CATARRHE.

DÉFINITION. Vieille expression employée pour désigner certains écoulements muqueux. On disait *catarrhe pulmonaire* (voy. BRONCHITE), *catarrhe nasal* (voy. ENCHIFRÈNEMENT), *catarrhe de la matrice et vaginal* (voy. MÉTRITE), *catarrhe de la vessie* (voy. URINAIRES (MALADIES DES VOIES), etc.

CÉCITÉ, PERTE DE LA VUE. Voy. YEUX.

241. CERISES. Espèces de bourgeons charnus qui se forment sur les pieds des chevaux, à la suite d'opérations le plus souvent mal pansées. On les fait disparaître en les cautérisant souvent avec de petites compresses imbibées d'alcool camphré (26) et les recouvrant ensuite de cérat camphré (30). Si elles résistaient à ce traitement, on les cautériserait au nitrate d'argent ou au caustique de Vienne, et on les recouvrirait de cérat camphré (30).

CERF (MAL DE). Voy. ÉPILEPSIE et TÉTANOS.

CHALEUR. Voy. MALADIE DE SANG.

242. CHAMPIGNON. Engorgement squirrheux de l'extrémité du cordon testiculaire, qui survient à la suite de la CASTRATION. On enlève cette excroissance avec l'instrument tranchant et l'on panse à la pommade camphrée (61). On pourrait essayer de l'oblitérer avec les compresses arrosées fréquemment d'alcool camphré (26), ou de le résoudre avec des compresses arrosées de temps à autre d'eau sédative (38, 4°); on emprisonnerait les compresses dans un surtout de mousseline empesée pour l'alcool camphré (27, 2°) et de caoutchouc pour l'eau sédative, afin de préserver les parties environnantes de l'impression de violente cuisson que déterminent ces médicaments.

243. CHANCRE. C'est le CARCINOME rongeant ou *cancer* improprement dit, produit par les remèdes mercuriels. Voy. CANCER. Le chancre attaque les os du nez des chevaux, des ânes et mulets, les parois buccales et les gencives de tous les animaux ; il déchausse les dents et ronge les os de la mâchoire.

On donne mal à propos le nom de chancre, aux *aphthes,* au muguet des agneaux, aux tumeurs qui viennent aux oreilles des chiens de chasse, et à certains boutons indurés qui ne prennent jamais de développement et ne rongent pas les tissus de proche en proche. Voy. APHTHES, MUGUET, BOUTONS, ANCLOU, CANCER.

CHAPELET. Voy. EXOSTOSE.

CHAPONNER, châtrer la volaille. Voy. CASTRATION.

CHARBON. Voy. ANCLOU.

CHATS et CHIENS (MALADIE DES). Voy. MALADIES DES CHATS.

244. CHORÉE, DANSE DE SAINT-WITH OU DE SAINT-GUY.

DÉFINITION. Irrégularité des mouvements musculaires ; mouvements involontaires et convulsifs sans douleur, qui entraînent irrésistiblement l'animal à la course et contre son gré.

CAUSES. Titillations d'un centre nerveux par la piqûre d'un insecte, d'une arête enfoncée dans les chairs, ou par l'action des vers intestinaux ; altération des ganglions nerveux qui président à l'antagonisme des muscles, à la suite d'une blessure, d'une altération intime par des bases et sels désorganisateurs, tels que les sels mercuriels ou arsenicaux.

Effets. L'animal danse plutôt qu'il ne court ; il hoche la tête, cligne de l'œil, grime des lèvres ; il éprouve dans les membres des mouvements convulsifs, même en dormant.

Médication. On commence par traiter le malade comme atteint de vers intestinaux. (Voy. ce mot pour le traitement.)

Si la chorée ne paraît pas céder à cette médication, on applique, trois fois par jour, sur la région qui paraît être le siége de l'altération nerveuse, on applique, dis-je, un cataplasme vermifuge (36), qu'on remplace, au bout d'un quart d'heure, par les plaques galvaniques (65) ; au bout d'un quart d'heure on brosse l'animal à la pommade camphrée (29, 2°), pendant quelques minutes, et on lui arrose le crâne avec de l'eau sédative (38, 3°). On mêle au fourrage des plantes marines (63) et de la garance (42) ; lavements zingués (70).

245. Chute.

Définition. Ce mot s'emploie pour désigner l'accident de l'animal qui s'abat et qui tombe en courant, ou le déplacement violent et insolite d'un organe qui cède à son propre poids et n'est plus retenu en position par l'action ligamenteuse ou musculaire.

On dit *chute de cheval*, *chute d'un membre*, *chute des paupières*, *chute de vagin*, *chute de matrice*, *chute de rectum*, *chute des poils*.

1° La chute violente de l'animal peut lui occasionner des *contusions*, des *excoriations*, des *blessures* plus graves, des *fractures*, des *hernies*, des *coups de sang*, des *hémorrhagies*, des *ruptures de vaisseaux*. (Voy. tous ces mots.) Si la chute a lieu sans aucune de ces conséquences, il suffira, en arrivant au logis, de lotionner avec l'alcool camphré (26) la surface du corps sur laquelle s'est faite la chute, et de brosser l'animal, à l'eau sédative (38, 2°), sur l'encolure, le poitrail et le crâne.

2° *Chute de la paupière supérieure*, ou paralysie de la

paupière qui ne permet pas à l'animal de la relever. On lotionne souvent la paupière, les sourcils et les tempes à l'eau sédative (38, 2°) ; on y en applique même une compresse à demeure.

3° *Chute du membre*, qui fait que la verge reste pendante hors du fourreau ; accident fréquent chez les chevaux, chez les ânes, et chez les chiens surtout qui sont exposés à de mauvais traitements pendant l'accouplement, ou qui sont en proie à une maladie débilitante, et surtout à une maladie vermineuse. On enveloppe le membre pendant avec des bandes graissées à la pommade camphrée (28, 61) ; on lotionne le fourreau avec de l'alcool camphré (26) et les bourses à l'eau sédative (38, 2°), et l'on administre la térébenthine en boisson (40, 1°) et en lavement (40, 2°).

4° *Chute du vagin ou de la matrice*, qui fait que le vagin ressort en se dédoublant, et que la matrice descend au dehors en entraînant le vagin après elle. On enveloppe de pommade camphrée (28) les surfaces qui ressortent ; ce moyen seul suffit souvent pour faire rentrer le vagin. Quant à la matrice, on la graisse à la pommade camphrée (28) sur toute sa surface, on la pousse ensuite jusqu'à sa position accoutumée, et on l'y maintient au moyen d'un pessaire articulé, qui se prête, sans blesser l'animal, à tous ses mouvements, et qu'on graisse souvent à la pommade camphrée (28). Le pessaire peut se composer tout simplement d'un long tampon de toile graissée à la pommade camphrée (28), et terminé à l'intérieur par une houppe de charpie également graissée, et maintenu en dehors par une bande qui, de chaque côté, va s'attacher, en passant sous les cuisses et sur le dos, à une sangle.

Dans les deux cas, on lotionne fréquemment les reins et le bas-ventre avec de l'alcool camphré ; on peut même en imprégner avec précaution les portions des bandes qui avoisinent les grandes lèvres. Ce mode de pansement suffit pour remettre promptement en place ces deux organes.

5° *Chute du rectum*. Graissez à la pommade camphrée la portion sortante; lotionnez à l'alcool camphré (27, 2°) le pourtour de l'anus; injectez un peu d'huile camphrée (33), et administrez l'eau térébenthinée en boisson (40,1°).

6° *Chute des poils*. Voy. ALOPÉCIE.

CICATRISATION, CICATRICE. Voy. BLESSURES.

CLAUDICATION. Voy. BOITERIE (228).

246. CLAVEAU, CLAVELÉE, GRAMADURE, PICOTTE.

DÉFINITION. La *clavelée* est la petite vérole des bêtes à laine; le *claveau* est le virus vaccin; la *clavelisation* c'est la *vaccine*; on dit *claveliser* pour dire *vacciner* les bêtes à laine. Cette maladie, aussi meurtrière pour les bêtes à laine que l'était la petite vérole pour l'espèce humaine avant la découverte de la vaccine, a reçu, selon les localités, une foule de noms, dont la plupart ne sont que des altérations de *claveau* et *clavelée*, mots dérivés du mot latin *clavus*, tête de clou, à cause de la forme des boutons qui apparaissent au début de l'éruption; on l'a appelée, selon les localités : *clavin, clavelade, clavieau, clavelin, clavelle, clavacelle, clavillière, clousian, cloubian, mal rouge, picotte, rougeole, petite vérole, variole. vérolin, variolin, boussade, gamage, gramadure, liard, etc.*

CAUSES. Deux causes peuvent être assignées à cette maladie : l'action sous-cutanée d'insectes analogues à l'insecte de la gale, ou bien l'action mercurielle ou arsenicale amenée sous la peau, soit par le torrent de la circulation, soit par les brouillards chargés d'hydrogène hydrargiré ou arseniqué.

EFFETS. Avant toute espèce d'éruption, l'animal atteint de la clavelée devient triste, abattu, bat des flancs, perd peu à peu l'appétit, a la fièvre et une soif dévorante. Il lui survient, trois ou quatre jours après, dans tous les endroits dépouvus de laine, des taches d'un rouge violacé, qui prennent peu à peu la forme de boutons aplatis, au centre et qui acquièrent les unes la grosseur d'une pièce de 20 sous, tandis que d'autres n'ont que celle d'un grain d'orge. Ces boutons ressemblent assez à ceux dont l'application de l'eau sédative détermine la formation sur la surface des mamelles, et aux pustules que détermine la vaccine sur le bras des enfants. Si ces boutons sont peu nombreux, distants les uns des autres, l'animal, après avoir subi une recrudescence de fièvre et d'inappétence par suite de leur *suppuration*, ce qui arrive au bout de cinq à six jours, revient complétement à la santé, dès que ces boutons se cicatrisent et se changent en croûtes caduques, ce qui a lieu au bout de 15 jours à dater du début de la maladie. Mais de même que la piqûre de quelques abeilles ne donne que la fièvre et que la piqûre d'une multitude d'abeilles donne la mort, de même, si les boutons claveleux se multiplient, qu'ils viennent à se toucher, à se confondre, à être *confluents* enfin, l'intensité du mal est telle qu'elle doit amener la mort, quand la maladie est abandonnée à elle-même et qu'on ne cherche à la combattre par aucun moyen curatif. La *clavelée* est contagieuse, comme la petite vérole, pour les bêtes à laine, mâles ou femelles, qui ne l'ont jamais eue, de quelque âge qu'elles soient. Mais elles ne la gagnent plus, si elles l'ont eue une fois, soit naturellement, soit artificiellement, c'est-à-dire, par la *clavelisation* qui est leur vaccine.

MÉDICATION PRÉVENTIVE OU CLAVELISATION. Après avoir pris toutes les précautions nécessaires pour bien maintenir et l'animal qui doit fournir le *claveau* et l'animal qui doit être *clavelisé*, on incise un bouton blanc, on étanche le sang qui en sort, et, dès que la sérosité succède à l'écoulement sanguin, on y trempe le bout de la lancette que l'on introduit ensuite entre l'épiderme et la peau de l'animal à *claveliser*; on appuie sur le plat de la lancette, quand on la retire, afin de mieux fixer le *claveau* dans l'incision ; on se contente de deux piqûres sur chaque animal ; on communique ainsi à l'agneau une *clavelée* bénigne, qui le préserve à l'avenir d'une clavelée maligne.

Voilà l'ancien moyen ; mais j'ose déclarer que si, de temps à autre, on lotionne les troupeaux tantôt à l'eau sédative (38), tantôt à l'eau quadruple (39 *bis*), et qu'on les soumette habituellement au régime alimentaire hygiénique (120, 173), on les préservera non-seulement de la clavelée, mais encore de toute autre maladie contagieuse.

MÉDICATION CURATIVE. Dès qu'un animal est atteint dans le troupeau, ou qu'il présente seulement les symptômes précurseurs de l'éruption, il faut aussitôt traiter le malade de la manière suivante : on le lotionne trois fois par jour à grands flots d'eau sédative (38, 2°), et ensuite à l'eau zinguée (70) ; on le graisse en entier à l'huile camphrée (33) ou térébenthinée (40) ; on lotionne également tous les autres animaux à l'eau zinguée (70) ; on administre à l'animal malade l'aloès (12) et la térébenthine en boisson (40, 1°) et en lavement (40, 2°). Les boutons fussent-ils à vif, ne redoutez pas l'action de l'eau sédative (37) ; seulement étendez-la alors de deux fois son volume d'eau ; ces lotions en hiver doivent se faire dans un endroit chaud, ou à l'étable. L'odeur de l'eau sédative seule et l'usage des bains aloétiques (19, 15) sont dans le cas de préserver le reste du troupeau des influences qui causent ce terrible mal.

CLOCHE. Voy. FOIE POURRI.

247. CLOU DES RUES.

DÉFINITION. On désigne ainsi toute espèce de corps étranger, pointe de clou, tesson de bouteille, etc., que le cheval s'enfonce sous le pied en marchant, ce qui le fait boiter d'abord et peut occasionner des plaies d'autant plus graves que le clou est entré plus avant dans la fourchette.

MÉDICATION. On enlève complétement le corps étranger ; on lave la plaie à grande eau mêlée de quelques gouttes d'alcool camphré (26); et si ce pansement ne suffit pas pour empêcher le cheval de boiter, on lui tient le pied enfermé dans une vessie de porc, dans laquelle on aura déposé une quantité suffisante d'huile camphrée (33).

CLOUBIAN, CLOUSIAN. Voy. CLAVELÉE.

COEUR (MALADIES DE). Voy. ANÉVRISME et HYPERTROPHIE.

248. COLIQUE, ÉPREINTES, TRANCHÉES.

DÉFINITION. La *colique* est une affection violente des viscères de l'abdomen ; les *épreintes* et les *tranchées* sont les accès de cette maladie. La colique est dite *colique* et *crampe d'estomac, grastrite*, quand elle a son siége dans la panse stomacale (Voy. MÉTÉORISATION et INTESTINALES (MALADIES); *colique néphrétique*, quand elle a pour cause la présence de *calculs dans les reins* (Voy. CALCULS); *colique proprement dite*, quand son siége est dans le gros intestin (Voy. MALADIES INTESTINALES) : *colique par étranglement*, quand elle a pour cause une HERNIE (Voy. ce mot) ; COLIQUE DE SANG, COLIQUE ROUGE (Voy. DÉVOIEMENT) ; COLIQUE DE MISÉRÉRÉ, quand le gros intestin oppose au passage des matières fécales un tel obstacle que l'animal, s'il pouvait vomir, les rendrait par le haut. (Voy. INTESTINALES (MALADIES.)

249. CONGESTION.

DÉFINITION. Coagulation du sang accumulé dans une région du corps, qui forme obstacle à la circulation dans cette place.

On dit *congestion cérébrale, congestion pulmonaire, etc.* Les engelures sont une *congestion cutanée.*

CAUSES. Le froid, un choc violent ; l'action des acides qui s'infiltrent dans le torrent de la circulation, soit par la peau, soit par la présence d'un corps étranger, soit par la piqûre d'un insecte ; l'ingestion des liqueurs alcooliques, ou leur aspiration prolongée. Le froid soustrait le dissolvant de l'albumine en le solidifiant ; les acides en le transformant en un sel impropre à la dissolution de l'albumine ; le choc opère la rupture des vaisseaux et l'extravasion du sang.

Effets. La peau rougit, se tuméfie et finit par crever sous l'effort ; la respiration devient de plus en plus difficile, et l'animal étouffe si la congestion a lieu dans le poumon. La tête enfle ; les os de la boîte du crâne tendent à se désemboîter, et l'animal est pris de transport au cerveau, si la congestion a lieu dans ce viscère.

Médication. L'eau sédative (38) est la base de la médication dans tous les cas de congestion. Voy. Engelures, Péripneumonie, Fièvre, Amygdalite, Angine, Érysipèle, Panaris, Contusion et Blessures.

249 *bis*. Constipation.

Définition. Accumulation, dans le gros intestin, des matières fécales qui y durcissent ou s'y coagulent souvent en calculs stercoraires, de telle manière que les contractions intestinales sont impuissantes à expulser ces dépôts au dehors. Voy. Intestinales (Maladies).

250. Contagion.

Définition. Communication de la cause de la maladie, d'individu à individu, soit par le contact, soit par la respiration. Ce mot a fini par perdre beaucoup de sa mystérieuse importance, depuis la publication du nouveau système de médecine, développé dans notre *Histoire naturelle de la santé et de la maladie*, et sur lequel est basée la médication appliquée dans ce livre. On conçoit très-bien, à présent, que la gale soit contagieuse par la transmission de l'acare qui en est la cause ; un homme, assailli par une nuée d'abeilles, serait à ce prix contagieux pour tout individu qui l'approcherait. Le mâle infecté de mercure est contagieux pour la femelle ; une respiration chargée de vapeurs mercurielles est contagieuse pour l'animal qui se trouverait sous le vent. Mais le danger de la contagion se réduit à fort peu de chose, quand on applique la médication nouvelle à un cas réputé contagieux : Charbon, Gale, Clavelée, etc.

De toutes les maladies dités contagieuses, la MORVE est celle qui présente le plus d'obstacle au succès de la médication ; car elle est un empoisonnement porté à sa suprême puissance et déjà localisé dans le système osseux.

CONTUSION. Voy. BLESSURES.

251. COR, DURILLON.

DÉFINITION et CAUSE. Excroissance cornée qui survient sur toutes les surfaces exposées à un frottement continu, par suite du développement anormal d'une papille nerveuse.

EFFETS. Le cor participe de la sensibilité des nerfs, et cause à l'animal, même au repos, des élancements capables de le rendre indocile et rétif.

MÉDICATION. On prévient la formation des cors, en revêtant habituellement d'une plaque de cérat camphré (30) les surfaces exposées au frottement. On les guérit en recouvrant le cor pendant une demi-heure, soir et matin, d'une compresse imbibée d'eau sédative (38, 4°), et ensuite d'une plaque de cérat camphré (30) jusqu'au prochain pansement, ou bien en les cautérisant souvent avec de l'ammoniaque pure (38).

252. CORNAGE, SIFFLAGE, HALLEY.

DÉFINITION. Bruit produit par la difficulté de respirer, dans certaines maladies de poitrine du cheval, tels que le *coryza*, l'*angine*, etc. Le cheval est *corneur*, quand ce bruit est fort ; il est *siffleur*, quand ce bruit est moindre. Dans l'un et dans l'autre cas, il est dit *gros d'haleine*. Voy. ANGINE, PHTHISIE, PÉRIPNEUMONIE.

CORYZA ORDINAIRE. *Voy.* ENCHIFRÈNEMENT.

253. CORYZA GANGRÉNEUX.

DÉFINITION. Charbon dont le siége est dans les fosses nasales. (Voy. ANCLOU.)

MÉDICATION. Ajouter au traitement général de l'ANCLOU des injections fréquentes à l'alcool camphré (26), étendu de deux fois son volume d'eau, et puis d'eau fortement zinguée (70). Appliquer sur le chanfrein des compresses fréquemment imbibées d'alcool camphré pur (26), et arroser le crâne d'eau sédative (38, 3ᵉ).

Coup de feu. Voy. Blessures.

Coup de pied. Voy. Contusion à l'article Blessures.

Coup de sang. Voy. Apoplexie.

254. Couper (se), s'entre-tailler, se friser, s'attraper.

Définition. Un cheval *se coupe*, etc., quand, avec le pied qui se meut, il s'attrape le boulet, le canon et même le genou de la jambe qu'il pose à terre.

Causes. Si cet accident ne provient pas d'un vice de conformation, il est le résultat d'une trop grande fatigue ou d'une maladie interne, le plus souvent vermineuse, qui occasionne des tics désordonnés.

Médication. Contre la fatigue, on emploie les lotions à l'eau sédative (38, 2ᵉ) sur toute l'étendue de la jambe en défaut; et ensuite les frictions à la pommade camphrée (29, 2ᵒ). On applique pendant le repos les plaques galvaniques (65) sur l'épaule ou la cuisse, selon le siége du mal. Si ce moyen suffisamment employé ne suffit pas, on a recours à la Médication vermifuge. Voy. Vers intestinaux.

255. Courbature ou fortraiture. Lassitude et lenteur, symptôme d'un état maladif dont il s'agit de déterminer la cause.

On combat cet effet par de larges affusions d'eau sédative (38, 2ᵒ) sur le crâne et tout le trajet de l'épine dorsale.

Courbe. Tumeur osseuse. Voy. Ankylose et Exostose.

256. Couronner (se). Un cheval se couronne, quand il a, sur la surface antérieure du genou, des écorchures qui indiquent que le cheval est sujet à s'abattre. Soigner les écorchures par le traitement des blessures et lotionner souvent la jambe faible, tantôt à l'eau sédative (38, 2ᵒ), et tantôt à l'alcool camphré (26).

Couronné (cheval). Cheval dont le genou présente des surfaces dénudées de poil, qui font supposer que l'animal est sujet à s'abattre. L'action de l'eau sédative (38, 2°), suffisamment continuée, fait repousser les poils, quand l'excoriation n'est pas profonde.

257. Crampe.

Définition. Contraction involontaire et très-douloureuse des membres.

Causes. La présence des vers intestinaux, l'arsenic, les fausses positions trop longtemps gardées.

Médication. Combattre la maladie, principale cause de ce symptôme, par la médication spéciale à cette maladie, et lotionner à l'eau sédative (38, 2°) la région endolorie.

258. Crapaud ou fic de la fourchette.

Définition. Déformation purulente qui survient à la sole du cheval, à la suite de la *pourriture de la fourchette*.

Causes. Infection mercurielle par les boues des rues. Blessures de la fourchette envenimées par des saletés. Invasion de quelque insecte dans le vide de la fourchette.

Effets. La plaie continue à suinter une humeur noirâtre et fétide; la fourchette se couvre de végétations qui forcent l'animal de boiter.

Médication. Laver la plaie à l'eau de goudron (43, 2°) ou quadruple (39 *bis*); appliquer à demeure une plaque galvanique (65) dans le creux de la fourchette, et panser le pied comme pour le Panaris.

259. Crapaudine, teigne.

Définition. Ulcération survenue à la couronne du pied du cheval.

Médication. La même que pour le Panaris. (Voy. ce mot.)

260. Crevasses ou mules traversines. Solutions de continuité superficielles, étroites et transversalement allongées, qui surviennent à la partie postérieure du boulet et du paturon du cheval, et qui suintent une humeur fétide.

Médication. Pansement du Panaris. Voy. ce mot.

261. Croissant. Saillie demi-circulaire de la sole du

cheval, par suite du développement de la partie antérieure de l'os du pied atteint de Fourbure. Voy. ce mot.

262. Croup, angine croupale.

Causes. Invasion de la trachée-artère par des corps étrangers ou plutôt par des insectes ou helminthes, dont l'action détermine sur les parois de l'organe le développement indéfini de tissus nouveaux, lesquels en se feutrant forment une espèce de bouchon qui intercepte de plus en plus le passage de l'air.

Effets. La respiration devient de plus en plus difficile, sibilante, quinteuse et convulsive. Les naseaux se dilatent, la bouche est béante ; bientôt l'animal fait entendre le *râle croupal*, espèce de *cornage*. Perte d'appétit, pouls s'accélérant de plus en plus ; enfin asphyxie, si l'on ne parvient pas à débarrasser l'animal du bouchon croupal qui l'étouffe.

Médication. On entoure le cou d'une forte compresse imbilée constamment d'alcool camphré (27, 3°) ; on lui lotionne la tête et la région du cœur d'eau sédative (38,2°) de temps à autre. On lui administre la térébenthine (40,1° et 2°) par le haut et par le bas, et l'aloès (12) tous les jours ; on lui tient les mâchoires écartées au moyen d'un bâtonnet ; on lui touche souvent le fond de la gorge d'abord avec le tampon imbibé d'alcool camphré (26), ensuite avec le tampon imbibé d'eau sédative (38,4°), et enfin avec un tampon imbibé d'eau salée. Si cette médication ne suffisait pas, on tâcherait d'introduire dans la trachée-artère et puis de ramener à soi un fort fil de fer lisse tourné en élastique et dont l'extrémité aurait été ramenée au centre de la spirale ; et l'on continuerait ce mouvement de va-et-vient jusqu'à ce que le bouchon croupal eût été expulsé ou attiré au dehors. Enfin, à la dernière extrémité, on aurait recours à la *trachéotomie* ou *bronchotomie*, ouverture chirurgicale de la trachée ou des bronches, qui permet d'atteindre et d'extraire plus facilement le bouchon croupal ; on recoudrait la plaie (55),

et on la panserait comme nous l'avons dit à l'art. BLES-
SURES.

CUTANÉES (MALADIES). Voy. PEAU (MALADIES DE LA).

CYSTITE OU CATARRHE VÉSICAL. Voy. URINAIRES (MALA-
DIES DES VOIES).

D

DANSE DE St-GUY OU DE St-WITH. Voy. CHORÉE.

DARTRES. Voy. PEAU (MALADIES DE LA).

DÉCHIREMENT, DÉCHIRURE. Voy. BLESSURES.

DÉMANGEAISON OU PRURIT. Voy. PEAU (MALADIES DE LA).

DENTS (CARIE DES). Voy. CARIE.

263. DENTS (DOULEURS DES).

CAUSES. Quand l'animal, sans offrir la moindre dent
cariée, éprouve les douleurs dont nous avons parlé au
mot CARIE, que les dents, en apparence saines, balancent
et que les gencives se déchaussent, cela vient de ce que
l'action mercurielle s'est reportée sur le nerf dont la
dent est une expansion, et sur les gencives. Un coup
d'air, l'action d'une vapeur acide détermine des douleurs de dents sans les ébranler.

MÉDICATION. Si la douleur provient des vapeurs acides,
on frotte les dents ainsi que les gencives avec de l'eau
sédative (38) étendue d'eau, ou avec une dissolution de
cendres. Si elle provient de l'action du froid, on applique sur la ganache un cataplasme salin arrosé d'eau sédative (36). Mais la douleur mercurielle réclame le traitement antimercuriel en entier. Voy. MERCURIEL (TRAITE-
MENT ANTI-).

DÉPÔT. Voy. ABCÈS.

264. DESSOLURE.

DÉFINITION. Opération par laquelle on enlève, en partie ou en totalité, la sole du cheval, de l'âne ou mulet,
soit pour donner issue au pus, soit pour réparer les
ravages d'une plaie du pied.

MÉDICATION. En pansant le pied malade selon la méthode indiquée à l'article Blessures, on réduira de beaucoup le nombre des cas qui nécessitent cette opération. Quand on sera forcé de la pratiquer, le pansement dont nous parlons en garantira le succès.

265. Dévoiement, diarrhée, dyssenterie.

Définition. Déjections liquides qui indiquent une maladie des premières ou des dernières voies. Ces déjections sont, soit liquides, jaunâtres ou verdâtres, soit glaireuses, dans le Dévoiement et la Diarrhée ; elles sont sanguinolentes dans la Dyssenterie. Voy. Intestinales (Maladies).

Douve. Voy. Foie pourri.

Durillon. Voy. Cor.

E

266. Eaux aux jambes.

Définition. Affection des parties inférieures des membres, qui ronge les parties molles en les transformant en sérosités fétides, lesquelles coulent goutte à goutte le long des poils. Cette maladie est plus fréquente chez les chevaux que chez les autres animaux, et ne leur survient en général que dans les grandes villes.

Causes. La boue des grandes villes est le réceptacle de tous les poisons que la pharmacie et l'industrie rejettent au rebut ; on ne saurait s'imaginer combien l'arsenic et le mercure y abondent.

Donc on doit admettre que la surface qui recouvre les extrémités des membres du cheval présentera des symptômes d'humeurs froides ou affections mercurielles plus fréquemment en ville qu'à la campagne, et que cette affection sera plus rare chez les animaux qui ne viennent en ville que pour être abattus. Les chevaux élevés dans la Hollande, et qui ont les tissus plus mous et la peau plus tendre que partout ailleurs, sont plus sujets à cette affection que les chevaux des lieux secs, et dont la peau plus dure absorbe moins les poisons.

Effets. Cette maladie n'est qu'une humeur froide ou hydrargyrée qui a son siége dans les régions les plus exposées à la boue des rues; les poils se hérissent et servent de gouttières, pour ainsi dire, à l'écoulement de cette sérosité; à mesure que le mal atteint les tissus profonds et le bulbe du poil, celui-ci devient d'une sensibilité douloureuse au simple frôlement même d'une paille; la sérosité ne tarde pas à se changer en pus fétide et rongeant, qui détermine des ulcérations de plus en plus graves.

Médication préventive. Les chevaux seraient moins exposés à cette infection, si l'autorité municipale se décidait enfin à réglementer la manière dont les pharmacies, les fabriques de produits chimiques et celles qui manipulent les poisons auront à se débarrasser de leurs immondices et de leurs rebuts. J'irais même plus loin à cet égard, et je voudrais que les ruisseaux des rues ne servissent désormais qu'à l'écoulement de l'eau de pluie. Car tout ce que les particuliers rejettent au dehors se transforme en miasmes, tandis qu'il pourrait être utilisé dans les champs.

Cependant puisque ce vœu n'est encore qu'une utopie, on pourra garantir en grande partie les animaux de l'infection des boues, en goudronnant leurs extrémités cornées et en passant fréquemment de l'alcool camphré (26) sur les parties molles, depuis la couronne du cheval jusqu'à une certaine hauteur du canon ; l'alcool camphré diminuera la faculté d'absorption de la peau. Quand ils rentrent, on les brosse aux jambes avec de l'eau quadruple (39 *bis*).

Médication curative. Quand la maladie se déclare, on fera tremper les extrémités dans un bain zingué (19, 70); au sortir du bain, on appliquera sur les régions envahies les plaques galvaniques (65) pendant une heure, et l'on recouvrira ensuite les surfaces d'une plaque épaisse de cérat camphré (30) qu'on laissera à demeure jusqu'au prochain pansement. On donnera à l'intérieur la garance (42) et les plantes marines (63) si on en a sous la main.

267. Ebullition, échauboulure ; rafle.

Définition. Eruption, à peine accompagnée de fièvre, de petits boutons qui surviennent aux animaux domestiques, mais spécialement à la vache et au cheval, sur les épaules, les côtés de la poitrine, le long du dos et des reins, sur la croupe et le cou.

Causes. Piqûres d'insectes, ou de cousins, ou de mouches, qui s'attachent aux régions d'où l'animal est moins en état de les déloger avec la tête, la crinière et la queue.

Effets. Ces boutons disparaissent d'eux-mêmes, sans laisser de trace; mais ils incommodent assez l'animal pour lui causer de vives impatiences.

Médication. Lotionner à l'eau sédative (38, 2°) ou à l'alcool camphré (27, 1°), et graisser à la pommade camphrée (28), quand l'animal reste au logis. On préviendra ce mal, en brossant l'animal chaque matin avec l'eau quadruple (39 *bis*).

268. Ecart, entre-ouverture, effort d'épaule, faux écart.

Définition. Lésion, par suite d'un effort de l'épaule ou de l'avant-bras, qui fait que l'animal boite de ce membre.

Causes. Cet accident, qui atteint plus spécialement le cheval, l'âne ou le mulet, à cause de la conformation spéciale de leurs points d'appui, provient d'un tiraillement violent exercé, par suite d'une fausse position du pied, sur les ligaments articulaires.

Médication. Aussitôt qu'on s'en aperçoit, il faut appliquer sur l'articulation qui paraît être le siége de la douleur une compresse imbibée d'alcool camphré (27, 3°), et lotionner avec l'eau sédative (38, 2°) les régions ambiantes. On brosse ensuite tout le membre, depuis l'épaule, avec la pommade camphrée (29, 2º). On répète ce pansement trois et quatre fois par jour. Aloès (12) tous les 3 jours.

ECCHYMOSE. Tumeur sous-cutanée provenant d'une infiltration de sang en cet endroit, à la suite de contusions, meurtrissures, froissement ou compression. Voy. CONTUSION à l'article BLESSURES (229).

ECHAUBOULURE. Voy. ERULLITION.

269. ECHAUFFEMENT. Synonyme de CONSTIPATION, ou d'un état fébrile, symptôme d'une maladie à caractériser. Voy. FIÈVRE.

ECHAUFFEMENT DE LA FOURCHETTE. Ulcération purulente qui a son siége dans le vide de la fourchette du cheval.

MÉDICATION. On lave d'abord à l'eau quadruple (39 *bis*) et ensuite à l'alcool camphré (26) l'ulcération; et on enveloppe le pied d'une vessie de porc, dans laquelle on a déposé une quantité suffisante d'huile camphrée (33). On renouvelle ce pansement soir et matin.

ECORCHURE. Voy. BLESSURES (229).

ECRASEMENT DES CHAIRS. Voy. BLESSURES (229).

270. EFFORT, ENTORSE.

DÉFINITION et CAUSE. Toute distension trop violente des ligaments articulaires ou des tendons correspondants, tout froissement des cartilages qui produit une gêne plus ou moins douloureuse dans le jeu de l'articulation. Un cheval, car c'est l'animal domestique le plus sujet aux EFFORTS et ÉCARTS (Voy. ce mot), est dit avoir un *effort de boulet*, une *mémarchure*, quand la lésion a eu lieu dans l'articulation du boulet; un *effort de cuisse* ou *de hanche*, une *allonge* (Voy. LUXATION), quand c'est dans l'articulation fémorale; un *effort d'épaule*. Voy. ECART; un *effort de genou*, analogue du poignet humain; un *effort de grasset*, analogue du genou, quand l'effort a lieu sur les ligaments de la rotule et tendons adjacents; *effort du jarret* ou de l'analogue du cou-de-pied; *effort des reins* ou *tour de reins*, LUMBAGO, COURBATURE, quand l'effort intéresse les ligaments et cartilages des vertèbres lombaires.

MÉDICATION. La même que la médication de l'ÉCART, appliquée à la région qui est le siége du mal. Voy. ÉCART.

ÉGAGROPILES. Voy. CALCULS.

ÉMACIATION. Voy. AMAIGRISSEMENT.

EMPATEMENT. Voy. OEDÈME.

271. EMPHYSÈME.

DÉFINITION. Accumulation d'air dans le réseau interstitiel des cellules, c'est-à-dire, dans les vaisseaux lymphatiques.

CAUSES. Les mêmes causes qui obstruent les vaisseaux sanguins, en coagulant l'albumine (Voy. FIÈVRE), peuvent obstruer les communications des vaisseaux de la circulation aérienne que lubrifie une sérosité également albumineuse.

EFFETS. L'air ainsi enfermé distend les tissus externes qu'il dessèche en se dilatant, et finit par se faire jour dans certaines cavités d'où il comprime les organes adjacents, ce qui peut produire les accidents les plus graves, tels qu'oppression de la respiration et menace d'asphyxie, si l'air s'accumule dans le thorax; trouble dans la circulation et dans le jeu des cavités du cœur, si l'air s'accumule dans le péricarde; trouble dans la digestion, si l'air se fait jour dans le péritoine, etc.

MÉDICATION. Comme l'*emphysème*, cause de tant de désordres, n'est en lui-même qu'un effet d'une maladie, on doit d'abord s'attacher à déterminer la nature de la maladie qui a provoqué un tel désordre. Mais en même temps on devra chercher à combattre cet effet local, en appliquant de temps à autre sur la région un cataplasme salin arrosé d'eau sédative (35); aloès (12) et eau térébenthinée (40, 4°) alternativement tous les deux jours, jusqu'à guérison; huile de ricin (68) toutes les semaines.

272. EMPOISONNEMENT.

DÉFINITION. Désorganisation des liquides ou des tissus, par l'aspiration, le contact prolongé ou l'ingestion d'une substance gazeuse, liquide ou pulvérulente, avide de l'un des éléments des tissus organisés, des liquides circulatoires ou de l'influx nerveux.

Causes. L'empoisonnement peut s'opérer, 1° par le véhicule de la respiration (*empoisonnement pulmonaire*); 2° par celui de la déglutition (*empoisonnement intestinal*); 3° par l'absorption de la peau (*empoisonnement endermique*); 4° par l'absorption des chairs mises à nu ou excoriées (*empoisonnement traumatique*); 5° par le véhicule immédiat des veines à la suite d'une piqûre (*empoisonnement immédiat*).

Comme nos organes ne fonctionnent que sous l'influence des innombrables papilles nerveuses qui en tapissent la surface, il est évident qu'une substance n'est vraiment vénéneuse que parce qu'elle reporte son action désorganisatrice sur la structure intime des nerfs ou sur les papilles qui tapissent les organes essentiels à la vie. La substance vénéneuse est donc en définitive une substance antinerveuse.

D'un autre côté, les tissus organisés étant une combinaison en différentes proportions d'acide carbonique, d'eau et de bases ammoniacales ou terreuses, le poison peut également opérer son œuvre désorganisatrice, en se combinant soit avec l'acide, soit avec la base, soit avec l'eau des tissus. Une substance peut donc être vénéneuse, parce qu'elle est soit caustique et basique, soit acide, soit avide d'eau.

Les poisons subtils sont ceux dont l'action arrive immédiatement aux liquides, avant de désorganiser les tissus; les poisons qui commencent par désorganiser les tissus, avant d'arriver aux liquides, sont des poisons plus ou moins violents, mais lents à éteindre la vie.

Effets. Les effets du poison ne sont en réalité que ceux de l'agonie; et l'agonie varie à l'infini de durée. Les poisons offriront donc des signes variables, selon l'énergie de leur action intime, l'importance de la dose et la constitution spécifique ou individuelle de l'animal. Il en est qui frappent comme la foudre, et d'autres qui accomplissent leur œuvre de mort avec une progression plus ou moins lente. Dans ce dernier cas, l'animal souffre et bat des flancs; les tempes se creusent, les yeux s'enfoncent dans l'orbite, le train postérieur se paralyse de proche en proche; la respiration est haletante, saccadée; puis les poumons s'engorgent; l'animal vomit, ou est pris de diarrhée ou de dyssenterie; et rien de ce qui soulage, dans notre système, n'apporte un soulagement complet à ses souffrances, si la dose du poison est trop forte.

MÉDICATION PRÉVENTIVE. La médication arrive souvent fort tard, chez les animaux domestiques; ils manifestent si peu de telles souffrances, et on en connaît si rarement la première origine! L'agronome doit s'attacher surtout à prévenir ces terribles accidents, en se rendant compte de l'emploi et des propriétés de toutes les substances qu'il introduit dans la ferme. Car il est infiniment rare que l'animal s'empoisonne de lui-même; il sait distinguer, au simple flair, la plante alimentaire de la plante nuisible; la faim seule serait en état de l'induire en erreur sur ce point. En outre, la dessiccation diminue infiniment l'intensité d'action des plantes vénéneuses; et je vois chaque jour les bestiaux brouter impunément les feuilles sèches de plantes auxquelles ils se garderaient bien de toucher à l'état frais.

Nous empoisonnons les animaux bien plus souvent qu'ils ne s'empoisonnent, dans nos exploitations et dans nos cités, dont les rues sont de vrais cloaques de toutes les espèces de déjections animales et industrielles, et des foyers permanents d'infection pour l'homme comme pour les bestiaux.

MÉDICATION CURATIVE. On doit, en premier lieu, chercher à débarrasser l'animal de la substance qui l'empoisonne, en l'éloignant des foyers d'infection, en lui faisant rendre par le vomissement le poison ingéré (les herbi-

vores ne vomissent qu'avec la plus grande difficulté).
Ensuite, si le poison a déjà eu le temps de s'infiltrer dans
la circulation et dans les tissus, il faut avoir en vue d'en
neutraliser par les réactifs l'action qui tend à se neutraliser en décomposant les molécules organiques ; et continuer le traitement jusqu'à ce qu'on désespère de rappeler
l'animal à la vie (une demi-heure). Afin de faire mieux
comprendre les détails de chaque médication spéciale,
nous diviserons les poisons en : A *poisons pulmonaires* ou
qui arrivent par le véhicule de la respiration ; B *poisons
intestinaux* ou qui ont été avalés ; C *poisons endermiques*
ou qui ont été appliqués sur la peau.

A. Empoisonnements pulmonaires ou qui agissent par
la voie de la respiration.

1° *Empoisonnement par l'acide prussique.* Cet acide
frappe comme la foudre ; mais les animaux qui habitent
près des officines y sont presque seuls exposés. On se
hâte de faire avaler à l'animal de temps en temps un
dixième d'eau sédative (38) dans l'eau : on l'arrose à flots
d'eau sédative (38, 3°) sur le crâne et le poitrail ; on lui en
lotionne les naseaux, et on exerce des frictions à la pommade camphrée (29, 2°) sans interruption.

2° *Empoisonnement par les gaz hydrogène arséniqué, hydrargyré, plomb et moffette des cimetières et des fosses
d'aisances, vapeurs d'ammoniaque.* On lotionne les naseaux
avec du vinaigre étendu de 20 fois son volume d'eau, ou
bien avec de l'acétate d'ammoniaque qu'on obtient en
versant du vinaigre dans l'eau sédative (38) ; on leur en
fait avaler un vingtième dans l'eau ; on les lotionne à l'alcool camphré (27, 2°) sur le cou, le poitrail et le ventre ;
on leur administre un lavement térébenthiné (40, 2°) ; on
applique les plaques galvaniques (65) dans les naseaux
et sur les parois de la bouche.

3° *Empoisonnement par les vapeurs d'acide hydrochlorique, nitrique, sulfureux, acétique, carbonique, phosphorique, vapeurs alcooliques.* Lotionner les naseaux, le crâne,

le poitrail et le ventre avec de l'eau sédative (38, 2°); en faire avaler de force à l'animal un vingtième dans l'eau.

B. EMPOISONNEMENTS INTESTINAUX, c'est-à-dire INGURGITÉS.

1° *Empoisonnement par l'ingestion des acides sulfurique* (huile de vitriol), *nitrique* (eau forte), *hydrochlorique* (esprit de sel), *vinaigre concentré et autres acides.*

On bat deux ou trois blancs d'œuf et quatre cuillerées d'huile avec de l'eau et de la cendre bien tamisée, ou de l'eau sédative (38), ou au besoin avec de la craie ; on en fait avaler de gré ou de force à l'animal, autant que l'animal peut en prendre ; et on administre ensuite l'émétique aux animaux carnivores, à la dose de 16 grammes pour les chevaux, et de 40 centigrammes pour les animaux de petite taille ; ou l'huile de ricin (68) aux animaux herbivores. On lotionne l'animal à l'eau sédative (38, 2°) sur tout le corps, on lui en arrose le crâne, on lui en lave les parois buccales. Lavement simple (47).

2° *Empoisonnement par les bases caustiques, l'ammoniaque, la chaux vive, la potasse, etc.*

On délaye du vinaigre dans l'eau, dans laquelle on bat deux ou trois blancs d'œuf ; et on fait avaler de ce mélange à plusieurs reprises autant que l'animal le peut. On lui administre alors l'émétique, ou l'huile de ricin, comme ci-dessus. On le lotionne à l'eau sédative (38, 2°) sur le crâne, le poitrail et le ventre. On lui administre un lavement purgatif (48).

3° *Empoisonnement par l'ingestion de l'arsenic, des sels mercuriels, sels de cuivre, de plomb,* Voy. FALÈRE, etc. À l'eau de son battue avec des blancs d'œuf, on mêle de l'*hydrate de peroxyde de fer* et de la craie, quand il s'agit d'un empoisonnement par l'arsenic.

On y mêle, outre la craie, du sel gris de cuisine et de l'eau sédative (38), quand il s'agit de sels mercuriels et de cuivre. On y mêle force sulfate de potasse, quand il s'agit des sels de plomb.

Dans l'un et l'autre cas, on administre ensuite l'huile de ricin (68) aux animaux herbivores et l'émétique aux carnivores, comme ci-dessus; lavements oléagineux (48), et lotions incessantes sur tout le corps à l'alcool camphré (27, 2°) et de temps à autre à l'eau sédative (38, 2°).

4° *Empoisonnement par l'ingestion de cantharides, buprestes et autres insectes de cette famille.*

A l'instant faites avaler de l'huile camphrée (33) et un peu de vinaigre dans de l'eau blanche ou autre breuvage approprié aux goûts de l'animal (un verre de vinaigre mêlé à une cuiller d'alcool camphré (26) par seau d'eau blanche). On lotionne le corps et le fourreau surtout avec l'alcool camphré (26); on brosse les reins avec la pommade camphrée (29, 2°); émétique ou l'huile de ricin au début comme ci-dessus; lavement camphré (47), et injection camphrée (33) dans les organes génitaux.

5° *Empoisonnement par les boulettes de noix vomique.* Les autorités communales ont tort de jeter dans les rues et surtout les cours, de telles boulettes destinées à empoisonner les chiens et chats errants ou dangereux. Les bestiaux et les chevaux, les enfants même sont exposés à les avaler; et dès ce moment, si la dose n'est pas mortelle, ils donnent les signes les plus violents d'une attaque épileptiforme (282).

C. EMPOISONNEMENT ENDERMIQUE.

1° *Introduction de l'air dans une veine coupée.* Serrer aussitôt le membre fortement au-dessus de la section de la veine, et arroser largement le trajet supérieur de la veine avec de l'alcool camphré (27,4°); et lotionner à grands flots la région du cœur et l'encolure avec de l'eau sédative (38, 2°); en arroser le crâne (38, 3°).

2° *Piqûres d'araignée, de vipère, de guêpe; urtication* Voy. PIQURES.

3° *Morsure d'animaux enragés.* Voy. RAGE.

4° *Applications d'onguents mercuriels ou arsenicaux.* La ver à l'eau quadruple (39 *bis*) trois fois par jour. Appli quer ensuite les plaques galvaniques (65) et les peaux (21).

Empoule. Voy. Anclou.

273. Empyème, hydrothorax, hydropisie de poitrine.

Définition. Amas de liquide plus ou moins purulent, qui se forme entre les poumons et la plèvre, membrane séreuse qui tapisse la cavité où se loge chaque poumon.

Causes. Introduction d'une écharde, d'une arête de graminacée et même d'un épi, d'un ver intestinal ou d'une larve d'insecte dans ces régions ; infiltration d'un sel vénéneux, soit par la peau, soit par les voies aériennes.

Effets. Oppression toujours croissante ; quintes violentes de toux ; fièvre brûlante ; débilité de plus en plus marquée ; enflure de la région thoracique ; étouffements qui menacent d'asphyxie, si le liquide ne se fait pas jour au dehors.

Médication. Appliquer sur le bas des côtes une plaque de sparadrap (60) qu'on laissera à demeure, et qu'on remplacera s'il vient à se détacher. Sur tout le reste du poitrail, on appliquera souvent des compresses imbibées d'eau sédative (38, 4°), même après l'apparition de la rubéfaction des boutons. Au bout d'une demi-heure, on les remplacera par des plaques de cérat camphré (30) ; aloès (12) tous les deux jours, et huile de ricin (68) toutes les semaines ; lavements de térébenthine (40, 2°) tous les soirs et matins ; toucher souvent le fond de la gorge avec de l'alcool camphré (26), et barbouiller les naseaux à l'intérieur avec du goudron (43). Dès qu'on s'aperçoit que le sparadrap a blanchi la peau, on le retire violemment, et le plus souvent on donnera issue au pus qui se sera formé sous la peau, et l'on pansera alors la plaie comme nous l'avons dit ailleurs. Voy. Blessures (229). Si tous ces moyens ne suffisaient pas pour amener le soulagement et le désenflement, on aurait recours à la ponction et puis au pansement ci-dessus indiqué (229).

4. ENCASTELURE.

DÉFINITION. Difformité du pied du cheval, produite par la hauteur excessive des quartiers, leur resserrement et l'étroitesse de la fourchette. Voy. FERRURE.

CAUSES. Ferrure trop précoce; voyages prolongés dans les terrains brûlants et sablonneux; l'action des terres infectées de mercure ou d'arsenic; l'introduction d'une arête ou d'une larve dans la fourchette.

EFFETS. Le cheval ne marche pas franchement; il semble avoir un clou des rues au pied.

MÉDICATION. Envelopper le pied de linges imbibés d'eau sédative (38, 4°), pendant tout le temps que l'animal est en repos; un quart d'heure avant de partir, et tous les soirs pour toute la nuit, le lui envelopper dans une compresse fortement imbibée d'huile camphrée (33); plaques galvaniques (65), si l'on soupçonne une infection mercurielle, et bains de pied fréquents à l'eau quadruple (39 *bis*).

ENCÉPHALITE. Voy. FIÈVRE CÉRÉBRALE.

275. ENCHEVÊTRURE.

DÉFINITION ET CAUSE. Excoriation que se fait le cheval au paturon, quand il s'embarrasse le pied dans sa longe et qu'il se débat violemment pour l'en retirer.

MÉDICATION. Tenez le pied enfermé dans une vessie contenant de l'huile ou de la pommade camphrée (28), que vous renouvellerez de temps en temps, en ayant soin de laver à chaque fois la plaie à l'eau quadruple (39 *bis*), augmentée de quelques gouttes d'alcool camphré (26) dans l'eau.

276. ENCHIFRÈNEMENT, MORFONDURE, MORFONDEMENT, CATARRHE NASAL, CORYZA.

DÉFINITION. Affection des fosses nasales et du voile du palais, qui attaque principalement le cheval.

CAUSES. L'aspiration des vapeurs acides ou ammoniacales, et de poussières irritantes, l'invasion des larves d'insectes ou même des ascarides vermiculaires,

produisent sur la muqueuse un suintement de matières
plus ou moins filantes; l'impression du froid occasionne
un effet analogue, en réfrigérant les vapeurs de la respiration qui s'échappe par les naseaux. Quand cette affection des muqueuses nasales est causée par l'infection des
sels mercuriels, elle s'étend de proche en proche jusqu'à la substance osseuse et constitue la maladie contagieuse que l'on nomme la MORVE (358).

EFFETS. L'animal, triste et abattu, rend par les naseaux, et ensuite par la bouche, une matière filante et
diversement colorée, qui suinte de toutes les surfaces
nasales et buccales, y compris la surface postérieure du
voile du palais; cette matière se montre de plus en plus
aqueuse; l'animal renacle souvent et avec une certaine
gêne; les yeux deviennent rouges et larmoyants; et
quelquefois l'engorgement gagne les glandes de l'auge
(*parotides*). Le liquide, d'abord aqueux, redevient ensuite filant; et la maladie dure de quinze à vingt jours,
ou elle prend un caractère plus grave.

MÉDICATION. L'enchifrènement cède facilement au traitement suivant, qu'on peut suivre en le modifiant pour
tous les animaux, comme pour le cheval : on tient le
chanfrein recouvert d'une plaque de cérat camphré (30)
qui s'étende jusqu'au-dessus des yeux; on touche fréquemment, si cela se peut, le voile du palais, avec un
tampon imbibé d'alcool camphré (27, 2°); on injecte
dans les naseaux de l'eau salée et de l'eau de goudron
zinguée (43, 2°); on attache un petit tampon goudronné
(43) de chaque côté de la bouche. Lotions fréquentes
tantôt à l'eau sédative (38, 2°), et tantôt à l'alcool camphré (27, 2°) principalement sur le crâne, les tempes et
l'encolure; aloès tous les quatre jours (12).

277. ENCLOUURE.

DÉFINITION et CAUSE. Pénétration du clou de la ferrure
dans le vif du sabot; ce qui y détermine un ulcère qui
n'est pas sans gravité. Voy. FERRURE (296).

MÉDICATION. La même que pour le CLOU DE RUE. Voy ce mot (247).

ENFLURE Voy. ANASARQUE et ANCLOU.

ENGORGEMENT. Voy. GLANDES et GANGLIONS.

278. ENGOUEMENT.

Amas de sérosités spumescentes dans les bronches, et de matières fécales dans une anse herniée d'intestins. Voy. BRONCHITE, POITRINE (MALADIES DE) et HERNIE.

ENGRAVÉE. Voy. PANARIS.

ENTÉRITE. Voy. INTESTINALES (MALADIES) et DÉVOIEMENT.

ENTORSE. Voy. ÉCART et EFFORT.

ENTRE-COUPER (S'), S'ENTRE-TAILLER. Voy. COUPER (SE).

ENTR'OUVERTURE. Voy. EFFORT.

ENZOOTIES. Voy. ÉPIZOOTIES.

279. ÉPANCHEMENT.

Accumulation d'un liquide dans un viscère, par suite d'une solution de continuité interne. Voy. ABCÈS, HYDROPISIE, ŒDÈME.

280. EPARVIN OSSEUX OU CALLEUX, SUROS (de l'allemand *über-bein*, sur os).

DÉFINITION. Tumeur dure et osseuse qui se développe au jarret du cheval et du bœuf, et les fait boiter.

CAUSES et MÉDICATION. Voy. TUMEUR OSSEUSE, ANKYLOSE ou EXOSTOSE.

281. EPARVIN SEC.

DÉFINITION. Mouvement convulsif que le cheval éprouve au jarret, et qui le fait *harper*, c'est-à-dire, mouvoir les jambes avec des tics irréguliers.

MÉDICATION. Entourer le jarret de compresses fortement imbibées d'eau sédative (38, 4°), pendant un quart d'heure, trois fois par jour ; et recouvrir ensuite la place rubéfiée avec une plaque de cérat camphré (30).

282. ÉPILEPSIE, MAL SACRÉ, MAL CADUC, HAUT MAL.

DÉFINITION. Attaques nerveuses qui, à des époques plus ou moins éloignées les unes des autres, jettent les animaux domestiques dans des convulsions violentes.

Causes. La présence du tænia ou ver solitaire dans les intestins, lorsqu'il implante sa tête dans un centre nerveux; la pullulation d'hydatides ou d'autres larves dans la boîte cranienne; l'action des remèdes mercuriels qui se porte sur le cerveau ou sur la moelle épinière ou seulement sur le grand sympathique.

Effets. Les animaux sont d'autant plus sujets à ce mal, qu'ils contractent plus les habitudes de la domesticité; les chiens, par exemple, beaucoup plus que toutes les autres espèces. L'animal se renverse, en tombant, en proie à des convulsions qui lui tordent, pour ainsi dire, les membres et l'épine dorsale ; il rejette de la bouche et des naseaux une bave écumeuse. Après la crise, il se relève, comme frappé de stupeur et d'hébétude, se secoue le poil, cherche le repos ; et quelques instants après, il reprend toutes ses habitudes, comme s'il n'avait rien éprouvé de semblable.

Médication. L'animal doit être soumis au traitement complet contre les vers intestinaux (418).

Dès que l'attaque se manifeste, on doit arroser le crâne d'eau sédative (38, 3°); on tâche de faire avaler à l'animal un vingtième d'eau sédative dans l'eau blanche ou autre liquide. On lui insinue entre les dents une gousse d'ail, ou un petit bout de cigare. On lui enveloppe le cou d'une large compresse imbibée d'alcool camphré (26). Lavements térébenthinés (40, 2°) ou vermifuges (49). Quand la crise est terminée, on le brosse vigoureusement à la pommade camphrée (29, 2°), si la briéveté du poil le permet.

Épiphora, larmoiement. Voy. Yeux (Maladies des).

Épiplocèle, épiplomphale. Voy. Hernie.

Épistaxis. Voy. Hémorrhagie.

283. Épizootie, enzootie.

Définition. L'*épizootie* est une maladie interne passagère qui attaque toute une espèce d'animaux, et se propage de contrée en contrée. L'enzootie est une de ces maladies qui se confinent dans une contrée circonscrite, et y apparaissent à des époques périodiques ou y règnent constamment. L'*épidémie* et l'*endémie* en sont les analogues chez l'espèce humaine. Les plantes sont également sujettes à des contagions semblables, que l'on devra appeler *épiphylies* et *emphylies* (*).

CAUSES. Les causes de ces maladies sont ou *météorologiques* (causées par les perturbations de l'atmosphère), ou *entomologiques* (œuvres des insectes), ou *alimentaires* (apportées par le vice des aliments), ou *pulmonaires* (apportées par le vice de l'air respiré), ou *traumatiques*, introduites dans les organes internes par des corps qui s'insinuent sous la peau.

1° *Causes météorologiques*. Un choc atmosphérique peut dégager des entrailles de la terre, et surtout d'entre les pavés des rues boueuses, des combinaisons mortelles de gaz et de métaux, des combinaisons métalliques d'hydrogène qui frappent, comme le *plomb* et la *foudre*, certaines espèces d'êtres organisés. L'éclair des tempêtes peut désorganiser certaines espèces de plantes plutôt que d'autres; car les unes sont plus conductrices d'électricité que les autres.

2° *Causes entomologiques*. Des hordes d'insectes du genre cousin ou autre genre de mouches fondent sur les populations, continuent à se reproduire en route tout en suivant les cours d'eau, envahissent les contrées les unes après les autres, ou irradient d'un foyer vers les limites d'un même continent; de même que des hordes innombrables de sauterelles, parties des pays lointains, traversent les mers et fondent sur les moissons qu'elles fauchent en quelques instants à de grandes distances. Les *sauterelles* sont le *choléra* des moissons du bassin de la Méditerranée et des steppes de l'Asie.

Les œufs de *tænia*, transportés au loin par les vents,

(*) Mots tirés du grec : *épi*, qui vient sur; *en*, qui existe dans; *zoon*, animal; *demos*, peuple ; *phyton*, plante.

comme une fine poussière, produisent des *enzooties* comme des *endémies*, sur les bords de la Baltique, du lac Léman et ailleurs.

Les hordes de pucerons occasionnent journellement des *emphyties* à toutes les espèces de plantes qui sont des êtres passifs et sans défense.

3° *Causes alimentaires*. Les pâturages peuvent être viciés par le fumier des villes et des fabriques, et servir de véhicule à une foule de poisons minéraux que les plantes absorbent. Le gramen ossifrage qui, dans le nord de l'Europe, ramollit les os des troupeaux, n'est qu'un gramen ordinaire venu au-dessus d'un sol *hydrargyré* (mercuriel).

4° *Causes pulmonaires*. L'air aspiré peut être vicié par les dégagements de gaz des fabriques, des immondices, des marais, etc.

5° *Causes traumatiques*. Certaines localités se trouvent infestées de végétaux dont les débris aspirés sont dans le cas d'ulcérer et de déchirer les poumons, et dont les graines, en pénétrant dans les chairs, s'y insinuent à la manière d'une tarière et parviennent comme des vis dans les organes les plus profonds. On voit par ces explications que les *épizooties*, *épidémies*, *épiphyties* ne sont que des maladies connues, dont la cause s'est multipliée indéfiniment, et se transporte sur de plus vastes espaces.

EFFETS. Les symptômes des *épizooties* varient à l'infini, selon la nature de la cause, la pullulation ou la dose que l'animal en aura aspirée ou avalée, et enfin, selon la période du mal à laquelle on commence à l'observer. Quand le mal provient, par exemple, de l'introduction des graines de *stipa pennata* dans les chairs (*), la maladie ne présente pas deux fois le même symptôme, et chaque animal semble être attaqué d'une maladie différente. Si la cause de l'épizootie est animée, la gravité du mal dépendra du nombre d'insectes que le malade

(*) Voyez *Histoire naturelle de la santé et de la maladie*, 3° édition, tome I, p. 329. 1860.

aura ingurgités ; et le malade sera atteint alors d'une diarrhée passagère ou du terrible choléra par une simple différence de chiffre dans le personnel de la cause. De même, si la cause est météorologique, la gravité de la maladie dépendra de la taille, de la position de l'animal et du voisinage ou de l'éloignement du foyer par lequel se fait le dégagement empoisonné.

Les épizooties les plus fréquentes et les plus désastreuses sont les épizooties intestinales et vermineuses. On n'a qu'à analyser la description que les témoins oculaires et compétents nous ont laissée de chaque épizootie, pour se convaincre de la vérité de cette assertion.

Médication. Les soins hygiéniques que l'on donnera aux animaux domestiques, en se conformant aux principes que nous avons exposés dans la deuxième partie (160), les préserveront en général des *épizooties* et surtout des *enzooties*. Mais dès que le mal les atteindra, en dépit de toutes ces attentions, on aura recours sur-le-champ à la médication suivante : on allumera fréquemment dans les champs, sur les bords des rivières et autour des étangs ou flaques d'eau, des feux, soit au charbon de terre, soit avec des broussailles. On brûlera fréquemment, dans les étables et écuries, du vinaigre mêlé à de l'alcool camphré (26), sur un fer rougi au feu ; on lavera à l'eau aloétique (16) les murs, les parois extérieures des auges, et on brossera les animaux avec l'eau quadruple (39 *bis*) sur toutes les surfaces ; mais surtout on en lotionnera à flots les naseaux dès les premiers symptômes ; tous les deux jours on leur administrera l'aloès (12) et tous les jours l'eau térébenthinée (40) en boisson (40, 1°) et en lavements (40, 2°), et tout cela répété jusqu'à soulagement manifeste ; on leur lotionnera fréquemment à l'eau sédative (38, 2°) le crâne, le cou et le poitrail.

On s'assure que la toison des moutons n'est pas infestée de grains pénétrants de *stipa pennata*, de toute autre espèce de graminacées ou autre genre de plantes; et dans le cas où l'on constaterait cet accident, après avoir pris la précaution d'éloigner les troupeaux de ces pâturages, on éplucherait la laine brin à brin, aussi promptement que possible.

284. Éponge, loupe au coude.

Définition. Tumeur mollasse, spongieuse, fluctuante qui survient au coude des chevaux.

Causes. On a attribué la cause de ce mal à la pression des extrémités du fer *(éponges)* sur le coude, quand l'animal se tient couché d'une manière vicieuse.

Effets. Cette tumeur indolente gêne les mouvements et les rend irréguliers.

Médication. On applique sur la tumeur, trois fois par jour, pendant un quart d'heure au moins, une compresse d'alcool camphré (27, 3°), recouverte d'un surtout en mousseline ou toile fortement empesée, et ensuite une plaque de sparadrap (60) qu'on enlève au prochain pansement pour la replacer encore, tant qu'elle conserve sa propriété adhésive. Si ce moyen ne suffisait pas, on ferait une brûlure au caustique de Vienne sur le centre de la tumeur, en prenant les précautions convenables, et l'on panserait ensuite l'escarre comme les plaies ordinaires. Voy. Blessures (229).

Épreintes. Voy. Coliques.

Éruption. Voy. Peau (Maladies de la).

285. Érysipèle.

Définition. Tuméfaction enflammée des tissus sous-cutanés, offrant la plus grande analogie avec les *engelures.* On a très-improprement appliqué le même mot d'*érysipèle* aux tuméfactions séreuses (Voy. Œdème), et à la décomposition fétide et phlegmoneuse des tissus sous-cutanés. Voy. Feu St-Antoine.

Causes. L'action du froid ou d'un acide appliqué sur la peau ou dégagé d'une plaie, l'invasion de très-petits acares et autres insectes fouisseurs de ce calibre, en coagulant la portion albumineuse du sang, congestionnent ce liquide dans les capillaires et produisent ainsi la tuméfaction de la peau, par l'accumulation qu'occasionnent les obstacles apportés à la circulation; l'*érysipèle* est une variété de l'URTICATION ou inflammation de la peau par le frottement des orties (Voy. PIQURE).

EFFETS. Démangeaison qui porte l'animal à se frotter jusqu'à excoriation; rougeur des surfaces; intumescence progressive des tissus; fièvre, inquiétude, et puis toutes les conséquences de la fièvre; perte d'appétit et alanguissement.

MÉDICATION. On lave à grands flots, à l'eau quadruple (39 *bis*); on recouvre, soir et matin, au moins, la surface érysipélateuse de compresses, imbibées de temps à autre d'eau sédative (38, 4°); au bout d'une demi-heure, on remplace la compresse d'eau sédative par une plaque de cérat camphré (30) qui restera à demeure jusqu'au prochain pansement; aloès (12) tous les deux jours. Dès le premier pansement, la fièvre disparaît et l'appétit revient.

286. ESCARRHE, ESCARRE. Croûte caduque qui se forme sur les boutons purulents cicatrisés. Par la nouvelle méthode, Voy. BLESSURES (229), il ne se forme plus d'escarre; la plaie se nettoie à chaque pansement, et la pellicule de cicatrisation remplace l'escarre.

ESPAGNE (MAL D'). Voy. MAL DE FEU.

287. ESQUILLE. Fragment d'os, dont la présence dans les chairs produit des ravages purulents; la cicatrisation ne devient possible que par son expulsion. Voy. CARIE.

ESQUINANCIE. Voy. ANGINE GUTTURALE.

ESTOMAC (MALADIE D'). Voy. MÉTÉORISATION, INTESTINALES (MALADIES).

ÉTONNÉ. Voy. ABASOURDI.

288. ÉTONNEMENT DU SABOT.

DÉFINITION et CAUSES. Engourdissement prolongé et douloureux du pied du cheval, à la suite d'un choc, d'une chute et d'un mouvement de pied porté à faux.

MÉDICATION. Envelopper le pied, jusqu'au-dessus du boulet, d'une compresse imbibée d'eau sédative (38, 4°) et le tenir ensuite plongé dans de l'huile camphrée (33) au moyen d'une vessie; lotionner d'eau sédative le poitrail et le crâne.

ÉTÉ (MALADIE D'). Voy. MALADIE DE SOLOGNE.

ÉTRANGLEMENT, SUFFOCATION. Voy. AMYGDALES et ANGINE.

289. ÉTRANGLEMENT EXTERNE.

DÉFINITION et CAUSE. Constriction à la gorge produite par une pression mécanique et la traction des courroies dans lesquelles s'embarrasse le cou.

EFFETS. L'animal perd de plus en plus la respiration; les yeux sortent de l'orbite et s'enflamment; il sort la langue, et, sans de prompts secours, il tombe asphyxié.

MÉDICATION. Dégager au plus tôt l'animal, et l'arroser à flots d'eau sédative (38, 3°) sur le crâne, le cou, le poitrail; lui en faire avaler un verre dans un seau d'eau blanche térébenthinée (40, 1°), et brosser l'encolure et le poitrail jusqu'à cessation des symptômes.

ÉTRANGUILLON. Voy. AMYGDALITE.

290. ÉVENTRATION.

DÉFINITION. Plaie du ventre, qui expose les intestins à se répandre au dehors de l'abdomen.

MÉDICATION. Laver les intestins à l'eau tiède la plus pure, recoudre les bords de la plaie avec des fils cirés à la pommade camphrée (55, 56), après avoir refoulé avec soin les intestins à leur place, et panser (229).

ÉVENTRATION HERNIAIRE. Voy. HERNIE.

EXANTHÈME. Voy. MALADIES DE LA PEAU.

EXCORIATIONS. Voy. BLESSURES.

291. EXCROISSANCES. Dénomination appliquée indistinctement à des saillies et à de petites tumeurs de nature bien distincte. Voy. VERRUES, CORS, POIREAUX, FICS, LOUPES.

292. EXOSTOSE, TUMEUR OSSEUSE.

DÉFINITION. Développement anormal de la substance d'un os, principalement sur les surfaces articulaires.

Causes. Un choc violent, l'invasion d'un insecte, la fixation d'un globule mercuriel dans une cellule du tissu osseux, impriment à cette région osseuse une tendance à des développements nouveaux.

Effets. L'exostose se forme sans fièvre et sans douleur; mais aux articulations elle produit de fausses ankyloses, et partout ailleurs elle dérange l'antagonisme des muscles et détruit la régularité des mouvements. L'exostose chez le cheval prend différents noms selon les régions sur lesquelles elle se développe; on l'appelle *courbe*, *éparvin calleux*, *jarde* sur le jarret; *osselet*, *suros*, *chapelet*, *fusée* sur le canon; *forme* sur la couronne.

Médication. Fane ou poudre de garance (42) et plantes marines dans le fourrage (63); eau blanche zinguée (70); trois ou quatre fois par jour appliquer sur la tumeur osseuse une compresse imbibée d'eau sédative (38, 4°), pendant une demi-heure; puis les plaques galvaniques (65) une autre demi-heure, et ensuite une plaque de sparadrap (60) à demeure jusqu'au prochain pansement.

Extinction de voix. Voy. Aphonie.

F

293. Faim maladive, boulimie, faim bovine, faim canine, faim de loup, faim-calle, faim-valle.

Définition. État maladif qui porte l'animal à manger sans cesse et outre mesure, sans pouvoir se satisfaire et sans en profiter. *Boulimie*, de deux mots grecs, *bous*, bœuf, et *limè*, faim, c'est la faim bovine, ou cette maladie chez l'espèce bovine; les expressions faim de loup et faim canine emportent leur signification avec elles; faim calle ou faim (*de*) ca (*va*) lle, et faim valle ou *faim (de ca)* valle, deux mots elliptiques et qui désignent la même maladie chez le cheval.

Causes. Cette maladie provient toujours de la présence de vers intestinaux, et spécialement du tænia dans la panse stomacale.

Effets. L'animal dévore et rend par l'anus presque en même temps les aliments qu'il a digérés à la hâte ; aussi tombe-t-il dans le marasme et une excessive maigreur.

Médication. Voy. Vers intestinaux.

294. Falère.

Définition. Maladie promptement mortelle du genre des empoisonnements arsenicaux, très-commune chez l'espèce ovine, mais exclusivement dans les Pyrénées.

Causes. Les eaux des montagnes qui ont passé sur un filon arsenical ou mercuriel empoisonnent les pâturages de ces contrées, dès qu'elles sont inondées par suite des fortes pluies et des débordements des cours d'eaux.

Effets. L'animal est pris subitement de stupeur ; il baisse la tête, chancelle, trébuche, se relève pour retomber, recule en voulant avancer, essaye inutilement d'uriner ; il perd peu à peu l'ouïe et la vue, éprouve des mouvements convulsifs, rend des déjections liquides et verdâtres, et meurt au bout de quelques heures : tous symptômes de l'empoisonnement arsenical.

Médication. Si l'on est condamné à ne mener paître les moutons qu'en ces endroits suspects, il ne faut le faire que par les temps secs, et tenir les moutons à l'écurie pendant la saison humide ; mais en toute saison on a soin de déposer dans leur auge, tantôt un canon de soufre, tantôt de la grenaille d'étain, tantôt un morceau de fer, ou mieux d'éteindre dans leur auge un morceau de fer rougi au feu. Au reste il serait urgent que les autorités locales se livrassent à des recherches analytiques sur la nature des eaux d'irrigation et des sous-sols de ce pays, afin de couper court, par des mesures préventives, à un pareil fléau. Voy. Empoisonnement (272, 3°).

295. Farcin volant, cul-de-poule cordé.

Définition. Espèce de carcinome ou cancer scrofuleux et rongeant, qui débute par des bourgeons charnus, gagne du terrain et forme peu à peu des cordons indurés et enflammés, mais indolents, que leur aspect a fait nommer *cul-de-poule*.

CAUSES. Infection mercurielle cutanée chez les chevaux, surtout ceux de halage, qui piaffent dans les boues des grandes villes et des bords des grands cours d'eau, où se déchargent les égouts infectés par les immondices des manufactures.

EFFETS. Si la dose de mercure absorbée s'arrête aux vaisseaux lymphatiques, le mal ne prend que l'aspect d'une glande engorgée; c'est une induration blanchâtre à l'extérieur et à l'intérieur qui se résout tôt ou tard en une sanie ichoreuse ou purulente. Mais si la dose est telle qu'elle passe dans le tissu cellulaire et le réseau vasculaire, alors le mal prend l'aspect carcinomateux et bourgeonné qui caractérise le cancer mercuriel. (Voy. CANCER.)

MÉDICATION. La meilleure médication préventive, ce serait une mesure administrative qui supprimât sans retour le droit d'employer en médecine et en vétérinaire quelque espèce de poison que ce fût, mais surtout le mercure, et qui prît soin de faire déverser dans les profondeurs des terres les plus basses, ou mieux, de soumettre à l'action vaporisante du feu, dans des endroits déserts, les rebuts des industries qui sont encore condamnées à employer de telles bases. Cependant comme il est probable que celle des oreilles de l'administration qui prend le nom de conseil de salubrité sera encore longtemps sourde à nos conseils sur ce point, nous invitons les possesseurs de chevaux à se servir de préférence de harnais galvaniques, c'est-à-dire dont les détails en cuivre doré soient plaqués de zinc (65). On lavera souvent les chevaux à l'eau zinguée (70); on pourrait même leur entourer le canon d'un collier galvanique (65) assez mince pour ne pas les gêner dans la marche.

MÉDICATION CURATIVE. Garance (42), plantes marines (63) et même salsepareille dans leur fourrage. Leur laver fréquemment les ulcérations à l'eau zinguée (70) ; y appliquer, au moins trois fois par jour, une plaque galvanique (65) pendant une demi-heure, puis une compresse d'alcool camphré (27, 3°) pendant quelques minutes, et recouvrir ces surfaces d'une plaque de cérat camphré (30) jusqu'au prochain pansement. Si ce moyen était trop lent à faire disparaître le caractère carcinomateux, on brûlerait l'ulcération avec une plaque de cuivre sortant du brasier ; on appliquerait ensuite l'alcool camphré (27, 3°) et le cérat camphré (30) à demeure, tout en continuant à l'intérieur le traitement ci-dessus. On aurait soin de tenir dans leur auge, tantôt des morceaux de zinc et d'étain, tantôt un canon de soufre. Dans tous les cas, aloès (12) tous les trois jours, et lavements térébenthinés zingués (40, 2° et 70) très-fréquemment.

FAUSSE CAMPANE. Voy. CAPELET.

FAUX QUARTIER. Déformation de la partie du sabot du cheval que l'on désigne sous le nom de quartier, survenue à la suite d'une ulcération ou d'une opération nécessitée par la SEIME ou le JAVART. Voy. ces mots.

FEINDRE, synonyme de BOITER. Voy. BOITERIE (228).

296. FERRURE (ACCIDENTS PRODUITS PAR LA).

La ferrure est la chaussure du sabot de la race chevaline ; elle protége cet ongle, qui fait l'office de pied, contre le choc des pavés et l'action des corps aigus et des pointes de rochers. A l'état sauvage, dans les steppes et les déserts de sable, le cheval galope impunément sans ferrure, comme l'homme y court sans souliers. Il n'en est pas de même sur nos routes et nos rues pavées ; le sabot s'y fendrait à la course, ou serait frappé à chaque pas d'ÉTONNEMENT (288). Le fer, appliqué sous la *sole*, amortit le choc et maintient la cohésion des *parois*.

Mais, à côté de ces avantages, la ferrure offre d'assez graves inconvénients, dont les uns lui sont propres, et les autres peuvent venir du fait de l'ignorance ou de la maladresse du *maréchal ferrant*. La chaleur du fer rouge appliqué sur la sole facilite, il est vrai, l'adhérence, paralyse, en cautérisant la surface, le développement indéfini de la substance cornée, et produit d'un seul coup l'effet continu de l'usure par le frottement à l'état sauvage. Mais en même temps cette cautérisation, en appelant les sucs à la surface brûlée, exerce comme une action destructive à une certaine profondeur, et rend la substance cornée moins élastique et plus fissile, c'est-à-dire, plus portée à se fendiller. D'un autre côté, les clous destinés à fixer le fer contre la sole, en pénétrant dans sa substance, se trompent souvent de route et rentrent dans la partie vive et sensible de l'ongle, ce qui estropie quelquefois assez gravement le cheval. Enfin la mauvaise habitude qu'ont certains maréchaux de parer les *parois* ou la *fourchette* tend à affaiblir le sabot et à en exalter la sensibilité.

On ne saurait trop rappeler au *maréchal ferrant* que, pour ne pas s'exposer à transformer une précaution en une torture, il doit, avant tout, se faire une idée juste de l'analogie du sabot du cheval et de son mode de développement.

Le sabot du cheval n'est autre chose qu'un ongle développé sur une échelle plus large, à cause de son usage et de son isolement. Le doigt du pied de l'homme, dont l'organisation vicieuse prendrait son point d'appui sur l'ongle, acquerrait un ongle qui, à part la dimension, offrirait la même organisation que le sabot du cheval ; on y remarquerait à la loupe, comme on le voit à l'œil nu sur le sabot du cheval, une *muraille* ou *paroi*, une *sole*, une *fourchette*, des *quartiers* et des *talons*. Or chacun est en état d'observer que l'ongle grossit avec l'âge dans toutes ses dimensions, mais qu'il ne se régénère que par l'extrémité libre, car c'est par là seulement que l'ongle se développe. Chez le cheval, c'est par la *sole* seule que le sabot continue son développement ; c'est là seulement que la substance cornée se régénère ; ce n'est donc que là que le *boutoir* doit *parer* et enlever de la substance. La *fourchette* doit être respectée tout autant que la *muraille* ou *paroi*, parce que là tout retranchement est une cicatrice. Les clous doivent être enfoncés dans la portion qui se régénère, et non dans celle qui est la matrice, pour ainsi dire, de ce développement indéfini ; et l'ouvrier doit avoir assez d'habileté pour que les pointes sortent sur deux lignes parallèles, alternativement les unes plus haut et les autres plus bas.

Mais quelque habileté que l'on possède pour le coup de main, quelque précaution que l'on prenne pour l'exécution, il n'en est pas moins vrai que la ferrure, appliquée à grands coups de marteau, est d'abord une torture à laquelle nul cheval ne se soumet avec résignation ; et ensuite une cause incessante de déformation et d'estropiement. C'est par le pied surtout que le cheval se ruine et est mis au rebut.

Il y a plus de dix ans que, désirant parer à ces inconvénients, j'avais confié à un industriel le projet d'un nouveau mode de *chaussure ferrée*, pour lequel il prit un brevet d'invention ; il se livra ensuite à des essais en grand qui parurent assez satisfaisants aux connaisseurs, mais qui l'auraient été davantage, si l'industriel avait mieux compris la théorie de cette innovation. Dans ce système, le fer avait la forme générale ordinaire ; mais il était muni, sur la *pince* et sur chaque *quartier*, d'un onglet, soit fixe, soit articulé par une charnière ou par une *queue d'aronde*. Ces onglets s'appliquaient contre une faible entaille de la muraille, au moyen de deux ou trois vis qui pénétraient de cinq millimètres environ dans l'épaisseur du sabot. Trois ou quatre vis de même longueur appliquaient le fer en dessous contre la *sole des quartiers* parée comme à l'ordinaire. De cette manière, on n'avait plus à redouter ni les accidents provenant de l'introduction toujours irrégulière et trop profonde des clous ni l'*étonnement* provenant du choc du marteau.

Je vais plus loin, et je conçois la possibilité de remplacer le fer 1° par le cuir doublé ou triplé par la couture, ayant la forme du fer ordinaire, et s'attachant latéralement à la pince et aux quartiers du pied par des quartiers de cuir, au moyen de vis; 2° par un soulier en *gutta-percha* maintenu en place par des vis en dessous et sur les bords. Enfin, en conservant la ferrure actuelle, pourquoi ne remplacerait-on pas les clous par des vis?

Médication. Contre l'*étonnement* du sabot, on enveloppe le pied avec des linges imbibés d'eau sédative (38, 4°). Au bout de cinq minutes, on remplace ces linges par d'autres, imbibés d'huile camphrée (33). Si la boiterie venait de ce que l'on aurait paré trop profondément la *fourchette*, on envelopperait le pied seulement de linges imbibés d'huile camphrée (33) jusqu'à disparition de la sensibilité. Dans ces deux cas, on ferait bien d'emprisonner le pied ainsi emmaillotté dans une large vessie de porc assouplie dans l'eau. Quoi qu'il en soit, on est sûr de délasser le cheval, et de maintenir en bon état l'élasticité de la substance cornée du pied, si l'on a soin, au retour ou avant le départ, de passer au pinceau d'abord de l'eau sédative (38, 2°) sur le *paturon* et la *couronne*, et de l'huile camphrée sur la *fourchette* et la *paroi* du sabot.

Feu (Mal de). Voy. Mal de feu.

297. Feu St-Antoine, mal des ardents, mal rouge.

Définition. Maladie plus spéciale aux bêtes à laine, mais qui parfois attaque aussi les porcs, d'où lui vient la dénomination de feu St-Antoine; cette maladie débute par la peau et porte la gangrène dans toutes les parties du corps.

Causes. Il est, dans les pâturages secs, des organes de graminacées qui, s'attachant à la laine, s'insinuent dans la peau, la taraudent, avancent dans les chairs, sans pouvoir reculer, déchirent, hachent et décomposent les tissus sur leur passage. Voy. ce que nous avons dit plus haut du *stipa pennata*, à l'art. Épizooties.

Effets. On conçoit par là combien les symptômes d'une maladie qui reconnaît une telle cause doivent être variables, selon que l'on observe les progrès du fléau à l'une ou l'autre époque de l'invasion. Frissons, inquiétude, au début ; hébétude ou convulsion ensuite ; puis, prostration complète, et enfin fétidité cadavérique même avant la mort ; phénomène qui doit offrir aux populations quelque chose de mystérieux, tant que la science ne dit pas le mot de l'énigme. Cette maladie devient de plus en plus rare, depuis que les assolements envahissent les terres jusque-là incultes et désertes et débarrassent de proche en proche les pâturages de ces plantes funestes, ou les empêchent de grener. Les animaux à poils ras ou lisses ne sont pas sujets à ce mal terrible ; on le conçoit facilement, la torsion seule de la laine pouvant favoriser le jeu de vrille de ces grains pénétrants.

Médication préventive. Extirpez avec soin ces sortes de graminacées, mais surtout le *stipa pennata*, dans les pâturages fréquentés par les moutons ; au moindre symptôme, vérifiez la toison de chaque animal ; épluchez tous les brins et les graines que vous y surprendrez ; extirpez-les, à quelque profondeur que la pince puisse les atteindre, et pansez les petites plaies à la pommade camphrée (29, 1°).

Si l'extraction est impossible, attachez-vous à combattre la fièvre par l'eau sédative (38, 2°) ; la constipation par l'aloès (12) ; la gangrène par la térébenthine en boisson (40, 1°), et en lavement (40, 2°) ; et dès que vous verrez que tous ces soins n'apportent aucun soulagement, faites abattre l'animal, avant que la chair soit trop labourée ; cette chair n'a rien de malfaisant, quand elle n'est pas encore gangrenée et purulente.

298. Fève, lampas.

Définition. Intumescence enflammée de la voûte du palais chez les chevaux.

Causes. Virus inoculé sur cette membrane, soit par un

brin de foin sur lequel a passé un reptile, soit par la piqûre d'un cousin ou d'une guêpe aventurée dans le fourrage, soit par quelques vapeurs vénéneuses ; ou bien piqûre de quelque épine ou de quelque brin de paille acéré et barbelé.

EFFETS. Ce mal inquiète l'animal, lui donne la fièvre, le rend impatient et indocile d'abord, indolent et languissant ensuite.

MÉDICATION. Lui toucher la voûte du palais, tantôt avec un tampon imbibé d'alcool camphré (27, 2°), tantôt avec un tampon imbibé d'eau salée. Aloès (12) tous les deux jours. Bâillon en cuivre fortement étamé que l'animal gardera pendant 10 minutes (67). Eau térébenthinée (40, 1°) en boisson de temps à autre.

299. FICS.

DÉFINITION. Excroissances pisiformes, rougeâtres, molles, qui surviennent aux lèvres, au menton, aux paupières, à l'anus, aux organes génitaux, chez les chevaux surtout atteints d'EAUX AUX JAMBES. (Voy. ce mot.)

CAUSES. Ces excroissances sont les analogues des chancres mercuriels de l'homme, et proviennent de la même infection.

EFFETS. Ce mal est contagieux, comme tout ce qui émane des sels mercuriels.

MÉDICATION. On applique sur chaque *fic* une petite paire de plaques galvaniques (65), maintenues en place par une plaque de sparadrap ou autre moyen approprié. Quand on enlève l'appareil, on applique une compresse imbibée d'alcool camphré (27, 2°) pendant cinq minutes, et ensuite une plaque de cérat camphré (30) à demeure.

FIC DE LA FOURCHETTE. Voy. CRAPAUD.

300. FIÈVRE.

DÉFINITION. Trouble survenu dans la circulation sanguine.

CAUSES. Coagulation de l'albumine du sang, par l'action

d'un acide ingéré, aspiré ou développé dans le sein de l'organisation même.

Effets. Accélération insolite du pouls ; impressions violentes et alternatives de froid et de chaud, revenant à certaines époques périodiques.

Fièvre intermittente. La fièvre n'est qu'un symptôme d'une maladie essentielle ; tout trouble apporté dans les fonctions d'un organe donne la fièvre. Si l'on s'arrêtait aux anciens principes de l'ancienne médecine, on admettrait autant d'espèces de fièvre que l'on compte de genres de maladies : Fièvre cérébrale (fièvre causée par un état maladif qui a son siége dans le cerveau); Fièvre bilieuse (fièvre causée par les maladies intestinales); Fièvre typhoïde (fièvre causée par le typhus ou décomposition graduelle de la surface des intestins); Fièvre charbonneuse, maligne, pestilentielle. (Voy. Peste.) Fièvre pernicieuse (Voy. Vertige), etc.

De toutes ces expressions, on ne doit conserver que celles de *fièvre continue* et *fièvre intermittente*. Quant à la théorie de la fièvre, en général, voy. *Manuel annuaire de la Santé* pour 1862 à l'alinéa 179. Parmi les fièvres intermittentes, les plus opiniâtres sont celles que causent les émanations nocturnes des marais.

Médication. L'eau sédative (38) est l'antidote infaillible de la fièvre. Mais tant que la maladie essentielle, cause et origine de la fièvre, n'est pas guérie, l'eau sédative ne saurait apporter que du soulagement ; et son emploi devrait être continu comme la fièvre, ce qui entraînerait dans d'autres inconvénients. On doit donc avant tout s'appliquer à dissiper la maladie principale.

On calme la fièvre, en tout état de cause, en arrosant le crâne et en lotionnant le poitrail avec de l'eau sédative (38, 2° et 3°); on applique des compresses d'eau sédative (38, 4°) sur la région du cœur, aux ganaches et autour de l'encolure; on en fait avaler dans l'eau blanche contre les fièvres des marais ; dans ce dernier cas, on brûle en outre du vinaigre camphré sur une pelle brûlante ; on a soin chaque soir d'allumer de grands feux autour des habitations. On fait renifler souvent de l'acétate d'ammoniaque à l'animal.

301. Fissures.

Définition. Crevasses allongées qui surviennent sur la peau et sur le tissu corné du sabot.

Causes. Les causes en sont mécaniques et par déchirement, ou chimiques et par décomposition du tissu.

Médication. Rien n'est plus facile que de guérir les fissures mécaniques, en tenant la solution de continuité constamment recouverte de cérat camphré (30), ou, s'il s'agit du sabot, constamment plongée dans l'huile camphrée (33). Quant aux fissures mercurielles ou métalliques, lavez à l'eau quadruple (39 *bis*) ; appliquez-y, trois fois par jour, les plaques galvaniques (65) pendant une demi-heure, et ensuite à demeure une plaque de cérat camphré (30).

302. Fistules.

Définition. Conduits étroits par lesquels le pus, produit de la décomposition des chairs ou des os, s'est frayé un passage, et dont les parois ne se sont pas rapprochées après la cicatrisation du foyer.

Causes. En général, l'origine des fistules est mercurielle ; le mercure, en effet, forme toujours des plaies indolentes et de difficile cicatrisation.

Effets. La plupart des fistules sont plus incommodes que douloureuses, en ce sens qu'il en sort sans cesse un liquide rebutant.

Médication. On introduit trois fois par jour dans la fistule une sonde galvanique (66), que l'on remplace au bout d'une demi-heure par une bougie camphrée (32) maintenue en place par une bande de sparadrap (60) ; garance (42) et plantes marines (63) dans le fourrage ; de temps en temps on lave la fistule à l'eau quadruple (39 *bis*).

FLUX DE SANG OU DYSSENTERIE. Voy. INTESTINALES (MALADIES).

FLUX DE VENTRE OU DIARRHÉE. Voy. INTESTINALES (MALADIES).

FLUX D'URINE OU DIABÈTES. Voy. URINAIRES (MALADIES DES VOIES).

FLUXION DE POITRINE. Voy. PÉRIPNEUMONIE, POITRINE (MALADIES DE).

303. FOIE POURRI, MAL DE FOIE, HÉPATITE, ICTÈRE, JAUNISSE, NÉBLADURE, POURRITURE.

DÉFINITION ET CAUSE. Invasion des conduits de la bile et même de la substance du foie, par les vers intestinaux, mais spécialement par la *douve du foie.* Cette maladie a reçu une foule de noms, tels que *boule, bourse, bouteille, cloche, douve, gume, gamer, gamure, ganache, goître, hydatide, hydropisie, jaunisse,* etc.; ce mal attaque surtout les bêtes à laine.

EFFETS. L'animal languit, perd l'appétit, rend des déjections glaireuses, présente çà et là, surtout sous la ganache, des fluctuations aqueuses qu'on nomme goîtres; il a le blanc de l'œil sale et jaunâtre; sa laine se détache facilement; son ventre gonfle et la région du foie fait souvent entendre un clapotement hydropique; à l'autopsie, on trouve les viscères et même le poumon envahis par des hydatides, le foie par les *vers cucurbitains* ou articulations du tænia qui ont pris le nom de *douves;* et les intestins par le *tænia,* le *lombric* ou le *strongle.*

MÉDICATION. Donner force sel aux animaux; déposer un canon de soufre dans l'auge, leur administrer l'aloès (12) tous les deux jours, la térébenthine en boisson (40, 1°) tous les matins, les plantes marines (63), la fougère (41) trois fois par jour; appliquer sur la région du foie un cataplasme vermifuge (36); les lotionner sur le crâne, les naseaux avec de l'eau sédative (38, 2°); si le mal persiste, appliquer sur la région du foie trois fois par jour, pendant un quart d'heure, des compresses imbibées d'eau sédative (38, 4°), et recouvrir ensuite la place d'une plaque de cérat camphré (30) jusqu'au prochain pansement. On prévient cette maladie par une nourriture aromatisée (120).

Foire ou diarrhée. Voy. Intestinales (Maladies).

304. Fongosités.

Définition et cause. Bourgeons charnus qui viennent sur les plaies pansées à l'ancienne méthode.

Médication. On n'est pas exposé à de tels accidents par le pansement indiqué à l'article Blessures (229), qui les fait disparaître même sur les plaies qu'a rendues baveuses la méthode de l'ancien traitement. Si ces bourgeons résistaient trop à l'action du tampon imbibé d'alcool camphré (27, 2°), on les recouvrirait d'une plaque de sparadrap (60) à demeure, tout en continuant le pansement sur le restant de la plaie. Si ce moyen ne suffisait pas pour les éteindre, on y passerait tous les jours, avant chaque pansement, le *nitrate d'argent* ou *pierre infernale*.

305. Fongus.

Définition. Développement sous-cutané et vasculaire du tissu cellulaire, qui soulève la peau sous forme de ces champignons que l'on nomme *vesses-de-loup*.

Causes. Application fortuite ou médicatrice de sels mercuriels sur la région envahie ; piqûre ovuligère d'un de ces insectes dont la larve, par sa succion, imprime aux tissus végétaux une tendance à de si curieux développements. L'œuf, déposé ainsi dans un tissu, y fait office d'un embryon, et la larve, potier microscopique, façonne, en se développant, un organe analogue à certains fruits.

Effets. Ces fongosités ne causent aucune douleur ; mais, par leur croissance souvent indéfinie, elles finissent par absorber à leur profit les produits de l'organisation et par émacier les organes dont elles sont les parasites.

MÉDICATION. Pratiquer sur le pédicule une ligature serrée avec de petits fils de cuivre rouge entremêlés de fils de zinc, ou bien avec du cuivre jaune seulement; recouvrir ensuite le fongus d'une forte compresse d'alcool camphré (26), qu'on enfermera en entier dans une vessie de porc mouillée, dont on liera les bords autour de la ligature ci-dessus. On renouvellera la compresse d'alcool camphré tous les jours. Administrer à l'animal la garance (42) et les plantes marines (63) en fourrage, et l'aloès (12) tous les trois jours.

FORME. Voy. EXOSTOSE.

FORTRAITURE. Voy. COURBATURE.

FOULURE, EFFORTS DU BOULET. Voy. EFFORT.

306. FOURBURE, FOURMILIÈRE.

DÉFINITION. Maladie inflammatoire des articulations du pied des animaux, mais surtout du cheval.

CAUSES. Marches forcées; faux pas; introduction des piquants et corps barbelés et pénétrants dans la peau; invasion d'acares ou de filaires dans les articulations; infection mercurielle (129).

EFFETS. Chaleur brûlante au pied; extravasion du sang dans le tissu cellulaire; fièvre de plus en plus violente; claudication; dénudation de la peau; et quelquefois désarticulation spontanée du pied, précédée par un travail d'érosion dans la substance du sabot, dont le caractère spongieux a fait donner à cet accident le nom de FOURMILIÈRE.

MÉDICATION. Garance (42) et plantes marines (63) en fourrage; fourrage aspergé de sel marin; entourer le pied, à la hauteur du mal, avec une plaque galvanique (65) à demeure; laver le pied à l'eau quadruple (39 *bis*), puis l'envelopper soit de cataplasmes salins (36), soit de compresses d'eau sédative (38, 4°), pendant une demi-heure, jusqu'à ce que la chaleur disparaisse; on recouvre alors toutes les surfaces de l'extrémité de la jambe avec une plaque de sparadrap (60); aloès(12)tous les trois jours; lavement simple (47) tous les matins; larges lotions à l'eau sédative (38, 2°), trois fois par jour au moins, sur la tête, l'encolure et le poitrail.

307. Fourchet, Fourchette.

Définition. Panaris du pied des ruminants, dont le siége est dans le *canal du fourchet*, ou, en d'autres termes, au fond de la séparation des deux doigts qui forment le pied de ces animaux. Voy. Panaris.

Fourchette enflammée, pourrie. Panaris des chevaux et autres solipèdes, qui a son siége dans le vide de la fourchette. Pour les causes, effets et la médication, voy. Panaris.

Fourmilière. Voy. Fourbure.

308. Fracture.

Définition. Brisement d'un os *(fracture simple)*; de deux os à la fois, tels que le *radius* et le *cubitus*, le *tibia* et le *péroné (fracture composée)*. La fracture est dite *comminutive*, quand la solution de continuité s'est faite par broiement et avec des éclats ou esquilles.

Causes. Un choc, une chute, un mouvement à faux peuvent casser un os, comme se casserait un bâton ordinaire. Mais, quand un os est carié, un simple effort musculaire est dans le cas de le briser. Par les grands froids, ces accidents sont plus fréquents, soit que le froid rende les os plus cassants et la tension musculaire plus puissante, soit que, par les grands froids, le pavé étant plus glissant et les muscles moins souples, toute chute soit plus lourde.

Effets. La fracture simple ou composée se guérit par la soudure des deux fragments contigus; et la soudure s'opère par le *cal* organique. La fracture comminutive, au contraire, ne peut se réparer et guérir que lorsque toutes les esquilles ont été extraites de la plaie mécaniquement, ou en sont sorties spontanément; tant qu'il reste une esquille, la plaie est purulente et fistuleuse.

Médication. Si l'os a été broyé, il faut tâcher d'enlever toutes les esquilles, ou bien de leur ménager une issue dans l'appareil du pansement. On enveloppe le membre fracturé avec des bandes fortement imbibées d'huile camphrée (33) ; on le maintient dans sa position habituelle, afin de rapprocher les deux surfaces de la solution de continuité, au moyen de deux ou trois petites planchettes appropriées, qu'on assujettit contre les bandes par quelques tours de ficelle, et l'on recouvre ensuite le pansement avec une colle épaisse de farine et de plâtre en poudre, pétrie avec de l'eau d'aloès (12) et de la poudre de camphre (25). Trois fois par jour on verse de l'huile camphrée sur la portion des bandes qui dépasse la croûte de plâtre ; on arrose fréquemment d'eau sédative (38, 2°) les alentours de l'appareil et on ne lève l'appareil que vers le trentième jour.

N. B. C'est au propriétaire à voir si l'animal vaut la peine que l'on fasse tous les sacrifices de temps et de nourriture que réclame ce traitement ; le simple bon sens lui indiquera ensuite, mieux que ne pourrait le faire la description, les modifications qu'il faudra apporter à l'appareil, selon les diverses régions où la fracture se sera opérée.

FRAYEMENT DES ARS. Voy. ARS.

FRISER (SE). Voy. COUPER (SE).

FURONCLE. Voy. ANCLOU.

309. FUSÉE. Chapelet de petites tumeurs osseuses qui se développent sur le canon. Voy. EXOSTOSES.

G

310. GALE, ROUX-VIEUX, ROGNE.

DÉFINITION. Éruption de petits boutons coniques blancs, entourés d'une aréole enflammée, qu'accompagne une démangeaison insupportable.

CAUSE. L'auteur de tous ces ravages est un petit acare qui se creuse sous la peau un terrier, au bout duquel il dépose un œuf dont l'incubation produit une petite pustule.

Effets. Démangeaison si vive que l'animal ne peut se dispenser de se frotter et de s'excorier la peau. La gale, on le conçoit, n'est contagieuse qu'à la manière de la maladie des poux ; on se la communique, en communiquant l'insecte. Quand l'insecte a pris possession de la crinière du cheval, où il se trouve à l'abri des remèdes, ses ravages deviennent graves, et la gale prend alors le nom de *roux-vieux*.

Médication. Tant que la médecine vétérinaire, se laissant entraîner à la suite de la médecine humaine, a perdu de vue la véritable cause de cette maladie, la gale a été une des maladies les plus difficiles à guérir ; ou plutôt on ne la guérissait qu'en lui substituant une intoxication d'une nature incurable. Le pauvre berger devenait la seconde victime du remède qu'il lui était enjoint d'appliquer à ses bestiaux ; car le possesseur du cheval ne se donnait pas tant de peine, et avait hâte d'envoyer l'animal à l'abattoir. Le traitement a dû changer entièrement de face, depuis qu'en 1831 nous avons retrouvé, dans le *roux-vieux*, et en 1832 dans la gale de l'homme, l'insecte, qu'on ne savait plus mettre en évidence depuis longtemps (*). On guérit aujourd'hui un animal quelconque, ainsi que l'homme, en quelques heures de soin ; et à la faveur de ce traitement, l'on ne connaît plus les *gales* dites *répercutées*, qui n'étaient que des infections par les onguents mercuriels, au moyen desquels on guérissait cette maladie de la peau, en donnant à la place une maladie plus intime et moins facile à guérir.

On n'a qu'à lotionner trois ou quatre fois par jour à l'eau sédative (38, 2°) d'abord, ensuite à l'eau quadruple (39 *bis*), à l'oindre à l'huile soit camphrée soit térében-

---

(*) Voy. *Hist. nat. de la santé*, 3e édition en 3 vol., t. II, p. 199. 1860.

thinée (33, 40), ou mieux à l'alcool camphré (27, 1°) sur tout le corps, mais spécialement sur les surfaces dartreuses et envahies par l'insecte, pour débarrasser et préserver l'animal de ce fouisseur parasite infiniment petit. Car ces remèdes si simples suffisent pour tuer l'insecte.

GAMAGE. Voy. CLAVEAU.

GAME, GAMER, GAMURE. Voy. FOIE POURRI.

GANACHE. Voy. FOIE POURRI.

311. GANGLION DU BOULET.

DÉFINITION. Petite tumeur lymphatique et indolente qui survient sur les tendons du boulet du cheval.

CAUSES. Boues des rues manufacturières et infectées de résidus mercuriels; quelquefois cette tumeur est due à la piqûre d'un insecte ou à la présence d'une écharde.

EFFETS. Gêne plutôt que souffrance dans les mouvements.

MÉDICATION. Entourer le ganglion d'une plaque galvanique circulaire (65) qu'on maintiendra en place par des bandes de sparadrap (60) ; et trois fois par jour appliquer une compresse imbibée d'eau sédative (38, 4°) sur la portion du ganglion que la plaque laisse à nu; laver le pied à l'eau quadruple (39 *bis*).

GANGLION LYMPHATIQUE. Voy. GLANDES.

312. GANGRÈNE, SPHACÈLE.

DÉFINITION. Mortification des chairs par un agent désorganisateur qui les décompose, les ronge, les carbonise ou les dessèche.

CAUSES. Pansement des plaies par l'ancienne méthode à l'aide des cataplasmes ; gaz méphitiques mis en contact avec une plaie ; infection mercurielle.

EFFETS. Les chairs se détachent, les os se désarticulent, et l'infection, transmise par la circulation, frappe de mort tous les organes tour à tour, avec une rapidité que l'ancienne méthode ne pouvait pas même enrayer.

MÉDICATION. Par notre méthode de pansement (voy.

Blessures), les plaies les plus étendues, par quelque temps que ce soit, chaud ou humide, sont infailliblement à l'abri de tout symptôme de gangrène. Si la gangrène se déclare par suite de toute autre circonstance, on se hâte de recouvrir les portions gangrenées et les surfaces environnantes de larges compresses imbibées d'alcool camphré (27, 3°), qu'on tient enfermées dans un surtout de mousseline empesée, ou dans une vessie de porc. On donne à l'animal de l'eau blanche aiguisée d'une certaine quantité de vinaigre camphré ou d'alcool camphré; on en brûle souvent sur une pelle chaude que l'on promène dans le local du pansement. On administre l'eau blanche térébenthinée (40, 1°); quand l'alcool de la compresse est absorbé, on applique sur la surface gangrenée une plaque galvanique (65) pendant une demi-heure; plantes marines en fourrage (63).

313. Garrot ou garot (Mal de).

Définition. Plaie par excoriation ou meurtrissure, produite par la partie antérieure de la selle sur la peau qui recouvre la première vertèbre dorsale, région qui prend le nom de garrot.

Médication préventive. On aura soin de graisser souvent à la pommade camphrée (28) la peau de cette région, et de la fortifier avec de l'alcool camphré (27, 4°); le reste est de la compétence du sellier, qui doit éviter toute forme capable d'occasionner des frottements, sur une région où les mouvements de l'encolure refoulent si violemment la peau.

Médication curative. Elle n'est autre que le pansement des plaies. Voy. Blessures (229).

Gastrite. Voy. Maladies de l'estomac; Gastro-entérite. Voy. Maladies intestinales.

Gatine. Voyez Muscardine.

314. Génestade.

Définition. Maladie des voies urinaires qui ravage les troupeaux dans les Cévennes, de décembre en février.

CAUSES. Cette maladie me paraît avoir pour cause quelque espèce de cantharide qui hiverne dans les gousses du genêt d'Espagne. Car on a observé que les troupeaux ne gagnent la maladie que dans les terrains vagues où pullule cette plante, et qu'on nomme pour cela *genestières*.

EFFETS. L'animal éprouve une grande difficulté d'uriner ; les voies urinaires s'enflamment de manière que la gangrène s'y met et que l'animal en meurt.

MÉDICATION. Oindre les organes génitaux d'huile camphrée (33) ; faire de fréquentes injections avec cette huile ; en faire avaler de force dans l'huile de ricin (68), lotionner à l'eau sédative (38, 2°) le crâne, le cou et le poitrail, et à l'alcool camphré (27, 1°) tout l'abdomen ; lavements térébenthinés (40, 2°).

315. GERÇURES OU CREVASSES SUPERFICIELLES, légères solutions de continuité de la peau qui, lorsqu'elles ne viennent pas d'une maladie cutanée, guérissent facilement par la simple application d'une plaque de cérat camphré (30) à demeure ; si elles portaient un caractère dartroïde, on les traiterait comme maladies cutanées. Voy. PEAU (MALADIES DE LA).

316. GESTATION.

DÉFINITION. Ce nom comprend l'espace de temps qui s'écoule depuis la fécondation jusqu'à l'accouchement ; c'est l'état de la femelle *pleine*.

EFFETS. Le ventre prend du développement et s'*avale*, c'est-à-dire, descend de plus en plus, et en même temps les flancs se creusent ; toute femelle, à l'exception de la truie, refuse l'approche du mâle ; lorsque le part approche, les mamelles se gonflent, la vulve enfle ; la femelle commence par *amouiller*, c'est-à-dire, rejette de la vulve une liqueur *glaireuse* ; elle écarte les cuisses en marchant, et marche de plus en plus lentement.

La gestation est de 11 à 12 mois pour la jument et l'ânesse, de 9 mois pour la vache, de 5 mois pour la brebis et la chèvre, de 4 mois pour la truie, de 2 mois pour la chienne, de 56 jours pour la chatte, de 1 mois pour la lapine et le lièvre, de 3 semaines seulement pour le cochon d'Inde et le cabiaï. Chez la volaille la gestation est toute externe, et n'est autre que la *couvaison*, gestation aussi épuisante que celle des mammifères ; on voit souvent la pauvre poule tomber dans le marasme, à force de couver et de réchauffer les œufs à ses dépens.

MÉDICATION HYGIÉNIQUE. Plus l'éducation des animaux se rapproche de l'état sauvage, et moins ils exigent de soins durant cette période critique ; la gestation est une de leurs fonctions ordinaires, et n'a besoin d'aucun secours étranger pour accomplir son œuvre. Mais, dans l'état de domesticité, la gestation est comme une maladie, et demande souvent des soins hygiéniques équivalant à une médication. Donc le premier soin est de laisser aux femelles le grand air, une liberté qui ne les expose à aucune poursuite fatigante. Si l'on est forcé de les garder à demeure, aspergez souvent le fourrage de sel marin. Brossez-les à l'eau quadruple (39 *bis*), puis à l'eau sédative (38, 2°); et de temps à autre lotionnez à l'alcool camphré (27, 1°) les cuisses, les reins et la croupe. Ces soins suffisent pour fortifier, et dissiper la fièvre en même temps. Au moindre symptôme de constipation, aloès (12).

317. GLANDES ENGORGÉES, GANGLIONS INDURÉS, INDURATIONS.

DÉFINITION et CAUSE. Développement inusité imprimé aux ganglions lymphatiques par l'infection d'une maladie d'origine intoxicante et mercurielle ou par une plaie en suppuration.

EFFETS. Ces ganglions deviennent gros comme de petits œufs et forment quelquefois des chapelets sous la ganache, dans les ars, sous les cuisses, aux parties génitales, etc.

MÉDICATION LOCALE. Appliquer sur les glandes trois fois par jour, une forte compresse imbibée d'eau sédative (38, 4°), ensuite les plaques galvaniques (65), et enfin les plaques de cérat camphré à demeure (30) jusqu'au prochain pansement. Garance (42) et plantes marines (63) dans le fourrage. Bâillon galvanique (67).

GLOSSANTHRAX. Voy. ANCLOU.

GOBES. Voy. CALCULS.

GOITRE DES MOUTONS. Voy. FOIE POURRI.

GORGE (MAL DE). Voy. AMYGDALITE.

318. GOURME.

DÉFINITION et CAUSE. Catarrhe nasal d'origine mercurielle chez les chevaux.

EFFETS. Le mal s'arrête aux membranes et a principalement son siége dans les vaisseaux lymphatiques, qui ne manquent pas de s'engorger dans les ganglions les plus voisins du siége du mal, surtout à l'auge. Des naseaux découle une mucosité d'abord limpide, puis opaline, et plus tard verdâtre.

MÉDICATION. La même que pour la MORVE, qui n'est que la gourme plus profonde et arrivée jusqu'à atteindre le tissu osseux. Voy. MORVE.

GOUTTE-SEREINE. Voy. AMAUROSE et YEUX (MALADIES DES).

GRAMADURE. Voy. CLAVEAU.

319. GRAPPES, GRAPPINS.

DÉFINITION. Bourgeons charnus, mollasses, qui surviennent au paturon ou autour du boulet des chevaux, ânes et mulets, à la suite de la maladie dite *eaux aux jambes*, quand on traite le mal d'après l'ancienne méthode. Voy. EAUX AUX JAMBES.

GRAS-FONDURE.

DÉFINITION. Diarrhée caractérisée par des déjections glaireuses, grumelées, et qu'on prendrait pour des débris de graisse de mouton. Elle est causée principalement par le tænia, dont les anneaux se décomposent. Voy. VERS INTESTINAUX.

GROSSE-AMÈRE. Voy. ANCLOU.

H

Haleine (cheval gros d'). Voy. Cornage.

Halley. Voy. Cornage.

Harper. Voy. Éparvin sec.

Haut mal. Voy. Épilepsie.

Hectique (Fièvre).

Définition. Symptôme de toute maladie qui fait dépérir l'animal. Voy. Marasme, Amaigrissement, Phthisie, Vers intestinaux, Foie pourri.

Hématémèse ou Vomissement de sang. Voy. Hémorrhagie.

Hématurie, Pissement de sang. Voy. Urinaires (Maladies des voies) et Hémorrhagie.

Hémoptysie. Voy. Hémorrhagie.

320. Hémorrhagie.

Définition. Écoulement de sang trop prolongé, à la suite de la rupture spontanée ou traumatique des vaisseaux sanguins, causée soit par un effort de l'organe, soit par une blessure.

L'hémorrhagie du nez se nomme *épistaxis* ou *saignement du nez*; l'hémorrhagie de poitrine *hémoptysie*; l'hémorrhagie de l'estomac *hématémèse*; l'hémorrhagie des intestins *dyssenterie*; l'hémorrhagie des voies urinaires *hématurie* ou *pissement de sang*.

Causes. Les opérations chirurgicales étaient fréquemment suivies d'hémorrhagie par l'ancien mode de pansement, à cause de l'action du pus, dont le pansement s'appliquait à favoriser la formation aux dépens des chairs et des tissus des vaisseaux. Par la nouvelle méthode, l'hémorrhagie des blessures, ou *hémorrhagie traumatique*, est un accident infiniment rare, et que l'on arrête facilement. Quant aux hémorrhagies des organes internes, la purulence, l'érosion des tissus par la respiration ou par l'ingestion des acides ou alcalis, et surtout par l'absorption des sels mercuriels et arsenicaux, enfin l'action de certains vers intestinaux, en déchirant le tissu des vaisseaux, occasionnent des hémorrhagies plus ou moins graves, selon le calibre du vaisseau entamé.

Effets. Il est des hémorrhagies, celles des gros troncs artériels, qui, sans de promptes ligatures, entraînent rapidement la mort, en vidant les vaisseaux. Le sang de l'*hémoptysie* est toujours spumescent. Le sang non spumescent que l'animal vomit vient de l'estomac; la piqûre d'un insecte, d'une sangsue, produit de violentes *hématémèses*.

Médication. Il faut, quand on peut atteindre le vaisseau entamé, le saisir avec une pince, le tordre, et le lier avec un fil (56) ciré à la pommade camphrée; on panse ensuite comme à l'article Blessures (229). Mais, pour les hémorrhagies internes, on fait respirer de l'alcool camphré (26) à l'animal, dans les cas d'*hémoptysie*; on fait avaler un petit verre d'eau-de-vie avec l'eau blanche, dans le cas d'*hématémèse*; on mêle une cuiller d'alcool camphré (26) dans les lavements, en cas de dyssenterie. On lotionne à l'extérieur la région de l'organe avec force alcool camphré (27, 1°); l'alcool, en coagulant le sang, forme bouchon à l'orifice de la solution de continuité. Après les premiers pansements de toute opération chirurgicale, il ne faudra jamais négliger d'arroser d'alcool camphré (26) le voisinage de la plaie, et les bandes qui recouvrent le pansement; on préviendra ainsi les hémorrhagies traumatiques. Dans les hémorrhagies nasales, on fera renifler l'odeur, soit du vinaigre, soit de l'alcool camphré (26); on lotionnera d'alcool camphré (26) la racine du nez et on la recouvrira de pommade camphrée (29).

Hépatite. Voy. Foie (Maladie du).

321. Hernie.

Définition et causes. Déplacement forcé d'un viscère ou d'un organe interne à travers les enveloppes qui doivent le retenir. Par suite d'un relâchement ou d'une déchirure des parois qui enveloppent l'organe. L'œil a ses hernies comme l'abdomen.

Effets. Étranglement et, par conséquent, cessation des fonctions de l'organe hernié. Quand la hernie affecte les intestins, l'animal peut être pris de coliques atroces et de gangrène.

Médication. Dès qu'on s'aperçoit que l'animal présente une hernie intestinale, on se hâte de le placer sur le dos, en relevant l'arrière-train; on lotionne à l'eau sédative (38, 2°) la région où se montre la hernie; on y applique un cataplasme sédatif (35), en exerçant par-dessus le cataplasme de douces pressions; le plus souvent ce moyen suffit pour réduire la hernie. Si l'on a réussi, l'on applique sur la région une sangle ou autre bandage graissé en cet endroit de pommade camphrée (29), et l'on arrose fréquemment la place avec de l'alcool camphré (26). Si tous ces soins restaient sans résultat, on aurait recours au *débridement*, opéré par un vétérinaire exercé dans cette spécialité.

322. Hippobosque.

Définition. Mouche vivipare ayant près de 15 millimètres de long, qui s'attache par plaques à la peau des chevaux et de tous les animaux domestiques, surtout à ceux qui pâturent. On la nomme *mouche bretonne*, *mouche à chien*, *mouche d'Espagne*, *mouche-araignée*, *pou du mouton* (l'espèce qui s'attache au mouton n'a pas d'ailes).

Effets. Cet insecte cause en été de telles tortures aux animaux, en s'attachant à leur peau et leur suçant le sang, que quelquefois ils en deviennent furieux.

Médication préventive et curative. Lotionner de temps à autre la peau, tantôt à l'eau quadruple (39 *bis*) et tantôt à l'alcool camphré (27, 2°).

Hongre (cheval). Cheval châtré. Voy. Castration.

323. Hydatides.

Définition. Age embryonnaire et premier développement des œufs du *tœnia* ou *ver solitaire*, agglomérés dans une poche artificielle d'incubation, que l'on a prise pour un helminthe caractérisé par le liquide qui la distend.

EFFETS. Les hydatides, ou nids de tænia, peuvent se développer dans tous les organes, mais plus rarement dans les tissus musculaires; dans le cerveau elles causent le *tournis* des moutons; dans le foie, l'*ictère* et l'*hydropisie*; dans les poumons, les *vomiques* et la désorganisation du tissu pulmonaire; dans la peau du cochon, la *ladrerie*, etc.

MÉDICATION. N'épargnez pas le sel et l'ail aux bestiaux; et ayez recours à la médication complète pour les VERS INTESTINAUX. Voy. ce mot, et de plus MALADIES DE LA PEAU et FOIE POURRI.

324. HYDRARTHRE, HYDRARTHROSE.

DÉFINITION. Accumulation du liquide synovial dans une articulation. Les vétérinaires ont appelé *vessigou* (petite vessie en provençal), l'hydrarthrose du jarret du cheval, et *molette* ou tumeur molle, l'hydrarthrose du boulet.

CAUSES. L'introduction d'une larve, d'un helminthe, d'une arête dans le tissu des ligaments et des tendons de l'articulation, un choc violent et désorganisateur, et le plus souvent fixation du mercure sur ces régions.

EFFETS. Tantôt l'articulation enfle, et les deux os sont tenus douloureusement à distance l'un de l'autre; tantôt la synovie ne s'accumule que dans les tissus extérieurs et forme une saillie indolente au dehors de l'articulation; au reste, ces sortes de maladies se présentent peu fréquemment.

MÉDICATION. La même que pour les TUMEURS OSTÉOSARCOMATIQUES.

325. HYDROCÈLE.

DÉFINITION. Accumulation de liquide soit dans le tissu cellulaire, soit dans une des deux poches du scrotum.

CAUSES. Développement restreint des hydatides; remèdes arsenicaux; introduction ou piqûre de quelque insecte.

Effets. Quand le liquide est accumulé dans les téguments, c'est une espèce d'*œdème* du scrotum; la peau conserve quelques instants l'impression des doigts, et tout le scrotum est œdématisé. Quand, au contraire, le liquide s'est formé dans l'une des deux poches scrotales, on y sent une fluctuation d'un liquide plus abondant dans le bas que vers le haut du cordon testiculaire.

Médication. Entourer le scrotum trois fois par jour d'un cataplasme aloétique (36), et le remplacer, au bout d'un quart d'heure, par un sachet enduit de cérat camphré (30), que l'animal gardera à demeure jusqu'au prochain cataplasme. Pratiquer dans le canal de l'urètre des injections à l'huile camphrée (33) ou à l'eau de goudron (43). Essence de térébenthine par le haut (40, 1°) et en lavement (40, 2°). Aloès (12) tous les 4 jours.

Hydrophobie ou horreur de l'eau. Voy. Rage.

326. Hydropisie.

Définition. Infiltration des tissus ou accumulation d'un liquide dans la cavité d'un organe.

Causes. La principale cause de l'hydropisie est une décomposition mercurielle ou arsenicale des liquides de la circulation lymphatique, qui les rend impropres au développement des tissus. Les poches hydatiques simulent une hydropisie. Tout organe, comme on le voit, peut être atteint d'hydropisie. Quand l'hydropisie affecte le tissu cellulaire, on l'appelle anasarque et oedème. Voy. ces mots. Quand elle se déclare dans la cavité thoracique, hydrothorax; dans le scrotum, hydrocèle; dans le foie, ascite et hydropisie proprement dite. Voy. tous ces mots et Foie pourri.

Hydrothorax. Voy. Pleurésie.

326 *bis*. Hypertrophie.

Définition. Développement inusité d'un organe, peu en rapport avec les cavités qui le contiennent. Ce mot s'applique plus spécialement au développement inusité des diverses cavités du cœur.

CAUSES. Une inaction trop prolongée, un air vicié, de longues constipations.

EFFETS. Les pulsations sont régulières, mais le pouls est lent; les battements du cœur obscurs, la respiration pénible et saccadée, menaces apparentes d'étouffement.

MÉDICATION. Nourriture aux pâturages et aux champs; marches progressives; aération bien entendue; toutes les fois que l'animal paraît plus essoufflé, en route comme à l'étable, larges affusions d'eau sédative (38, 3°) sur le crâne, sur le garrot, sous l'encolure et le poitrail; aloès (12) tous les deux jours; tous les matins lavement purgatif (48). Eau sédative en boisson (38, 1°) une fois par jour à jeun. Plantes marines (63) et tartines au sel et à l'ail (67).

I

327. ICTÈRE OU JAUNISSE.

DÉFINITION. Engorgement du foie et consécutivement défaut de la sécrétion de la bile.

CAUSES. Un coup, l'action du froid, une nourriture âcre et corrosive. Voy. de plus FOIE POURRI.

EFFETS. Tristesse, constipation et puis diarrhée; urines chargées, rougeâtres et sédimenteuses; blanc de l'œil coloré en jaune; dans la diarrhée, les déjections liquides et verdâtres (*flux ictérique*) sont si corrosives, que toutes les surfaces voisines de l'anus en sont enflammées et tôt ou tard excoriées.

MÉDICATION. Aloès (12) tous les trois jours; essence de térébenthine (40, 1°) en boisson, et en lavement (40, 2°) de temps à autre. Un verre d'eau sédative (38) dans un seau d'eau blanche tous les matins. Appliquer sur le côté droit du ventre, au-dessous des côtes, un large cataplasme sédatif (36) fortement arrosé d'eau sédative, puis lotion sur le même côté à l'alcool camphré (27, 1°). Introduire souvent de la pommade camphrée (28) et des bougies camphrées (32) dans l'anus.

328. IMMOBILITÉ DU CHEVAL.

Définition. État maladif qui frappe peu à peu de paralysie les muscles extenseurs des membres postérieurs, et qui empêche l'animal, et de reculer, et de décroiser les membres antérieurs.

Causes. Cette maladie spéciale au cheval porte tous les caractères d'un empoisonnement quotidien par l'arsenic, qui lui arrive, soit par la composition arsenicale du mors de bride, soit par celle de la couleur verte dont on a peint sa mangeoire, les chariots dans lesquels on transporte le foin, les auges, ou les vases où l'on conserve l'avoine, enfin par la *mort-aux-rats* que le vent et les rats eux-mêmes éparpillent un peu partout, sur le foin comme sur la litière. En effet, tous les caractères de l'empoisonnement par l'arsenic, que nous avons observés directement sur les animaux, concordent avec ceux de cette maladie. Quelques plantes vénéneuses, telles que la jusquiame, la belladone, la digitale, l'ellébore, la noix vomique surtout, dont on se sert pour empoisonner les rats et les chiens errants, sont dans le cas de produire quelques-uns, au moins, des symptômes de ce mal.

Effets. L'animal éprouve d'abord une certaine répugnance à reculer, puis une grande difficulté et plus tard une complète impossibilité à le faire. Les membres de devant, s'ils viennent à se superposer, se décroisent de plus en plus difficilement. Bientôt la bouche perd sa sensibilité; la vision se détériore; la pupille se dilate; l'animal, de plus en plus insensible aux coups violents, finit par se révolter avec rage et désespoir contre le moindre coup de fouet. Tous ces symptômes empirent lentement mais sans discontinuité; et l'animal finit par s'affaisser sur lui-même et par expirer dans les convulsions.

Médication. Ne jamais perdre de vue les causes soupçonnées ci-dessus. Administrer souvent à l'animal de l'eau ferrée (272, 3º), aiguisée de quelque peu d'eau sédative (37) et des lavements ferrés fréquents; aloès (12) et huile de ricin (68) fréquemment. Trois fois par jour, sur

les reins et sur les épaules, cataplasme aloétique (36),
fortement arrosé d'eau sédative (38), et brosser ensuite
vigoureusement à la pommade camphrée (29, 2°). Lotionner à l'eau sédative (28, 2°) tous les membres, surtout à
la surface intérieure, aussi souvent qu'on le pourra.

329. INDIGESTION.

DÉFINITION. Trouble apporté dans la fermentation stomacale du bol alimentaire.

CAUSES. La digestion stomacale n'est qu'une fermentation d'abord alcoolique et puis acide, dont les produits
gazeux sont absorbés par la paroi de l'estomac, et dont
les produits liquides et acides passent dans la duodénum,
pour s'y neutraliser et s'alcaliser avec la sécrétion de la
vésicule du fiel et de la bile. Toute fermentation alcoolique a lieu par l'action intestine d'un mélange, en quantité
suffisante et proportionnée, de deux éléments : l'élément
saccharin ou saccharifiable d'un côté, et l'élément glutineux ou albumineux de l'autre, sous l'influence de l'oxygène de l'air. Si l'élément saccharin prédomine, la fermentation reste alcoolique ; si c'est l'élément glutineux,
la production de l'acide devient trop abondante pour être
neutralisée tout à fait par la bile; dans le premier cas, il
y a indigestion et par conséquent inertie du bol alimentaire à passer dans le duodénum ; dans le second cas, le
bol alimentaire, restant acide dans le duodénum et n'étant
point apte à la nutrition des organes, est rejeté au dehors
avant d'avoir subi la fermentation stercorale ; l'animal est
pris de DIARRHÉE. Ainsi toute nourriture qui comportera
plus d'élément saccharin que d'élément glutineux pèsera
sur l'estomac de son poids inutile, et l'animal subira toutes
les conséquences d'une indigestion. Les fruits verts en
automne, les bourgeons printaniers des arbres, qui sont
assimilables aux fruits verts, causent aux bestiaux qui
paissent dans les forêts de fréquentes indigestions, que
les bergers désignent sous le nom de *mal des bois* ou *mal
de brou*. Le mauvais air, l'air vicié, le manque d'air enfin,

causent des indigestions même alors que le fourrage est de la meilleure qualité; car l'air est aussi un élément de la fermentation, et l'animal ingurgite l'air, comme il le respire. Les eaux trop chargées de bases calcaires et ferrugineuses sont des causes d'indigestion, puisqu'elles neutralisent l'acidité du bol alimentaire, et que si l'une des trois digestions *stomacale, duodénale* et *fécale* est en défaut, les deux autres en souffrent : de là vient que le moindre trouble survenu dans la sécrétion de la bile ou dans les fonctions du *côlon*, arrête tout à coup la fermentation stomacale et cause l'inappétence ou l'indigestion. L'animal, par exemple, cessera de digérer par suite d'une constipation opiniâtre, de la présence de vers dans les conduits du foie ou dans le gros intestin *(côlon)*. Enfin toute souffrance d'un organe paralyse la fermentation de l'estomac, et causerait une indigestion aux animaux, s'ils ne savaient pas mieux que nous se condamner à la diète.

Effets. L'animal devient lourd et paresseux; il a l'œil abattu et la respiration saccadée; il refuse de manger, mais éprouve une grande soif; il est d'abord pris d'une constipation, qui à la longue se change en *diarrhée* et même en *dyssenterie;* mais le plus souvent les déjections, quand elles ont lieu, offrent les caractères typhoïdes de la décomposition, si l'on abandonne l'animal à son indisposition et qu'on le mette à la diète rigoureuse, sans autre médication.

Médication. Dès que l'animal semble perdre l'appétit, aloès (12) tous les trois jours; et, si cela ne suffit pas, huile de ricin (68); lavements térébenthinés (40, 2°) soir et matin. Eau blanche légèrement acidulée avec du vinaigre, mêlée à une infusion de bourrache. Larges lotions à l'eau sédative (38, 2°), sur le ventre et le crâne. Nourriture aromatique (120).

Indigestion vertigineuse. Voy. Vertige.

Induration. Effet de l'inflammation prolongée d'un

organe. L'induration des poumons se nomme Hépatisation du poumon.

330. Inflammation, phlegmasie, phlogose.

Définition. Accumulation du sang dans les tissus, et
formation d'un réseau vasculaire dans les interstices cellulaires qui ne sont point destinés à la circulation sanguine.

Causes. Toute maladie qui fait passer une trop grande
quantité d'acide dans le sang cause une inflammation de
l'organe qui en est le siége, inflammation qui peut
s'étendre de proche en proche et jeter le désordre dans
toutes les fonctions.

Effets. Les tissus se tuméfient, deviennent rouges,
brûlants, indurés.

Médication. L'inflammation, dont l'ancienne médecine
avait fait l'entité de toutes les maladies, n'est qu'un effet
d'une maladie principale, effet qui cède comme par enchantement à l'action de l'eau sédative (38), et ne se reproduit plus alors qu'autant que la cause de la maladie
persiste encore.

331. Insolation excessive ou coup de soleil.

Effets. L'exposition trop prolongée des animaux ou
bestiaux au soleil des jours caniculaires peut leur causer des congestions sanguines sur différents organes,
mais surtout l'afflux du sang dans le cerveau et par conséquent des coups de sang souvent mortels.

Médication. Aussitôt qu'on s'en aperçoit, larges affusions d'eau sédative (38, 3°) sur le crâne et le poitrail,
aloès (12) ou même huile de ricin (68), si l'aloès n'o-
père pas assez vite; lavement purgatif (48) avec deux
ou trois cuillers d'eau sédative (38) pour les bestiaux
de haute taille.

332. Intestinales (Maladies).

Définition. Maladies qui ont spécialement leur siége
dans les intestins.

Causes. Un empoisonnement métallique prend tout de

suite le caractère d'une maladie intestinale maligne, d'une FIÈVRE TYPHOÏDE. La présence des vers intestinaux dans les intestins grêles et dans le gros intestin occasionne la vraie maladie intestinale; les fruits verts, les bourgeons trop printaniers des arbres des bois portent également le désordre dans les premières et dernières voies et peuvent causer la météorisation, la constipation et la dyssenterie.

EFFETS. Par les empoisonnements, les déjections deviennent sanguinolentes, et puis noirâtres; ce que nous avons observé souvent chez l'homme à la suite de l'ingestion des doses malheureusement fabuleuses de *calomélas* que l'ancienne méthode de médecine ne se faisait pas faute de prescrire; dans ce cas, le médecin prononce que la fièvre typhoïde s'est déclarée; le vétérinaire prononcerait le même jugement en présence des mêmes symptômes. Les déjections deviennent également sanguinolentes par suite de l'ingestion de bourgeons verts et trop riches en acide tartrique, qui précipite les sels potassiques et les sels calcaires en cristaux anguleux. Dans tous les autres cas, on ne risque pas de se tromper en traitant la maladie comme vermineuse. L'animal perd l'appétit, il a l'œil morne, le pouls fort et accéléré, il éprouve des frissons, des soubresauts, de la fièvre, de la constipation d'abord, puis une diarrhée qui, abandonnée à elle-même, devient corrosive et enflamme le pourtour de l'anus; les déjections, glaireuses et jaunâtres, prennent tôt ou tard une couleur du plus mauvais augure; alors tous les symptômes s'aggravent, les intestins entrent en décomposition gangréneuse, et l'on prononce encore aujourd'hui dans ce cas que la fièvre maligne, charbonneuse et typhoïde s'est déclarée.

MÉDICATION. Une maladie intestinale, prise au début d'après notre méthode, n'est qu'une indisposition passagère. Si elle reconnaît pour cause la présence des vers, voyez, pour la médication, VERS INTESTINAUX. Si elle résistait à ce traitement, on devrait reporter ses soupçons sur l'EMPOISONNEMENT et la MALADIE DE BOIS, VOY. ces mots. Toute maladie intestinale peut se changer en FIÈVRE TYPHOÏDE par la diète et l'administration de remèdes vénéneux. Car la diète décompose les muqueuses comme le ferait un poison ; de là les matières noires rendues par l'anus, et tous les désordres cérébraux qui sont la conséquence de la décomposition progressive des organes, ou de la COLIQUE DE MISÉRÉRÉ. On ne découvre alors la vraie cause qu'après l'abatage de l'animal.

MÉDICATION. La même que celle contre les VERS INTESTINAUX (418).

333. INVAGINATION, INTUS-SUSCEPTION, VOLVULUS.

DÉFINITION. Introduction d'une portion d'intestin dans une autre, comme dans une gaîne ou dans un fourreau.

CAUSES. Les gros helminthes et le TÆNIA surtout, en s'attachant fortement par leurs deux extrémités à deux portions d'intestins, peuvent, par le seul effet de leurs contorsions en spirale, attirer une partie du viscère dans l'autre.

EFFETS. Le frottement des deux parois ou le séjour prolongé des matières fécales dans le cul-de-sac de l'invagination, prêtent à cet accident tous les caractères de ce que la médecine appelle la FIÈVRE TYPHOÏDE. Voy. INTESTINALES (MALADIES) et COLIQUE.

334. IRRITATION.

DÉFINITION et CAUSES. Agacement des papilles nerveuses par une cause désorganisatrice des tissus. Un acide, un alcali, une poussière âpre, la piqûre d'un insecte, la succion d'un helminthe, etc., causent une irritation qui, localisée sur certains organes, est dans le cas de jeter l'animal dans des convulsions épileptiformes. Ce mot, dont on avait fait une entité maladive, comme de l'inflammation, n'est, comme on le voit, qu'un simple effet d'une cause qu'il s'agit de combattre sous un autre nom. Nous

n'y attachons pas ici d'autre importance. Voyez NÉ-
VRALGIE.

ISCHURIE ou rétention d'urine. Voy. URINAIRES (MALA-
DIES DES VOIES).

J

JACQUES (POURRITURE SAINT). Voy. LADRERIE.

335. JARDE, JARDON.

DÉFINITION. Tumeur externe du jarret, provenant de
l'intumescence de la tête d'os que l'on nomme *péroné externe*.

CAUSES. Une contusion, ou plutôt l'action des sels mercuriels absorbés accidentellement ou par suite de frictions; la piqûre d'un insecte.

EFFETS. Claudication par suite de fausse ankylose.

MÉDICATION. Trois fois par jour application d'une compresse imbibée d'eau sédative (38, 4°) et d'une dissolution
d'aloès (15), pendant 10 minutes; et ensuite des plaques
galvaniques (65), pendant le même laps de temps; recouvrez enfin d'une plaque de cérat camphré (30) tout le
jarret, jusqu'au prochain pansement; plantes marines
(63) dans le fourrage.

336. JARRET CERCLÉ.

DÉFINITION. Jarret entouré de tumeurs dures et osseuses.

CAUSES, EFFETS, MÉDICATION. Les mêmes que pour le
JARDE.

JAUNISSE. Voy. ICTÈRE et FOIE POURRI.

337. JAVART.

DÉFINITION. Le javart est le panaris sous-ongulaire des
chevaux, qui transforme en un *bourbillon* le tissu cutané,
ou carie les tendons et ligaments de la dernière phalange
ou os du pied.

CAUSES. Une écharde, un piquant, une esquille d'os,
un clou des rues, une dent de brochet ou autres pois-

sons, enfin l'érosion d'un insecte et de la filaire.

Effets. Par suite des pansements de l'ancienne méthode, les téguments s'enflamment et se tuméfient ; le siége du mal donne lieu à un développement sanguin qui finit par s'isoler sous forme d'un caillot de sang et ensuite par se transformer en pus ; le pus s'infiltre sous les téguments et produit des fusées purulentes, et même la désarticulation des phalanges.

Médication. Rien de tel n'arrivera par le traitement suivant : on enveloppe la portion du pied malade de compresses fortement imbibées d'alcool camphré (27, 3°) que l'on recouvre d'une plaque de caoutchouc, et que l'on imbibe de temps à autre avec le même liquide ; la fièvre tombe dès ce moment comme par enchantement. Tous les soirs on lave le pied à l'eau quadruple (39 *bis*). Dès qu'on voit la peau jaunir et indiquer la formation d'un abcès, on fend la peau en cet endroit pour faciliter l'écoulement du pus, on lave à l'eau quadruple, et l'on recouvre la petite plaie d'une plaque de cérat camphré (30) à demeure, que l'on remplace dès qu'elle tombe d'elle-même. On lotionne les surfaces voisines assez fréquemment à l'alcool camphré (26). Au moyen de ce pansement, ce mal d'aventure ne dure pas plus d'une semaine, et ne laisse aucune trace après la guérison. Cependant il est bon de faire observer que l'introduction d'un fragment de dent du brochet ou autre corps barbelé de ce genre dans les ligaments, est capable de produire d'assez profonds ravages ; mais ce cas est rare, surtout dans la campagne.

Jetage ou écoulement nasal. Voy. Enchifrènement, Gourme et Morve.

K

338. Kyste.
Définition. Poche biloculaire, à parois cartilagineuses,

et remplie d'un liquide dans lequel nagent des corps reproducteurs.

Causes. Être animé dont cette poche n'est que le développement et, si je puis m'exprimer ainsi, la matrice.

Effets. Le kyste, se développant en général dans les ligaments articulaires, finit par gêner le mouvement d'une manière plus ou moins grave ; mais l'animal n'en souffre pas autrement.

Médication. On brûle la paroi avec le caustique de Vienne (mélange de chaux et de potasse caustique), pour ménager un écoulement au liquide reproducteur ; par l'ouverture, on fend en croix la poche, on y introduit un tampon fortement imbibé d'alcool camphré (27,3°); on panse ensuite à la pommade camphrée (29,1°).

L

339. Ladrerie, nosclérie, pourriture de St-Jacques.

Définition et causes. Développement des hydatides dans la peau du cochon.

Effets. Le lard est désorganisé ; la graisse apparente de l'animal n'est qu'un amas de vésicules pleines de liquide ; la peau perd sa sensibilité ; l'animal tombe dans un état de langueur et d'abattement qui s'accroît chaque jour, si on abandonne le mal à lui-même.

Médication. Lotionner la peau avec de l'eau sédative très-forte (38, 2°), puis avec l'eau quadruple (39 *bis*); administrer l'essence de térébenthine par le haut (40, 1°) et par le bas (40, 2°). Si le soulagement n'allait pas assez vite, on lotionnerait aussi l'animal à l'alcool camphré (27, 1°) pur.

Lampas. Voy. Fève.

Laron. Voy. Anclou.

Laryngite et Laryngo-pharyngite. Voy. Angine.

Liard. Voy. Claveau.

340. Limace.

Définition. Ulcération qui se développe, chez les ruminants, entre les deux onglons; c'est une variété du panaris chez les didactyles.

CAUSES. Une écharde, un gravier, un clou des rues, une *tique*, qui s'implantent entre les deux doigts des ruminants; piqûre d'une guêpe.

EFFETS. Inflammation de l'entre-deux des onglons, avec fièvre et toutes les conséquences de la fièvre; formation du pus dont l'action corrosive s'attaquerait progressivement à tous les tissus ambiants, si l'on abandonnait le mal à lui-même.

MÉDICATION. Dès le premier moment que l'animal boite, lui envelopper le pied de linges imbibés d'eau sédative (38, 4°); plus tard et dès qu'il y a ulcération, tenir le pied enfermé dans une vessie de porc ou de caoutchouc, dans laquelle on déposera de l'alcool camphré (26) et ensuite de la pommade camphrée (28). La fièvre tombe, avec toutes ses conséquences, dès le premier pansement. Voy. PANARIS.

341. LIPÔME.

DÉFINITION et EFFETS. Tumeur *graisseuse*, indolente, qui se développe sous les téguments, surtout chez le chien.

CAUSE. Inconnue et qui pourrait bien être animée.

MÉDICATION. Le remède serait ici pire que le mal. Si l'on y tenait, on oblitérerait le lipôme, en le brûlant au caustique de Vienne (mélange de chaux et de potasse caustique), et pansant à la pommade camphrée (29, 1°).

LOMBRICS. Voy. VERS INTESTINAUX.

342. LOUPE.

DÉFINITION et EFFETS. Tumeur *sanguine*, assez dure, indolente, qui se développe dans le tissu cellulaire.

CAUSES. La présence d'un corps animé ou non, capable d'imprimer une impulsion de développement à une portion du tissu cellulaire.

MÉDICATION. Si la tumeur est pédiculée, on lie fortement le pédicule, et l'on entoure constamment la tumeur d'une compresse d'alcool camphré (26), dans lequel on a fait dissoudre une certaine quantité d'aloès (11). La tumeur finit par tomber, lorsque le pédicule a été oblitéré par suite de l'étranglement et par l'action de l'alcool camphré. L'ablation de la tumeur par les procédés chirurgicaux est très-difficile à se cicatriser, à cause du retrait des bords de la plaie, qui met à nu un réseau inextricable de vaisseaux d'un assez fort calibre.

Louvet. Charbon des bêtes à laine. Voy. Anclou.

Lumbago. Voy. Effort.

343. Luxation.

Définition. Dislocation d'une articulation quelconque; désemboîtement des os.

Causes et effets. La luxation est ou *traumatique* ou *spontanée*. La luxation *traumatique* est produite par un effort violent qui allonge ou déchire une portion des ligaments capsulaires, ou par une contraction musculaire assez forte pour séparer la surface articulaire de deux os. La luxation *spontanée* est produite par un développement morbide de la surface articulaire de l'un ou des deux os, qui finit par les écarter l'un de l'autre. Ce développement morbide peut, à son tour, être l'effet, soit de l'introduction d'un corps étranger, animé ou non, dans la substance des cartilages, soit de la fixation en ces régions d'un globule mercuriel.

Médication. On applique, trois fois par jour, sur la région luxée, un cataplasme sédatif (37); puis, au bout d'un quart d'heure, les plaques galvaniques (65); et l'on enveloppe l'articulation de cérat camphré (30), jusqu'au prochain pansement; garance (42), plantes marines (63) dans le fourrage, ou dans les aliments préparés, selon l'espèce d'animal; eau de zinc (70) à boire. Mais il est des cas où, en outre de cette médication, il est nécessaire d'avoir recours à des procédés chirurgicaux, pour maintenir en présence et rapprocher de plus en plus les os qui concourent à l'articulation. Le raisonnement indiquera, mieux que nous ne pourrions le faire, les moyens les plus propres à obtenir ce résultat, mais dont le principal, qu'on nomme *reboutage* quand il s'agit des membres thoraciques et pelviens, consiste dans l'extension du membre luxé, portée assez loin pour qu'en lâchant tout subitement, la tête de l'os luxé puisse rentrer dans sa cavité à travers l'ouverture ligamentaire qui lui avait donné issue. Si l'opération réussit, on tient pendant quelque temps la surface correspondante à l'articulation, constamment recouverte d'alcool camphré (27, 3°).

M

344. Magasin (Faire).

Définition et effets. Un cheval *fait magasin*, quand il entasse le manger entre les dents et les joues, au lieu de l'avaler, ce qui communique de la fétidité à l'haleine.

Causes. Agacement des dents par des aliments trop acides, par un coup d'air, ou par suite d'une infection mercurielle (129).

Médication. Nettoyer les dents au moyen d'un tampon avec un dixième d'eau sédative (38) ou d'un centième de cendres de bois dans l'eau; puis, par le même procédé, les gencives avec de l'alcool camphré (26) d'abord et ensuite avec de l'eau zinguée et salée (70); on promène sur les gencives des petites plaques galvaniques (65); plantes marines dans le fourrage (63).

Maigreur. Voy. Amaigrissement.

Mal d'ane. Crevasses qui se forment autour de la couronne du cheval, de l'âne ou du mulet. Voy. Crevasses.

Mal des ardents. Voy. Feu St-Antoine.

Mal de bouche. Voy. Aphthes.

Mal de bois ou de brou. Voy. Indigestion.

Mal caduc. Voy. Épilepsie.

Mal de cerf. Voy. Épilepsie.

Mal d'encolure. Voy. Garrot (Mal de).

345. Mal de feu ou d'Espagne.

Définition. Coup de sang qui frappe les chevaux dans

les pays chauds, quand on leur donne trop tôt l'orge *(cevada)*, qui en Espagne remplace l'avoine. Le mal d'Espagne n'est qu'une indigestion glutinique (329).

Médication. Faire avaler tout aussitôt un verre d'eau sédative (38, 1°) délayé dans un demi-seau d'eau; arroser le crâne, les reins d'eau sédative (38, 3°), en faire renifler à l'animal; lui administrer l'aloès (12), les lavements aloétiques (47) et térébenthinés (40, 2°); et le brosser à l'eau sédative sans discontinuité sur la colonne vertébrale. On dit, en Espagne, que l'éther est l'antidote de ce mal; c'est à essayer.

Mal de garrot. Voy. Garrot.

Mal de gorge. Voy. Angine.

Mal de langue. Voy. Anclou.

Mal de pied. Voy. Piétin.

Mal de rognon. Blessure ou meurtrissure survenue aux reins par la même cause qui produit le mal de garrot (313), c'est-à-dire par le frottement de la selle. Panser comme le mal de garrot. Voy. Garrot.

Mal rouge. Voy. Feu St-Antoine et Maladie de Sologne.

Mal sacré. Voy. Épilepsie.

346. Mal de saignée, thrombus, trombus, trumbus.

Définition et causes. Extravasation du sang veineux à la suite d'une saignée.

Médication. Comme l'eau sédative a remplacé la saignée, dans notre système, nous pourrions nous dispenser de nous occuper de cet accident. Cependant, pour ceux qui tiendraient encore à cette routine, nous ferons observer qu'on préviendra cet accident en passant un peu d'alcool camphré (27, 2°) autour de la piqûre après la saignée, et que si le mal de saignée survenait, faute de cette précaution, on en arrêterait la propagation et les conséquences en recouvrant constamment d'alcool camphré (27, 2°) l'extravasation.

347. Mal de taupe, talpa, testudo.

Définition. Tumeur qui se développe en arrière du

toupet et des oreilles chez le cheval; on a cru y voir une certaine ressemblance d'aspect avec une *taupinière* ou butte de terre soulevée par la taupe; mais il est tout aussi probable que le mot *taupe* n'est en ce cas que la corruption de *toupet*, mal du toupet.

Causes. Frottement prolongé sur cette région, contusion et coups violents, frictions mercurielles ou bien pullulation de l'insecte de la gale sur cette région.

Effets. Par leur nature et leur aspect, ces sortes de tumeurs sont identiques avec le mal de garrot et le mal de rognon.

Médication. Application constante d'alcool camphré (27, 2°) sur la tumeur. Si ce moyen n'opère pas assez vite la diminution, application de compresses d'eau sédative très-forte (38), puis de plaques galvaniques (65); on recouvre ensuite de cérat camphré (30) jusqu'au prochain pansement. On lave la surface à l'eau quadruple (39 *bis*) avant de panser.

348. Mal de tête de contagion.

Définition et effets. Maladie d'une marche rapide qui fait que la tête enfle, les yeux larmoient, les naseaux jettent et la bouche bave un liquide fétide et contagieux; les ganglions s'engorgent aux membres; des chancres surviennent au nez et aux lèvres; les testicules se tuméfient; l'animal perd l'appétit et la mort survient dans un court délai.

Causes. La nature de cette maladie est mercurielle et syphilitique dans tous ses symptômes.

Médication. Administrer sur-le-champ et chaque jour l'aloès (12) et l'essence de térébenthine par le haut (40, 1°), et par le bas (40, 2°), avec de l'eau zinguée (70). Appliquer constamment sur le crâne de l'eau sédative (38, 3°), et les plaques galvaniques (65) sur tous les engorgements. Faire de fréquentes injections à l'eau de térébenthine zinguée (40 et 70) dans les naseaux; nettoyer tout l'intérieur de la bouche, l'arrière-gorge, les joues, avec de l'eau quadruple (39 *bis*), et ensuite avec l'alcool camphré (26), au moyen d'un tampon.

N. B. Vous éviterez à vos chevaux et autres animaux une aussi terrible maladie, quand vous veillerez à ce qu'aucun traitement mercuriel ou arsenical ne soit suivi par les gens de la maison.

349. MALADIE DES CHATS, MALADIE DES CHIENS.

DÉFINITION et CAUSES. Les chats et les chiens, animaux domestiques et gloutons, qui fouillent leur nourriture dans les endroits les plus sales, sont exposés à ingurgiter plus d'un de ces poisons dont l'industrie ne se fait pas faute, et que l'on jette chaque jour aux tas d'ordure ; or la maladie, qui porte le nom de ces deux classes d'animaux, offre tous les caractères d'un empoisonnement par l'arsenic. On la remarque chez les jeunes animaux de trois à quatre mois, plus fréquemment que chez les autres, quand on les sépare de leur mère ; parce qu'à cet âge l'instinct ne leur a pas encore appris à discerner les bons aliments des mauvais, et que, d'un autre côté, leurs tissus étant plus mous, l'absorption du venin se fait avec plus de facilité et à dose plus considérable. Cette maladie est la MORVE de ces deux classes d'animaux. Voy. MORVE.

EFFETS. Perte d'appétit, larmoiement, stupeur, et affaiblissement progressif de la vue et de l'ouïe ; le chat se cache, le chien s'affaisse sur lui-même et refuse d'obéir ; il fait des efforts comme pour s'arracher un morceau de la gorge ; bave écumeuse, nausées, chorée s'aggravant de plus en plus, et puis mort dans les convulsions.

MÉDICATION. Voy. EMPOISONNEMENT par l'ARSENIC et le MERCURE (272, B 3°). Donnez forcé laitage battu avec de l'hydrate de tritoxyde de fer, et provoquez au début et fréquemment le vomissement (272, B 1°) ; lavements fréquents à l'eau zinguée (70), dans laquelle on éteindra une pelle rougie au feu ; lotions fréquentes à l'eau sédative (38, 2°) sur le crâne et sur les reins. Lavez l'intérieur de la gorge à l'eau zinguée (70) au moyen d'un tampon ; injectez-en dans le nez.

Maladie d'été, maladie rouge. Voy. Maladie de Sologne.

Maladies intestinales. Voy. Intestinales (Maladies).

Maladie pédiculaire. Voy. Phthiriasis.

Maladie de la peau. Voy. Peau (Maladies de la).

349 *bis*. Maladie de sang, sang de rate, la chaleur, le sang, monrois rouge.

Définition. Maladie spéciale aux bêtes à laine, et qui attaque plus rarement les bêtes à cornes ; elle est caractérisée par son invasion subite, la promptitude du dénoûment fatal, et la déformation en bouillie de la rate.

Causes. Tous les caractères de cette maladie nous en font reconnaître la cause dans un empoisonnement par le bupreste ou autre espèce de cantharide.

Effets. Cette maladie apparaît l'été, est dans toute sa force aux mois de juillet et d'août, décroît en septembre et disparaît tout le reste de l'année. Elle attaque subitement les bêtes les plus saines. L'animal s'arrête tout à coup et cesse de manger ; il porte la tête basse, paraît étourdi ; il bat des flancs, chancelle, trébuche, se relève pour retomber, perd la vision, larmoie, rend une bave visqueuse, fait de violents efforts pour uriner et ne rend qu'un filet d'eau sanguinolente ; enfin il meurt dans les convulsions en rendant un sang noir par la bouche. L'animal mort est enflé ; sa rate volumineuse s'effrite en une bouillie noirâtre et épaisse.

Médication. Faites avaler à la bête un vingtième d'eau sédative (38) dans de l'eau ferrée ; ensuite une cuiller d'alcool camphré (26) dans deux ou trois grands verres de lait ou d'eau blanche ; aloès (12) ; térébenthine par le haut (40, 1°) et par le bas (40, 2°) ; lotions abondantes d'eau sédative (38, 2°), et ensuite d'alcool camphré (27,

1°) sur les reins et le dos; passez de la pommade camphrée (28) sur les organes génitaux ; appliquez une compresse fortement imbibée d'alcool camphré (27, 3°) sur tout le ventre.

350. Maladie de Sologne, maladie rouge, maladie d'été, mal rouge.

Définition. Maladie spéciale aux troupeaux de la Sologne, depuis mai jusqu'en août, sa plus grande force étant en juin.

Causes. Je présume fort que la cause de cette maladie n'est autre que l'introduction dans la peau de la graine de certaines graminacées, telle que celle du *stipa pennata*, qui commence à fleurir au commencement de mai dans les terrains sablonneux, et est dans toute sa maturité vers le milieu de juin. Voy. *Hist. nat. de la santé et de la maladie*, 3e édit., en 3 vol., tome Ier, page 329, 1860. La *douve du foie* et les *hydatides* ne sont pas tout à fait étrangères aux symptômes de la maladie. Les fièvres paludéennes peuvent contribuer aussi à en aggraver l'intensité et à en compliquer les caractères.

Effets. L'animal languit, cherche l'ombre; son œil est larmoyant et terne; les lèvres, les gencives blanchissent; une morve épaisse bouche les naseaux; difficulté d'uriner; enflure des membres antérieurs; excréments sanguinolents; quelquefois soif inextinguible; et surabondance d'urine, quand ils sont près de mourir.

Médication. C'est aux habitants de ces contrées à s'assurer de la valeur de notre première hypothèse, et alors ils devront ou extirper ou faucher, avant qu'elle porte graine, la plante ci-dessus. Dans le cas où la maladie ne reconnaîtrait pas une telle cause, ils traiteront leurs troupeaux malades par la médication contre les vers intestinaux, ou par celle contre les fièvres intermittentes. Voy. ces mots. L'assainissement de ces contrées sera le moyen préventif de cette maladie.

N. B. Le meilleur moyen d'assainir la Sologne, c'est

de réunir les innombrables flaques d'eau, qui en corroient la terre, en vastes et profonds étangs coupés à pic sur les bords, que l'on palissera et maintiendra avec des pieux de saule si faciles à prendre racine. Ces étangs, que l'on empoissonnera, seront des espèces de *regards* où viendra se rendre l'humidité des terres environnantes et l'eau des flaques dormantes qui jusque-là infectent l'air à cause de leur peu de profondeur (*).

Maladie rouge. Voy. Maladie de Sologne.

Malandres. Petites crevasses qui se forment au pli du genou des chevaux. Voy. Crevasses.

351. Mamelles de la vache (Maladies des).

Ces sortes de maladies locales sont plus fréquentes chez la vache que chez la jument et autres femelles ; on peut les classer sous les rubriques suivantes :

1° Inflammation ou mammite et vulgairement airs de terre.

2° Induration, ou engorgement de la glande mammaire. Voy. Cancer.

3° Squirrhe, ou développement cancéreux de la glande. Voy. Cancer.

4° Ulcération. Voy. Blessures.

Causes. La vache, se couchant dans des pâturages humides plus fréquemment que les femelles des autres espèces, est plus exposée qu'elles aux impuretés mercurielles ou d'un autre genre qui infectent le fumier provenant des immondices des villes ; à l'invasion des larves qui pullulent dans les excréments, des dragonneaux qui vivent dans la vase, des acares qui s'attachent aux feuilles ; à la piqûre des cousins ; enfin à l'introduction des poussières irritantes dans les tissus si délicats de la glande qui sécrète le lait.

Effets. Les poussières irritantes, les acares déterminent une inflammation qui donne la fièvre et détourne la

(*) Voyez *Revue complémentaire des sciences,* tom. IV, pag. 364, 1858.

sécrétion du lait. Les dragonneaux, en serpentant dans le tissu, y produisent des ulcérations que les saletés du fumier peuvent transformer en plaies charbonneuses et gangréneuses. Enfin l'absorption des sels mercuriels dont certaines immondices des villes ou manufactures sont infectées, occasionnent, soit l'engorgement des glandes, soit leur développement en tissus cancéreux. Dans tous les cas, la sécrétion du lait est ou supprimée ou viciée. L'action caustique des produits ammoniacaux de certains fumiers, détermine sur le pis de la vache une éruption de boutons varioliques *(cow-pox)*, comme l'eau sédative en produit sur les mammelles de la femme.

MÉDICATION PRÉVENTIVE. Nous ne saurions trop insister pour que les fumiers soient élaborés sur place, d'après la méthode que nous avons indiquée (110), afin de préserver le pis de la vache de l'invasion des êtres animés. On se trouvera bien de tenir suspendu, sous le ventre et entre les cuisses, un sachet goudronné et rempli de poudre de camphre (25).

MÉDICATION CURATIVE. L'inflammation se dissipera par la simple application suffisamment continuée d'un cataplasme sédatif (36) ; on recouvrira ensuite les surfaces d'une plaque de cérat camphré (30), dès que l'on s'apercevra que le cataplasme aura déterminé des espèces de boutons de vaccine sur la surface des mamelles.

Les êtres animés *(acares, dragonneaux, larves,* etc.) seront chassés par le même procédé, et par des lotions à l'eau quadruple (39 *bis*) ou à l'alcool camphré suffisamment étendu d'eau (26).

Quand les mamelles sont engorgées ou squirrheuses, on les tient enveloppées, trois fois par jour pendant une demi-heure, d'un cataplasme sédatif zingué (36, 70) ; puis, pendant une bonne demi-heure, des plaques galvaniques (66) ; on leur administre des lavements zingués (70) tous les matins ; on leur donne à manger des plantes marines (63) ; on sale leur foin. Quant aux ulcérations, on les soigne par le pansement camphré (229); les plaies charbonneuses, ou gangréneuses, on les brûle fréquemment à l'alcool camphré (26).

Mammite ou inflammation des mamelles. Voy. Mamelles.

352. Marasme ou amaigrissement en général. Dès que la nutrition manque d'aliment, tous les organes maigrissent, s'émacient, et l'animal tombe dans le marasme ; dès lors la faiblesse musculaire donne à tous les mouvements un caractère d'indécision, une lenteur, un défaut de spontanéité que les coups ont de la peine à vaincre. L'œil languit, la respiration traîne, le poil se hérisse ou se crispe, le pouls baisse, le dégoût remplace l'appétit et fait souvent subitement place à la faim-calle. Or, comme la nutrition, c'est-à-dire, le développement des organes, est le résultat simultané des deux actions incessantes de la respiration et de la digestion stomacale, nous distinguerons deux espèces de *marasmes* : le *marasme pulmonaire* et le *marasme intestinal*.

353. A. Marasme pulmonaire.

Causes. Le marasme pulmonaire est un empoisonnement continu et à petites doses, une asphyxie lente au moyen de l'aspiration habituelle de gaz désorganisateurs qui vicient l'air ambiant, ce qui arrive dans le voisinage des fabriques d'acide sulfurique, hydrochlorique, nitrique, ou de produits qui dégagent de l'ammoniaque ou de l'arsenic. Les étables salpêtrées, crépies avec du vert de Schéele à la détrempe, peuvent aussi occasionner le marasme, parce que la poussière que les mouvements habituels de l'animal, et même ses fortes aspirations, détachent du mur, vient produire sur les surfaces pulmonaires (272 A) le même genre de dégradation qu'elles produiraient sur les muqueuses intestinales.

Effets. Les effets généraux et externes du marasme sont les mêmes, quelle qu'en soit la cause. Mais les effets spéciaux varient selon la nature de la cause même. L'aspiration des gaz acides ou ammoniacaux produit d'abord un violent *coryza*, ou, pour parler le langage populaire, un *enchifrènement*, un *morfondement* d'autant plus intense que l'air est plus vicié. La membrane interne du nez est d'abord sèche et enflammée; mais bientôt elle sécrète une humeur de plus en plus aqueuse, si l'air est vicié par l'ammoniaque, les gaz acide *hydrochlorique* ou *nitreux*. L'humeur est plus épaisse, plus caillebottée, quand l'air est vicié par le *gaz sulfureux*. L'animal rend ensuite une bave écumeuse, qui prend une teinte jaunâtre quand l'air est vicié par les acides *sulfureux ou nitreux*, et rosée ou bleue quand c'est l'émanation d'acide *hydrochlorique* qui a eu lieu.

La bave est d'abord incolore, mais très-liquide par l'ammoniaque; mais bientôt elle présente des stries noirâtres qui se multiplient progressivement. A l'autopsie le poumon sera d'autant plus endommagé et coloré en jaune ou en bleu et noir que l'émaciation datera de plus loin; et à une certaine époque, sa substance ne sera presque qu'une pulpe noirâtre facile à s'effriter sous les doigts.

Si l'émanation est arsenicale, le coryza sera sec et les poumons se dessécheront, au lieu de se résoudre en humeur; à l'autopsie ils paraîtront rouges, tachés de rouge plus foncé; à la longue leur substance se réduira à une exfoliation comme parcheminée.

Dans tous les cas, l'animal renâcle, bave, tousse avec fréquence; il respire par saccades rapides; le pouls est accéléré, d'abord fort, puis obscur; l'animal a l'œil terne, la démarche lente et lourde; le train postérieur semble paralysé; il éprouve des soubresauts violents: il perd l'appétit, mais éprouve une soif-calle; il maigrit de jour en jour et n'est bientôt plus bon qu'à abattre.

MÉDICATION PRÉVENTIVE ET CURATIVE. Si l'animal n'est pas exposé depuis trop longtemps à ces émanations acides ou ammoniacales, il suffit de le soustraire à ces influences et de le rendre à un air pur, pour qu'il revienne peu à peu et presque sans médication à la santé.

On peut atténuer le danger d'une pareille atmosphère en saturant, au passage, l'air chargé de ces gaz. On empile à cet effet des fragments de chaux vive dans les embrasures des fenêtres et au devant des portes, on badigeonne les murs extérieurs d'eau de chaux, quand les émanations sont acides ou arsenicales. On asperge, au contraire, les murs de vinaigre, ou d'acide sulfurique étendu de 50 fois d'eau, quand les émanations sont ammoniacales. On atténue ainsi le danger, sans le conjurer tout à fait.

On lotionne de temps à autre avec l'eau sédative (38) les bords des mangeoires, pour diminuer les effets des aspirations acides ; et avec le vinaigre faible, contre les émanations ammoniacales. On brosse aussi les animaux à l'eau sédative (38, 2°) sur tout le corps dans le premier cas, et avec le vinaigre, dans le second cas. On les purge souvent à l'aloès (12) pour combattre l'action des acides sur l'estomac ; on leur fait aussi avaler trois fois par jour de l'eau blanche battue avec de la craie.

B. Marasme intestinal.

Causes. Le marasme intestinal est produit par la pullulation des vers intestinaux, surtout par la présence du ver solitaire, qui, en s'attachant aux parois de l'estomac, semble absorber, au détriment de l'animal, tous les produits de la digestion.

Effets. L'animal maigrit, tout en mangeant même plus qu'à l'ordinaire. Il est pris souvent d'une faim-calle (293) insatiable. D'autres fois, il a des mouvements convulsifs, fantasques, capricieux, inattendus ; il se roule par terre ; il cherche à mordre tout ce qui se présente ; il creuse du pied la terre, puis il retombe dans un affaissement complet, dans une apathie que les coups ont de la peine à vaincre ; son œil est tour à tour morne et pétillant ; il a des soubresauts ; il s'affaisse et se relève difficilement.

Médication. Voy. l'article Vers intestinaux.

354. Matière soufflée aux poils.

Définition, causes et effets. Fusée purulente qui, dans les affections du pied du cheval, remonte sous la muraille jusque sous les poils de la couronne, pour s'échapper par le biseau, comme si le pus suintait de chaque poil.

Médication. Donner issue au pus au dehors, laver à l'eau quadruple (39 *bis*) trois fois par jour, et enfermer chaque fois ensuite le pied du cheval dans une vessie de porc contenant d'abord de l'alcool camphré (26) et ensuite de la pommade camphrée (28).

Matrice (Chute de la). Voy. Chute. (Inflammation de). Voy. Métrite.

355. Mélanoses.

Définition. Développements anormaux et indolents des ganglions lymphatiques, de forme et de volume très-variables, remplis d'un liquide noir grumelé, qui se présentent chez les chevaux, spécialement chez les chevaux blancs ou gris pommelés, à l'extérieur ou à l'intérieur et surtout à l'anus ou sur les organes génitaux ; analogues des crinons chez l'homme.

Causes. La cause de ces développements a beaucoup d'analogie avec celle des *crêtes de coq* et *choux-fleurs*, etc., des maladies syphilitiques chez l'homme ; et paraît être d'origine mercurielle ou argentique (on sait que l'emploi du nitrate d'argent, comme médicament externe, communique une couleur noire qui peut s'étendre très-profondément dans les tissus).

Effets. Comme ces sortes de corps peuvent se former sur tous les organes et que ce vice est héréditaire comme les scrofules, il serait inutile d'entreprendre un traitement quelconque ; car le traitement ne changerait pas de telles constitutions. On pourrait essayer l'eau zinguée (70) en boisson et en lotion ; usage des plantes marines (63), de la garance (42) et de l'aloès (12).

Mémarchure. Voy. Effort.

Méningite. Voy. Vertige.

356. Mercuriel (Traitement anti-).

Toutes les fois que l'on soupçonnera pour cause à une maladie l'action du mercure, on soumettra l'animal au régime suivant: Plantes marines(63)et garance(42)dans le fourrage ou le manger. Eau zinguée (70) en boisson et en lavement (50). Fréquents lavages à la brosse avec l'eau quadruple (39 *bis*). Application trois fois par jour au moins, pendant une demi-heure, de plaques galvaniques (65) sur la région qui paraît être plus spécialement le siége de l'invasion. Térébenthine par le haut (40, 1°) et par le bas (40, 2°) tous les deux jours. Aloès (12) tous les trois jours, et huile de ricin(68) toutes les semaines. Bâillon galvanique(67) et peaux d'animaux vivants (24).

357. Météorisation, tympanite.

Définition. Indigestion gazeuse très-rare chez le cheval et autres solipèdes, très-commune chez les ruminants.

Causes. Nourriture, telle que le trèfle et la luzerne, couverte de rosée, trop verte encore et trop prompte à fermenter dans les premières voies, chez les ruminants, ou qui dégage une quantité d'acide carbonique, soit vicié soit supérieur à la faculté d'absorption des parois stomacales, chez le cheval. Cet accident est très-fréquent chez les chevaux en Espagne, quand on leur donne trop tôt, après une longue course, l'orge *(cevada)* qui remplace l'avoine dans ce pays.

Effets. Le ventre se ballonne, les flancs se soulèvent, les intestins gargouillent; l'animal regarde son ventre, bat la terre de ses pieds de devant, cherche à se frapper le ventre avec les pieds de derrière, s'abat, se relève, se promène à grands pas et s'agite à droite et à gauche. La sueur lui ruisselle à chaque accès; il ne tarde pas à baisser la tête, à tomber dans l'accablement; il étouffe et meurt asphyxié, si l'on ne lui porte pas de prompts secours.

Médication. Dès les premiers symptômes, on fait avaler de force à l'animal trois verres d'eau sédative (38) dans un seau d'eau, par gorgées fréquentes. On lui fait de larges affusions d'eau sédative sur le crâne, les flancs et le ventre ; on lui en administre un verre en lavement dans la quantité d'eau des lavements ordinaires (47). On le brosse continuellement à la pommade camphrée (29, 2°) sur le ventre. Le mal cède comme par enchantement à cette simple médication. Je conseille d'essayer aussi de faire avaler à l'animal quelques gouttes d'éther, qu'on dit être un remède souverain contre les coups de sang, que l'orge cause aux chevaux de voyage en Espagne.

357 *bis*. MÉTRITE, INFLAMMATION DE MATRICE, CATARRHE DE LA MATRICE OU VAGINAL.

CAUSES. Nous comprenons sous le nom de MÉTRITE toutes les affections, à l'exception du CARCINOME (voy. ce mot), dont peut se trouver affectée la matrice, de quelque cause qu'elles proviennent et qu'il est si difficile de déterminer dans un organe aussi profondément situé. Le *speculum*, en effet, ne nous permet d'en voir que l'entrée. La matrice peut être malade par suite 1° d'un PART laborieux ; 2° d'un ACCOUCHEMENT maladroitement opéré ; 3° de fatigues et marches excessives, surtout après le PART et la MISE BAS ; 4° par suite d'un accouplement disproportionné ; 5° de l'introduction d'une larve ou d'un insecte parfait ; 6° enfin de l'absorption de substances intoxicantes fortuitement ou médicalement administrées.

EFFETS. L'animal écarte les fesses en marchant ; il s'arrête souvent ; sans boîter il traîne l'une ou l'autre jambe ; l'approche du mâle le fait souffrir ; il rend par la vulve un liquide d'une odeur nauséabonde ou fétide, d'un aspect opalin, jaunâtre ou verdâtre, quelquefois même assez corrosif pour couvrir le pourtour des lèvres et les aines de boutons et d'ulcérations.

MÉDICATION. Trois ou quatre fois par jour injections dans la vulve et très-profondément avec l'eau quadruple tiéde (39 *bis*); introduire ensuite cinq minutes une soude galvanique (66); on injecte enfin de l'huile camphrée (33). Plantes marines (63) et fougère (41) en fourrage. Passer souvent de l'alcool camphré (26) dans les aines, et autour de la vulve. Térébenthine par le bas (49). Aloès (12) tous les trois jours; larges et fréquentes lotions à l'eau sédative sur les reins et les hanches (38).

MEURTRISSURES. Voy. BLESSURES.

MISE BAS. Voy. ACCOUCHEMENT.

MOLETTES.

DÉFINITION. Hydrarthrose du boulet du cheval, produisant des proéminences molles de chaque côté des tendons fléchisseurs du pied. Voy. HYDRARTHROSE.

MONROIS ROUGE. Voy. MALADIE DE SANG.

MONTE. Voy. ACCOUPLEMENT.

MORFONDEMENT, MORFONDURE. Voy. ENCHIFRÈNEMENT.

MORSURE. Voy. BLESSURES et RAGE.

358. MORVE.

DÉFINITION et CAUSE. Infection mercurielle et contagieuse, qui a son siége originaire sur les os du nez.

EFFETS. Les deux narines, surtout la gauche, jettent une matière, d'abord peu colorée, puis jaune-verdâtre et grumelée, qui s'attache aux naseaux; les ganglions sublinguaux s'engorgent, les muqueuses du nez et de la bouche s'ulcèrent; l'animal continue à avoir bon appétit; mais ses yeux larmoient et jettent du pus; le jetage prend peu à peu un aspect de plus mauvais augure; on remarque des ulcérations blafardes dans l'intérieur des narines. En cet état, les règlements de police ordonnent d'abattre l'animal; parce que d'abord la maladie se communique même à l'homme, et que la contagion est d'autant plus funeste et plus prompte dans ses résultats que l'origine en est plus ancienne; car à la dernière période la tête tombe en putréfaction et en gangrène. A l'autopsie, on trouve les os du nez couverts d'une couche ponctuée, qui ressemble exactement à ces couches fongueuses

que les botanistes désignent sous le nom de *boletus medulla panis*.

Médication. Les règlements de police ne permettent
aucun genre de médication ; et nous n'indiquons la suivante que pour que l'essai en soit tenté dans les écoles
vétérinaires. Faire des injections fréquentes dans les narines, d'abord à l'eau quadruple (39 *bis*), ensuite à l'alcool
camphré (26) étendu de six fois d'eau, puis à l'huile
camphrée (33) ; toucher la région sublinguale tantôt
avec une petite plaque galvanique (65), tantôt avec un
tampon imbibé d'alcool camphré (26) ; leur laver la
bouche à l'eau salée et leur mettre un mors de bride
étamé, que l'on nettoiera et rétamera souvent (67). Appliquer constamment les plaques galvaniques (65) sur le
chanfrein. Mêler les fanes de garance (42) et les plantes
marines (63) dans le fourrage. Administrer des lavements camphrés (47) et zingués (70) ; et lotionner souvent la peau à l'alcool camphré (26). Aloès (12) tous les
deux jours. Eau térébenthinée légèrement (40, 1°)
tous les jours. Huile de ricin (68) tous les quatre
jours.

Médication préventive pour l'homme qui panse ces
chevaux. Il se lotionnera souvent les mains et le visage
à l'alcool camphré (26) et se les lavera à l'eau zinguée
(70) ; il se gargarisera souvent à l'eau salée ; il en reni-
flera même ; il gardera dans la bouche une grenaille d'é-
tain, qu'il fera refondre souvent. Aloès (12) tous les trois
jours ; et soir et matin, larges lotions à l'alcool camphré
(26) sur tout le corps.

Avis essentiel. Nous invitons les éleveurs et les amateurs de chevaux à proscrire dans leur maison l'emploi
de sels mercuriels, sous quelque prétexte que ce puisse
être, et à mettre immédiatement à la porte tout serviteur
qui se montrerait assez indocile pour avoir recours à
des médicaments d'une origine suspecte. Les cas de
morve seront d'autant moins fréquents que la proscrip-

tion du mercure en médicament ou sous toute autre forme sera plus sévère.

MUGUET DES AGNEAUX. Voy. APHTHES.

MULES TRAVERSINES. Voy. CREVASSES.

359. MUSCARDINE et GATINE ; MALADIES DES VERS A SOIE.

1° MUSCARDINE. Maladie épidémique des vers à soie.

CAUSES. Infection miasmatique provenant de la décomposition ammoniacale et hydrosulfurée de la litière accumulée sur les claies.

EFFETS. Le ver à soie languit, perd l'appétit, se replie sur lui-même, enfle et prend l'aspect transparent et jaunâtre de certaines pralines qu'on appelait en Provence *muscardines*, au commencement de ce siècle ; il se décompose presque sur pied, en se couvrant de moisissures que nos savants officiels ont prises, pendant près de 20 ans, pour la cause de la maladie. Il a fallu lutter tout ce temps pour leur faire admettre que les moisissures, parasites des sucs décomposés, étaient des effets et non des causes. En effet un fruit ne se couvre de moisissures que longtemps après qu'il s'est taché. Enfin les corps savants ont daigné adopter cette explication triviale, et la maladie des moisissures a disparu du sein de la première académie du monde en fait de piété.

MÉDICATION PRÉVENTIVE. Rien ne préserve mieux les vers à soie de cette infection que de faire évaporer de temps en temps du vinaigre camphré sur un petit réchaud. On place le réchaud à terre, avec quelque peu de cendres chaudes, dans lesquelles on enfonce une soucoupe contenant une certaine quantité de vinaigre ordinaire et un grumeau de camphre. Ensuite on a soin chaque jour d'enlever la litière, à l'aide d'un filet qui, reposant sur les claies, permet de soulever les vers à soie et de les isoler de leur fumier. Puis, avant de les couvrir de nouvelles feuilles fraîches, on saupoudre très-rapidement ces chenilles avec, soit de la chaux en poudre, soit de la cendre de bois, soit même de la craie en poudre ; enfin dès qu'on apporte la feuille des champs, on la bat avec quelques gouttes de vin généreux. Jamais je n'ai vu la *muscardine* infecter les magnaneries où ce système a été adopté.

MÉDICATION CURATIVE. La médication préventive ci-dessus est également curative. On a soin d'enlever un à un tous les vers infestés, d'éplucher, pour ainsi dire, les claies.

2° Quant à la GATINE, maladie de nouvelle date et qui ne remonte pas à plus de 16 ans, nous croyons avoir suffi-samment démontré (*) qu'elle n'est, comme la maladie des pommes de terre, que l'effet d'un flambage atmo-sphérique, qu'une atteinte du dard de l'éclair; elle ne se déclare du reste qu'après un orage. Une telle maladie a pour préservatif le paratonnerre; établissez des para-tonnerres volants et peu coûteux aux quatre coins de vos magnaneries en observant les précautions d'usage.

MÉDICATION. Contre le feu du ciel, une fois qu'il a frappé, il est peu de remèdes; et le pire des remèdes est toujours celui que prescrit la médecine, quand elle se mêle d'économie agricole; jamais elle ne déraisonne avec une faconde plus funeste qu'en ce cas: N'a-t-elle pas été jusqu'à prescrire des fumigations de cinabre (sulfure de mercure) pour guérir les pauvres vers à soie de la *gatine,* parce qu'il lui a plu d'entrevoir des rapports entre cette maladie des pauvres vers et la *syphilis* des bipè-des! Recommencez à élever des vers à soie dans de pa-reils locaux, et ils n'attendront pas la saison des orages pour tomber en décomposition; quant aux éleveurs, at-tendez-les au marasme, à la phthisie laryngée et aux rhumatismes.

MUSETTE. Voy. ANCLOU.

(*) Voyez *Revue complémentaire des sciences,* tom. VI, pag. 42. 1859.

N

360. Naviculaire (Maladie de l'os).

Définition. Carie de l'os sésamoïde de la dernière phalange, qui sert de poulie au tendon fléchisseur du pied du cheval.

Causes. Les mêmes que celles du panaris, ayant plus spécialement leur siége dans les ligaments de l'os naviculaire, et déterminant un foyer purulent autour de lui. Le mercure, soit ingéré, soit absorbé par la peau, est dans le cas de déterminer le même genre de désordres, quand il se fixe sur cette région.

Effets. Boiterie de plus en plus prononcée; l'animal porte le pied malade sur la pince, par la rétraction du tendon fléchisseur. La sole devient dure et sèche; le pied ne paraît pas malade à l'extérieur; mais il faut aller très-avant dans la fourchette pour retrouver le réseau sanguin; l'animal donne des signes d'une vive souffrance quand on appuie assez fort sur la base de la fourchette.

Médication. La même que pour le panaris (Voy. ce mot), en entourant de plus la couronne d'une plaque galvanique (65), et lotionnant le boulet à l'eau quadruple (39 *bis*) très-fréquemment. Aloès (12) tous les deux jours. Plantes marines (63) dans le fourrage.

Nébladure. Voy. Foie pourri.

361. Nécrose.

Définition. Mortification d'un os ou portion d'os, qui finit par isoler complétement la portion ainsi atteinte des os ou portions d'os que la cause du mal a épargnés.

Causes. Un abcès déterminé par l'introduction d'un corps étranger, mais surtout la fixation en cet endroit d'un sel désorganisateur et spécialement d'un sel mercuriel.

Effets. La portion d'os frappée de nécrose, cessant de participer à tout ce qui entretient la vitalité, se détache peu à peu, des portions ambiantes, se dépouille de ses sucs, se désorganise, se dessèche et finit par jouer le rôle d'un corps étranger; il prend alors le nom de *séquestre*.

MÉDICATION. Comme toute nécrose est engendrée par un abcès purulent, le traitement de l'ABCÈS (Voy. ce mot) facilitera l'expulsion presque spontanée du *séquestre*; on en préviendra la formation, en tenant constamment la région qui correspond à l'abcès recouverte d'alcool camphré (26). Si la nécrose a lieu dans les os de la mâchoire, on passe fréquemment de l'alcool camphré (26) sur les gencives; au moyen de ce traitement, la partie saine, en continuant sans encombre son développement, finit par combler le vide laissé par l'expulsion du séquestre.

NÉPHRÉTIQUE (COLIQUE). Voy. CALCULS.

NERF, FERRURE, TENDU FÉRU. Vieilles expressions, par lesquelles on désignait les plaies des tendons fléchisseurs du pied du cheval. Voy. BLESSURES.

362. NÉVRALGIE, NÉVROSE. Mots vides de sens; espèces de pléonasmes créés par les modernes pour désigner l'entité de la douleur; il faut reléguer ces néologismes dans la même catégorie de superfluités que ceux d'*irritation*, d'*inflammation* et d'*hystérie*.

363. NOIR MUSEAU, VIVROGNE.

DÉFINITION. Éruption dartreuse qui recouvre le museau des bêtes à laine et s'étend peu à peu jusqu'aux oreilles.

CAUSES. Les poux, les acares, le ciron de la gale; quand les agneaux ont la vivrogne, ils la communiquent au pis de la brebis qui les allaite.

EFFETS. Les mêmes que ceux de la gale; démangeaison insupportable et qui donne la fièvre. Voy. GALE (310).

MÉDICATION. Lotionner le museau et toute la tête d'abord à l'eau quadruple (39 *bis*), puis après avec de l'alcool camphré (27, 1°); et enduire ensuite toutes ces surfaces de cérat camphré (30); recouvrez du même cérat les mamelles de la brebis, en épargnant le pis.

NOSCLERIE. Voy. LADRERIE.

O

364. Obésité, embonpoint excessif et maladif.

Définition. Développement excessif du tissu adipeux de la peau du ventre.

Causes. Le repos forcé, la castration, une température humide et marécageuse. L'engraissement artificiel des animaux est une obésité; et l'engouement qui a pris les éleveurs pour l'engraissement monstrueux des animaux de boucherie n'aurait jamais eu lieu, si l'on s'était bien pénétré de cette idée que cet accroissement est pris aux dépens de la santé, et qu'un animal trop gras n'est qu'un animal malade; or la meilleure viande est celle qui provient de l'animal le plus sain.

Effets. L'animal s'alourdit, se refuse à la marche et à l'exercice; il respire mal, digère peu et difficilement; il se constipe; il a d'autant moins de chair qu'il élabore plus de graisse.

Médication. Lâchez l'animal dans l'enclos; forcez-le à la marche et au travail; donnez-lui peu de nourriture, encore moins d'eau à boire, et servez-lui une nourriture sèche et maigre; aloès (12) tous les deux jours; huile de ricin (68) toutes les semaines, et lavement térébenthiné (40, 2°) tous les jours.

Obstruction. Terme à supprimer, synonyme d'*engorgement*.

OEdème. Voy. Anasarque.

OEsophagotomie. Voy. Asphyxie.

365. OEstre.

Définition. Grosse mouche très-velue, sans trompe et sans suçoirs saillants, dont la larve vit sur la peau des bœufs, dans les intestins des chevaux, dans les fosses nasales et leurs dépendances, chez le mouton. Cet insecte est le fléau des troupeaux qui paissent dans les bois.

Effets. La larve produit, sur la peau des bêtes à cornes, des tumeurs pustuleuses qui semblent à peine fatiguer l'animal. Mais, chez le cheval, sa présence dans les intestins ne tarde pas à produire tous les symptômes de la fièvre typhoïde, et, chez les bêtes à laine, le *tournis*, la fureur et la fièvre cérébrale.

MÉDICATION PRÉVENTIVE. Lotionner et brosser chaque jour le cuir des bêtes à cornes et du cheval avec l'eau quadruple (39 *bis*), en lotionner fortement les naseaux et le voisinage des lèvres du cheval et des bêtes à laine; force sel, ail ou plantes marines (63) dans le fourrage du cheval; oindre de térébenthine (40) les narines des moutons.

MÉDICATION CURATIVE. Si la peau des bêtes à cornes est envahie, fortes lotions à l'alcès (15) ou à l'alcool camphré (27, 1°); toucher chaque petite fistule cutanée avec un pinceau trempé dans l'huile camphrée (33). Chez le cheval, aloès (12) tous les deux jours; huile de ricin (68) au début; essence de térébenthine par le haut (40, 1°) et par le bas 40, 2°). Chez les bêtes à laine, injections d'huile camphrée dans les naseaux (33); oindre de térébenthine (40, 3°) les bords des naseaux.

366. OGNON, OIGNON.

DÉFINITION. Espèce de cor qui forme protubérance sur le quartier de la sole chez le cheval.

CAUSES. Défaut de la ferrure qui a offensé cette portion du tissu corné.

EFFETS. Cette excroissance étant douée de sensibilité, l'animal retire le pied plus vite que les autres, et marche irrégulièrement.

MÉDICATION. Quand on pare la sole, on creuse un peu cette portion des quartiers; on y applique pendant un quart d'heure une forte compresse d'eau sédative (38, 4°), et ensuite une petite plaque de sparadrap (60) qu'on y laisse à demeure, mais qui doit bien remplir le vide laissé par le parement.

OPÉRATIONS (PANSEMENT APRÈS LES). Voy. BLESSURES.

OPHTHALMIE ou inflammation partielle ou générale du globe de l'œil. Voy. YEUX (MALADIES DES).

367. OREILLES (MAL D'), OTITE.

DÉFINITION. Maladie cutanée ayant son siége dans le tuyau auditif externe.

CAUSES ET EFFETS. L'introduction d'un insecte, d'un acare, d'une larve de mouches, d'un pou et d'une punaise seulement ; celle d'un corps étranger, d'une arête qui laboure les tissus, d'une graine qui les distend en germant. Toutes ces causes, même celles du plus petit calibre, peuvent occasionner une inflammation des tissus et irriter l'expansion du nerf auditif, de manière à jeter l'animal dans des accès de fureur rabique. Les frictions mercurielles y déterminent une dartre d'autant plus difficile à guérir que le siége du mal est moins abordable à nos moyens curatifs.

MÉDICATION. Versez dans le tuyau de l'oreille de l'alcool camphré (26), puis ensuite de l'huile camphrée (33), que vous maintiendrez à demeure avec un tampon imbibé d'eau sédative (38). Si l'on soupçonne au mal une origine mercurielle, on introduira, dans l'intervalle des pansements, une petite sonde galvanique (66) dans l'ouverture du tuyau auditif et on y injectera de l'eau quadruple (39 *bis*).

OSSELET. Voy. EXOSTOSE.

OSTÉOMALAXIE. Voy. RACHITIS.

OSTÉOSARCOME. Voy. TUMEUR OSTÉOSARCOMATIQUE.

OTITE. Voy. OREILLES (MAL D').

368. OZÉNE, PUNAIS.

DÉFINITION. Haleine d'une fétidité toute particulière.

CAUSES. Viciation de l'air expiré, soit par les exhalaisons des fosses nasales, soit par l'infection le plus souvent mercurielle des poumons.

MÉDICATION. Injectez souvent dans les narines, tantôt de l'eau salée, tantôt de l'eau de zinc (70) mêlée à quelques gouttes d'eau sédative (38).

P

369. Panaris, crapaud, fourbure, fourbature, four-bissure chez les chevaux et les bêtes à laine; piétain de la race mérinos; aggravée, pieds échauffés chez les chiens; engravée chez les bœufs et chez les porcs.

Causes. Introduction, dans les tissus voisins de l'ongle, d'un piquant, d'une arête, d'une pointe de clou, d'une aiguille, d'un débri de silex; le panaris peut être également produit par le dragonneau et les tiques qui se glissent sous l'ongle.

Effets. Les régions charnues s'enflamment; les tissus labourés par le corps étranger se résolvent en pus qui soulève la peau, la distend, la jaunit, et finit par la faire éclater, après avoir occasionné des désordres souvent irréparables et même la chute de l'ongle ou du sabot. L'animal est pris au début de frisson et bientôt d'une fièvre brûlante. Le panaris, identique par sa cause, prend des caractères différents selon la structure du pied des animaux, ce qui fait qu'il reçoit différents noms selon les diverses espèces d'animaux domestiques.

Médication. On enferme le pied atteint dans une vessie de porc ou de caoutchouc contenant une quantité suffisante d'alcool camphré (26), et si l'abcès n'aboutit pas bientôt, avec l'eau sédative (38, 4°). On le visite soir et matin. Dès qu'on aperçoit que la peau se distend et jaunit, qu'on sent à la fluctuation la présence d'un abcès, on incise la peau, pour donner issue au pus; on lave le pied dans une eau tiède aiguisée d'une cuiller d'alcool camphré (26); et quand on est sûr que la poche ne renferme plus de pus, on recouvre la plaie de cérat camphré (30), qu'on maintient en place par les moyens appropriés. Ce traitement arrête au début les progrès du ma., ou en répare les conséquences. Contre la fièvre, eau sédative (38, 2°) fréquemment autour du pied. au cou, sur la tête et sur la poitrine.

PANSEMENT DES PLAIES. Voy. BLESSURES.

PARALYSIE. Voy. APOPLEXIE.

370. PARAPHIMOSIS, PHIMOSIS.

DÉFINITION et EFFETS. L'enflure du fourreau qui ne permet pas au pénil d'y rentrer.

CAUSES. Saletés et corps étrangers introduits par hasard; chancres mercuriels; piqûres d'insectes; âcreté maladive des urines.

MÉDICATION. Bains des parties avec l'eau quadruple (39 *bis*) trois fois par jour; envelopper ensuite le fourreau de pommade camphrée (29, 2°), et en entourer la base d'une plaque galvanique (65), si l'inflammation ne disparaît pas aussitôt.

PARAPLÉGIE. Voy. APOPLEXIE.

PAROTIDES (GLANDES), PAROTIDITE. Voy. ANGINE EXTERNE.

PART, PARTURITION. Voy. ACCOUCHEMENT.

PASSE-CAMPANE. Voy. CAPELOT.

371. PEAU (MALADIES DE LA), MALADIES CUTANÉES.

DÉFINITION. On entend par *maladie de la peau et du cuir, maladie cutanée*, toute maladie dont le siége apparent est dans le derme ou l'épiderme, qui se couvre alors de boutons enflammés ou purulents, d'ulcérations confluentes, de croûtes, de pellicules furfuracées, d'espèces d'écailles. Ces sortes de maladies ne sont souvent que locales, et prennent alors différents noms selon les régions qui leur servent de siége.

CAUSES. Une très-grande catégorie de ces sortes de maladies est causée par les petits insectes, telles que la GALE, la MALADIE PÉDICULAIRE; par des helminthes, la LADRERIE DU COCHON; d'autres par le frottement de certaines plantes, l'*urticaire* par l'ortie; d'autres enfin par l'ingestion de substances vénéneuses, parmi lesquelles jouent le principal rôle le mercure et l'arsenic, que l'industrie jette à flots dans les champs, sur le fumier et dans les rues et que la médecine vétérinaire n'épargne pas aux animaux

Effets. Le principal effet de toutes ces maladies, c'est une démangeaison d'autant plus insupportable que les papilles nerveuses qui tapissent le derme sont plus profondément intéressées dans cette œuvre de désorganisation. Quand elles sont exposées au contact immédiat de l'air, la démangeaison se change en une cuisson qui aggrave la fièvre et cause les plus grands tourments aux animaux. Chez les animaux, on n'attend pas, en général, que le mal prenne des proportions aussi graves que chez l'homme ; la médication coûterait souvent plus que l'animal ne vaut ; on se hâte de les abattre.

Médication. Dès qu'une maladie de la peau résiste à l'action alternative des affusions d'eau sédative (38, 3°) et d'alcool camphré (27, 1°), et à l'application à demeure d'une plaque de cérat camphré (30), il est évident que l'origine en est mercurielle ou arsenicale ; et dès ce moment il faut traiter l'animal à l'intérieur et à l'extérieur, comme pour les empoisonnements. On le lotionne souvent à l'eau ferrée et zinguée (70); on lui administre l'eau zinguée et ferrée à l'intérieur par le haut et par le bas. On lui applique à demeure les plaques galvaniques (65), tantôt sur une place, tantôt sur une autre. On le lotionne souvent à l'eau quadruple (39 *bis*), à l'alcool camphré (26), et on le frictionne ensuite à l'huile camphrée (33). Plantes marines (63) et garance (42) en fourrage.

Pédiculaire (Maladie). Voy. Phthiriasis.

Peigne. Voy. Crapaudine.

Pelotes stercorales. Voy. Calculs.

Perce-langue. Voy. Anclou.

372. Péripneumonie, pneumonie, fluxion de poitrine.

Définition. Inflammation des poumons qui les transforme, surtout après des marches forcées ou des travaux fatigants, en un tissu induré et hépatisé.

Causes. L'action du froid, d'un air vicié par un acide, congestionne les vaisseaux capillaires du tissu respiratoire, et y accumule le sang, comme cela arrive par le froid dans les vaisseaux capillaires des extrémités. La péripneumonie proprement dite est l'*engelure* du poumon.

EFFETS. Un tel effet ne saurait se produire sans que certains vaisseaux crèvent de pléthore : d'où vient que la bave de l'animal peut être sanguinolente ; l'animal respire par saccades ; il tousse ; on entend un râle crépitant dans les poumons ; les flancs que l'on percute rendent un son mat ; le cheval et les bêtes à cornes ne se couchent plus ; les poils se hérissent ; l'animal a toujours soif et point d'appétit ; il rend des urines claires mais en petite quantité ; tout annonce chez lui une menace d'asphyxie par étouffement. La mort survient d'autant plus rapidement que l'hépatisation affecte une plus grande étendue. Si les poumons ne sont hépatisés que sur une faible surface, et que la maladie soit abandonnée à elle-même, elle peut se transformer en phthisie par la décomposition et l'ulcération purulente des foyers hépatisés.

MÉDICATION. Appliquer constamment, sur les flancs et le crâne, une compresse imbibée d'eau sédative (38, 4°) ; en donner à boire dans l'eau blanche un verre par seau d'eau. Administrer l'huile de ricin (68) dès le début et tous les jours même, s'il le faut, ainsi que les lavements térébenthinés (40, 2°). Tenir l'animal dans un lieu bien aéré, l'envelopper de couvertures chaudes, et le brosser constamment sur l'épine dorsale (29, 2°) avec l'eau sédative (38).

373. PÉRIPNEUMONIE GANGRÉNEUSE ÉPIZOOTIQUE DES BÊTES A CORNES ; PNEUMO-PLEURÉSIE AIGUË DES BÊTES A CORNES ; PLEUROPNEUMONIE ÉPIZOOTIQUE EXSUDATIVE.

DÉFINITION. Maladie des poumons qui règne, au printemps et en automne, dans les endroits bas et marécageux ou submergés en hiver, spécialement en Hollande, dans les Flandres, dans certaines régions voisines de la Prusse, dans la Picardie, dans le Cantal, etc.

CAUSES. Les causes de cette maladie varient selon les

localités. Dans l'une elle est occasionnée par l'invasion des filaires et dragonneaux que les bestiaux avalent et aspirent, en broutant l'herbe des marécages où cette peste pullule; dans les autres, par l'aspiration des œufs de tænia, qui couvrent bientôt les parois des poumons d'hydatides et de tubercules; dans d'autres, par l'aspiration des poussières irritantes, des débris d'arêtes de graminacées; enfin, et peut-être cette cause-ci est plus fréquente que toutes les autres, par la nature des eaux qui ont filtré à travers des filons ou des terrains arsenicaux ou mercuriels. Et qu'on ne pense pas que les pays plats et les polders de la Hollande soient plus à l'abri de cette dernière sorte d'infection que les pacages des montagnes; depuis quelques années on s'est assuré de la présence abondante du mercure dans les sables des environs de Lunebourg en Hanovre; les recherches ultérieures nous apprendront que ce fait est moins restreint qu'on ne le pense généralement.

Effets. La bête tousse de temps en temps dans le principe; la toux redouble peu à peu, surtout le matin et le soir; c'est une toux sèche et sibilante. La respiration est saccadée, les inspirations sont triples que dans l'état normal (40 à 45 inspirations par minute); le pouls, qui à l'état normal ne dépasse pas 25 à 40 pulsations par minute, s'élève jusqu'à 150; le bruit respiratoire est très-fort en certains endroits, très-faible en d'autres, crépitant en général; matité vers le bas des côtes; perte d'appétit augmentant de jour en jour, alanguissement qui marche d'une manière alarmante. A l'autopsie, les poumons sont gorgés d'un liquide roussâtre, tenant en suspension des débris du tissu pulmonaire; la plèvre est couenneuse, ainsi que le péricarde. La cause étant locale, le mal a l'air d'être contagieux. Dans les pays de montagnes, les bêtes qui paissent sur les hauteurs ne gagnent pas la maladie, quoique revenant le soir dans les mêmes écuries que les autres. Dans la Hollande, quand le mal se déclare quelque part, peu de bêtes y échappent. On cite encore avec effroi les ravages que cette épizootie fit en Hollande, dans la Picardie, l'Artois, sur tous les bords de l'Oise, de 1771 à 1775; en Hollande, il périt 60,000 vaches; en France, on abattit toutes les bêtes malades ou suspectes. De nos jours, nous avons vu le mal reparaître en certaines localités d'une manière non moins désastreuse.

MÉDICATION. On a voulu renouveler, dans ces derniers temps, la pratique de l'inoculation, pour combattre cette terrible épizootie. C'est une pratique qui a été abandonnée depuis longtemps; elle date d'environ 1771, époque où Dodson, Bewley, Layard, etc., avaient tenté ce moyen en Angleterre. Vicq d'Azyr fut chargé, en 1775, d'évaluer les effets préservatifs de ce procédé; mais ce procédé ne sortit pas victorieux de ses expérimentations; presque tous les animaux qu'il inocula périrent; les jeunes, comme toujours, résistaient plus que les vieux; plus la maladie était meurtrière et plus l'inoculation l'était aussi. On pourrait objecter que Vicq d'Azyr a pu s'y prendre mal pour opérer l'inoculation; mais qui ne sait que ce procédé opératoire est si grossier et si uniforme, qu'un aveugle s'en tirerait tout aussi bien qu'un clairvoyant? Quant à la nature du pus, il n'y a pas d'erreur possible; plus il est gangréneux et meilleur il est aux yeux des partisans de cette méthode.

En vertu de ces considérations, nous nous croyons autorisé à conseiller, au lieu de ce procédé barbare, la médication suivante qui a réussi toutes les fois qu'on l'a employée au début et très-souvent dans un état avancé de la maladie.

MÉDICATION PRÉVENTIVE OU PRÉSERVATRICE. On aura soin de tenir constamment, dans les auges à boire, fixes ou portatives, des grenailles d'étain, qu'on refondra de temps à autre. On placera près des lèvres un morceau d'étain, ou bien on introduira entre les dents, pendant que l'animal rumine, un bâillon galvanique (67). On entourera le cou d'un collier galvanique (65) à demeure. On le lotionnera souvent tantôt à l'eau quadruple (39 *bis*), tantôt à l'eau sédative (38, 2°). On écobuera tous les ans le sol par grosses mottes, en ayant soin de se tenir à distance de la fumée des fourneaux. Soir et matin, mais principalement un peu avant de conduire les animaux aux pâturages, on leur passera autour des naseaux une couche d'essence de térébenthine (40). On leur administrera de la térébenthine en boisson (40, 1°), avec un peu de sel. On leur touchera le fond de la gorge avec un tampon imbibé d'alcool camphré (26). Tous les deux jours aloès (12) et lavement térébenthiné (40, 2°). Plantes marines (63) en fourrage.

MÉDICATION CURATIVE. Trois fois par jour et même plus souvent encore, on leur touchera le fond de la gorge avec un tampon imbibé d'alcool camphré (26), ensuite avec un tampon imbibé d'eau salée. Térébenthine en boisson (40, 1°) et en lavement (40, 2°) tous les matins. Aloès (12) tous les deux jours. Compresses imbibées d'eau sédative (38, 4°) à demeure et jusqu'à soulagement, sur le crâne, l'encolure, le poitrail et sous le ventre, tantôt sur un endroit, tantôt sur un autre. Injections fréquentes dans les naseaux, tantôt à l'eau quadruple (39 *bis*), tantôt à l'eau salée, tantôt à l'eau zinguée (70). Lorsque les compresses d'eau sédative auront fait descendre le pouls à son état normal, on brossera le corps à la pommade camphrée (29, 2°) d'un bout à l'autre, l'encolure et le poitrail surtout; on essuiera ensuite à l'alcool camphré (27, 1°). Plantes marines (63) et garance (42) en fourrage.

PÉRIPNEUMONIE (FAUSSE). Voy. ANGINE, ENCHIFRÈNEMENT.

374. PÉRITONITE.

DÉFINITION. Inflammation du péritoine et de la surface extérieure des intestins.

Causes. Un refroidissement subit; l'exposition trop prolongée à un froid intense.

Effets. Anxiété; impossibilité de rester en place; yeux hagards; naseaux fortement dilatés; respiration de plus en plus difficile; l'air manque à l'animal; sueurs froides de place en place; pouls effacé; mort dans les vingt-quatre heures; et à l'autopsie on trouve le péritoine et la surface correspondante des intestins tout rouges et injectés de sang.

Médication. La guérison d'une maladie occasionnée par le froid n'est pas toujours possible; on ne refait pas des tissus désorganisés. Dès qu'on s'aperçoit de l'accident, on recouvre les parois du ventre de larges compresses fortement imbibées d'eau sédative (38, 4°); ou on administre un lavement à la térébenthine (40, 2°), un verre par seau d'eau; huile de ricin (68); eau térébenthinée en boisson (40, 1°) mêlée à un 30me d'eau sédative (38); frictions incessantes à la pommade camphée (29, 2°) sur toute la longueur de l'épine dorsale. Faire renifler souvent l'eau sédative à l'animal.

Pesogne. Voy. Piétain.

375. Peste, typhus; épizootie contagieuse; fièvre charbonneuse, maligne, pestilentielle.

Définition. La peste est une épizootie contagieuse, qui semble enzootique en certains pays, et qui se caractérise par l'apparition à son début d'un phlegmon charbonneux, d'où l'infection irradie et porte la mort dans tous les organes.

Causes. Tout autorise à croire que la cause de la peste est animée, en sorte que la contagion de la maladie n'est qu'une transmission, comme dans la gale (310). On conçoit dès lors que la peste puisse se communiquer par le simple voisinage des pestiférés, par le véhicule des marchandises, par le contact des vêtements infectés d'œufs, etc. En toutes les années signalées par les ravages de la peste des bœufs, on remarque que le mal a été importé par des bestiaux venus de l'Europe orientale, de la Hongrie spécialement; c'est ce qu'on a vu en 1744, 1740, 1770, 1793 et en 1814, à l'arrivée des armées coalisées, qui traînaient après elles de nombreux convois de bœufs hongrois et allemands.

Dans les contrées maritimes et ports de mer non lavés par le flux et reflux, tels que ceux de la Méditerranée et du golfe du Mexique, la peste est une fièvre miasmatique provenant des exhalaisons putrides que dégagent les ordures accumulées dans les eaux.

Effets. Dès l'invasion du mal, l'animal tombe dans l'abattement et la stupeur; il a l'œil étonné; le pouls, d'abord accéléré, s'efface ensuite; la respiration est lente, la marche pénible; la peau, d'abord brûlante, se refroidit peu à peu; les oreilles pendent, le poil se hérisse; le lait tarit; les urines se colorent et sont fétides; la diarrhée survient avec l'emphysème et le ballonnement du ventre; la peau frissonne au moindre contact; la tête qu'on veut soulever retombe de tout son poids, et l'animal meurt vers le cinquième ou sixième jour en général.

Médication. Lotionner largement tout le corps avec de l'eau-de-vie camphrée (27, 1°); injecter les naseaux avec l'eau térébenthinée (40, 1°); en administrer en boisson (40, 1°) et en lavement (40, 2°); huile de ricin (68(après aloès (12); laver les gencives, les parois buccales et l'arrière-gorge avec l'eau salée; appliquer, sur les flancs et le crâne, des compresses imbibées d'eau sédative (38, 4°). Voy. Phlegmon. Dans les contrées maritimes, brûlez souvent des fagots autour des ports, criques et rades (*).

376. Pétéchies.

Définition. Taches analogues à celles que produit la piqûre des puces, et qui apparaissent en certaines ma-

---

(*) Voyez *Revue complémentaire des sciences*, tom. IV, pag. 161. 1858.

ladies, spécialement dans les épizooties charbonneuses, sur toutes les surfaces dénuées de poil.

Causes. L'arsenic, quand la dose n'est pas assez forte pour tuer en peu d'instants, donne, vers le huitième jour environ, une *poussée pétéchiale* à la peau, qui disparaît et reparaît avant que mort s'ensuive. Les remèdes mercuriels couvrent aussi la peau de taches analogues, mais plus grandes, d'un rouge plus livide et irrégulières, que l'on nomme *roséoles*.

Effets. Ces taches, du reste indolentes, n'étant que des symptômes, n'exigent pas de remède particulier; elles servent seulement à indiquer la médication générale, en signalant la cause du mal. Voy. Empoisonnement.

Phalère. Voy. Falère.

Pharyngite, inflammation du pharynx, et pharyngo-laryngite, inflammation simultanée du pharynx et du larynx. Voy. Angine.

Phimosis. Voy. Paraphimosis.

377. Phlébite, ou inflammation des parois des veines, simple effet de la résorption purulente.

Causes. Les saignées pansées d'après l'ancienne méthode peuvent établir le foyer de la production du pus, jusque dans le tissu lui-même du vaisseau. En supprimant la saignée, nous avons presque supprimé la phlébite.

Phlegmasie. Voy. Inflammation.

378. Phlegmon.

Définition. Bouton enflammé, dur et douloureux, très-fréquent chez les animaux domestiques, surtout chez les chevaux que l'on tient à l'écurie.

Causes. Piqûre envenimée d'une araignée des lieux obscurs, de l'araignée des caves, d'une guêpe envenimée ou de la tique.

Effets. Fièvre brûlante, surtout quand le phlegmon devient purulent.

Médication. Le soulagement est instantané et la guérison arrive sans souffrance, si l'on a soin de brûler le phlegmon, trois fois par jour, à l'alcool camphré (27, 2°), et qu'on le tienne recouvert à demeure d'une plaque de sparadrap (60) jusqu'au prochain pansement.

Phlogose. Voy. Inflammation.

379. Phlyctène.

Définition. Ampoules de la peau, qui se remplissent d'un liquide limpide.

Causes. La piqûre d'un cousin, l'urtication des moules, le contact des orties, le frottement des surfaces peu calleuses, etc., font naître des Phlyctènes.

Médication. Si la phlyctène est seule, on la crève, et on recouvre la place d'une plaque de cérat camphré à demeure (34). Si le corps se couvre de phlyctènes, on a recours à la médication contre les maladies de la peau ou contre l'Urticaire.

Phrénésie. Voy. Vertigo.

380. Phthiriasis, pouillottement, maladie pédiculaire.

Définition et cause. Disposition particulière de la peau de certains animaux pour favoriser la pullulation des poux *(pediculi)*. Les animaux les plus jeunes, ainsi que les plus vieux, sont plus sujets aux poux que les animaux dans la force de l'âge.

Effets. La pullulation des poux est la torture la plus grande de certains animaux domestiques, tels que les chiens; j'en ai vu sur lesquels ce fléau avait produit comme la plique polonaise; tous leurs poils se feutraient sous la piqûre de ces parasites. Le cheval, le bœuf et les moutons ont chacun leurs espèces particulières de poux.

Médication. Bains fréquents à l'eau quadruple (39 *bis*) et à l'eau sédative (38); ail (23); eau térébenthinée en boisson (40, 1°) soir et matin; de temps à autre, si le mal ne cède pas à ces premiers soins, on lotionne la peau ou on l'arrose avec l'alcool camphré (27, 1°).

381. Phthisie pulmonaire, phthisie tuberculeuse; pommelière, chez les vaches.

Causes. Les poussières composées de corpuscules aigus, acérés, hérissés de pointes, barbelés, telles que celle des fruits de platane, etc.; les débris d'arêtes de graminées, etc.; les poussières de substances acides ou alcalines, telles que la chaux caustique dont on badigeonne les murailles de certaines écuries : les helminthes de petite taille (jeunes ascarides, embryons de tænias, etc.); tous ces corpuscules aspirés s'implantent sur la surface des parois pulmonaires, et d'abord sur celles des premières voies respiratoires, et y déterminent tout autant de petits boutons qui prennent le nom de tubercules, à mesure qu'ils viennent à s'ulcérer. Or ces tubercules, interceptant la circulation sanguine et formant un point d'arrêt entre le vaisseau sanguin afférent et le vaisseau déférent, s'opposent de la sorte à la révivification du sang veineux; et en outre, dès qu'ils deviennent purulents, ils vicient le sang artériel, qui porte ainsi le poison dans tous les organes que les artères doivent alimenter. Les sels mercuriels, aspirés en poussière ou ingérés par les foins infectés des rebuts des fabriques et officines, produisent tous ces ravages sur une plus grande échelle, dès qu'ils viennent à se fixer sur les surfaces pulmonaires. Si le mercure s'attache de préférence aux surfaces des fosses nasales, la maladie prend les caractères de la morve, et produit sur les os du nez des développements qui imitent la surface du champignon nommé *boletus medulla panis* (bolet imitant la mie de pain). Voy. Morve.

Effets. L'animal tousse et ne tarde pas à jeter une bave d'abord grumelée, puis jaunâtre, puis bleuâtre, enfin verdâtre, capable de communiquer, par contagion, la maladie aux autres animaux, quand le mercure en est la cause, ce qui est plus fréquent qu'on ne pense dans les pays de fabrique et de commerce.

L'œil de l'animal infecté devient terne, la démarche lente et pénible, l'haleine courte et fétide; on entend dans

les poumons des crépitements, des râles sibilants, une
reproduction métallique des sons qu'articule l'animal ;
l'appétit continue, mais la diarrhée survient, et à la suite
le marasme. Au reste, on n'attend presque jamais que le
mal atteigne, chez les animaux domestiques, les dernières phases, où il ne comporte plus que de faibles sou-
lagements ; on les abat dès qu'une amélioration notable
ne suit pas l'administration des premiers médicaments.

MÉDICATION PRÉVENTIVE. Les animaux sont d'autant
moins exposés à cette terrible maladie que leur régime se
rapproche plus de l'état sauvage (120) ; la vie au grand
air, dans les parcs et les bois. Le séjour exclusif à l'é-
curie, surtout dans les villes industrielles, y prédispose
les animaux domestiques ; de là vient qu'à Paris les vaches
laitières y sont plus sujettes que les chevaux. Lavez souvent vos écuries à la chaux ; mais n'en badigeonnez pas
les murs ; éloignez-en les cloaques, immondices et les
dégagements de gaz méphitiques ou asphyxiants. Passez,
tous les mois ou les quinze jours, une légère couche d'essence de térébenthine (40) sous la mangeoire, contre les
portes et les fenêtres. Administrez à vos bêtes, tous les
jours, une quantité de sel en rapport avec leurs facultés
digestives, ou bien les plantes marines (63). Lavez-leur
les naseaux, soir et matin, avec un peu d'alcool camphré
(26) étendu d'eau ; donnez-leur à boire l'eau térébenthinée (40, 1°) tous les quatre à cinq jours. Veillez à ce
qu'aucun débris de peinture à l'huile (129) ne tombe dans
leur provende, et qu'ils ne soient soignés par aucun gar-
çon qui aurait la folie de se traiter mercuriellement ou
arsenicalement.

MÉDICATION CURATIVE. Aloès (12) tous les trois jours,
dès que la toux commence ; essence de térébenthine en
boisson (40, 1°) une fois par jour, et en lavement (40, 2°)
tous les trois jours, le matin ; lotionner les flancs et les
tempes fréquemment à l'eau sédative (38, 2°) ; appliquez
une forte compresse imbibée d'alcool camphré (27, 2°)

sur le poitrail à demeure ; touchez tout l'intérieur de la gorge avec un tampon imbibé tantôt d'alcool camphré (26) et tantôt d'eau salée, et souvent avec un gramme de sulfate de zinc dans un verre d'eau (70) ; de temps en temps remplissez leur auge d'eau de pluie qui tombe des gouttières en zinc (70) ; aspergez de sel amplement leur fourrage ; mêlez-y de la fane de garance (42) et des plantes marines (63).

PICOTTE. Voy. CLAVELÉE.

PIED-DE-BOEUF. Voy. SEIME EN PINCE.

PIED SERRÉ PAR LES CLOUS. Voy. ENCLOUURE.

PIEDS ÉCHAUFFÉS. Voy. PANARIS.

382. PIÉTAIN, PIÉTIN, CRAPAUD, PESOGNE, POURRITURE DES PIEDS.

DÉFINITION. Panaris qui, ayant son siége sous l'ongle des bêtes à laine, altère d'abord le tissu corné et finit par ulcérer tout le pied. Cette variété du *panaris* a été importée en France avec la race mérinos. Mêmes CAUSES et même MÉDICATION que pour le PANARIS. Voy. PANARIS.

PIQURE D'UNE POINTE. Voy. BLESSURES.

383. PIQURE D'ABEILLE, D'ARAIGNÉE, DE GUÊPE, DE VIPÉRE et AUTRE INSECTE VENIMEUX ; URTICATION OU RUBÉFACTION PRODUITE PAR LE CONTACT DE L'ORTIE *(urtica urens)*.

MÉDICATION. Appliquez aussitôt sur la piqûre un linge fortement imbibé d'eau sédative (38), et entourez d'alcool camphré (27, 2°) les surfaces vers lesquelles le venin menace de remonter ; donnez à boire à l'animal un vingtième d'eau sédative (38, 1°) dans l'eau ordinaire ; faites-lui-en renifler souvent ; appliquez les mêmes compresses partout où l'enflure se manifesterait, et n'abandonnez l'animal que lorsque tous les symptômes paraissent dissipés sans retour.

PIQURE DU PIED. Voy. ENCLOUURE.

PISSEMENT DE SANG. Voy. URINAIRES (MALADIES DES VOIES).

PLAIE. Voy. BLESSURES.

PLÉTHORE, surabondance de sang dans les vaisseaux,

et de sécrétions dans les organes; conséquence d'une CONSTIPATION opiniâtre, d'un accès de FIÈVRE.

384. PLEURÉSIE, PLEURITE.

DÉFINITION. Maladie de poitrine qui a son siége sur la surface de la membrane *(plèvre)* qui tapisse la cavité thoracique. Voy. POITRINE (387).

CAUSES. Les mêmes que celles de la *phthisie* et de la *péripneumonie,* quand elles se fixent plutôt sur la surface externe que sur l'interne du poumon. Voy. PHTHISIE et PÉRIPNEUMONIE.

EFFETS. La pleurésie peut atteindre un seul ou les deux poumons; frissons, fièvre, naseaux brûlants, respiration haletante, pouls très-élevé, toux sèche et douloureuse; formation d'un liquide dont on entend le clapotement dans les flancs, et qui soulève les côtes et fait saillir les muscles intercostaux. On conçoit que si la médication ou la ponction n'apporte pas un prompt remède au mal, la bête ne peut manquer de périr étouffée à une période avancée.

MÉDICATION. Appliquez sur le flanc gauche une compresse fortement imbibée d'eau sédative (38, 4°), et, surtout le reste de la région pulmonaire, des compresses imbibées d'alcool camphré (27, 2°); administrez immédiatement à l'animal de l'aloès (12), de l'huile de ricin (68) et un lavement térébenthiné (40, 2°); touchez-lui fréquemment le fond de la gorge avec un tampon imbibé d'eau salée; faites-lui renifler souvent un peu d'eau sédative (38) dans une grande quantité d'eau; exercez sans cesse une douce friction à la pommade camphrée (29, 2°) sur l'épine dorsale. Si, dès ces premiers soins, la maladie ne prend pas assez vite une bonne tournure, redonnez l'huile de ricin (68), le lendemain, et le surlendemain même, s'il le faut.

PLEURO-PNEUMONIE. Voy. PÉRIPNEUMONIE GANGRÉNEUSE.

385. PLIQUE.

DÉFINITION. Développement anormal des poils.

Causes et Effets. La piqûre des poux sur le bulbe du poil lui imprime une telle force de reproduction, que du même bulbe, comme d'une souche commune, s'élèvent des pilosités qui se feutrent, se tordent en cordes, en tresses, et forment ainsi un abri protecteur aux petits auteurs de ces dégoûtants désordres. Les chiens à longs poils y sont plus sujets que les autres animaux.

Médication. Plonger l'animal dans un bain d'eau quadruple (39 *bis*) ou bien lui en faire de larges affusions; et puis le laver au savon noir d'abord et à grande eau ensuite. Affusions fréquentes d'alcool camphré (27, 1°); eau térébenthinée (40, 1°) en boisson et ail (23).

Pneumonie. Voy. Péripneumonie.

Pneumo-pleurésie. Voy. Péripneumonie gangréneuse.

386. Poireaux.

Définition. Développements cornés ou espèces de verrues de trois ou quatre millimètres de diamètre, fendillées au sommet, et poussant dans les chairs plusieurs racines à leur circonférence.

Causes. Piqûre de petits cirons ou petits morpions dans les papilles nerveuses, ce qui leur imprime une impulsion anormale de développement.

Effets. Chez le cheval, les poireaux se développent à la tête, aux ars, sous le ventre, au scrotum, à l'extrémité de la tête et de la verge, et plus rarement au pâturon et à la couronne, où ils prennent improprement le nom de *grappes*. Voy. ce mot. Chez le chien, les poireaux surviennent aux parties de la génération, aux coins et même dans l'intérieur de la gueule.

Médication. Recouvrir chaque poireau d'une petite plaque de sparadrap, et la remplacer dès qu'elle tombe, voyez Verrue; et quand ils viennent dans la gueule, voyez Aphtes.

387. Poitrine (Maladies de). L'organe le plus essentiel à la vie, c'est l'appareil respiratoire. Il se compose du tuyau introducteur de l'air, qui prend le nom

de *larynx* vers le haut, et de *trachée-artère* dans le reste de sa longueur. L'extrémité inférieure de la *trachée-artère* se divise en deux rameaux divergents, qu'on appelle *bronches,* et qui s'abouchent chacun avec un des deux lobes du *poumon.* Chacun de ces deux lobes fonctionne librement dans une cavité sans communication avec l'air extérieur, dont il occupe toute la capacité. La membrane qui tapisse les parois correspondantes du lobe pulmonaire et de la cavité qui le contient, se nomme *plèvre.* La région occupée par l'appareil respiratoire se nomme le *thorax,* la *poitrine,* le *poitrail.* La substance des lobes du poumon est un tissu inextricable de vaisseaux sanguins, qui en plissent la surface interne, de manière à y former des cavités ramifiées et comme tout autant de vésicules, où l'air reste emprisonné, quand le tissu s'affaisse sur lui-même, et qui disparaissent, dès qu'on distend l'organe dans l'eau, par le moyen de l'insufflation. Les vaisseaux sanguins amènent le sang veineux au contact de l'air aspiré qui le révivifie, et le ramènent alors du côté du cœur, pour le rendre au torrent de la circulation artérielle, où chaque organe puise les éléments nécessaires à ses fonctions et à son développement. Les lobes du poumon se dilatent, afin d'introduire l'air dans leur capacité; c'est là l'*inspiration* ou l'*aspiration*; ils se contractent pour expulser l'air dépouillé des principes que le sang a absorbés et vicié par les gaz que le sang a rejetés : c'est l'acte de l'*expiration.*

Toute fonction de l'économie animale cesse, dès que le poumon ne fonctionne plus; tout meurt, dès que le poumon se décompose; dans toutes les langues, *perdre le souffle* a signifié *perdre la vie*; on a dit *respirer* pour *vivre*; les *êtres animés,* les *animaux,* pour les êtres qui *respirent*; *rendre le dernier soupir* pour *mourir.*

Les fonctions de la respiration peuvent : 1° cesser faute d'air; 2° s'altérer par le vice de l'air, par l'action du froid; par l'introduction d'un gaz acide ou basique qui désorganise le tissu pulmonaire, d'un corps étranger qui le déchire *(arètes, débris, poussières)*, ou d'êtres animés qui le rongent *(larves, vers, insectes parfaits, helminthes)*.

Les effets appréciables au tact, à l'ouïe et à la vue, c'est-à-dire, les *symptômes* de ces différents cas maladifs, varient à l'infini, selon qu'on les étudie au début de l'invasion ou plus tard; et l'aspect du poumon différera à l'infini, selon qu'on abattra l'animal à une époque plus ou moins reculée.

On serait tenté alors de donner un nom à chaque cas particulier, si l'on ne tenait compte que de ce caractère nécroscopique, ainsi que des derniers symptômes observés.

Nous classerons toutes les maladies de poitrine en quatre catégories :

1° Asphyxie. Maladie pulmonaire provenant de la suppression plus ou moins complète de l'air respirable, ou de l'aspiration d'un air non respirable, mais non désorganisateur, c'est-à-dire, non vénéneux.

2° Marasme. Maladie provenant de l'aspiration habituelle d'un air vicié par des gaz désorganisateurs des tissus, par des vapeurs vénéneuses, telles que celles d'arsenic et de plomb, etc.

3° Phthisie. Maladie provenant de la fixation, sur les surfaces pulmonaires, de poussières, de petits corps acérés, tels que barbes de blé, etc., d'helminthes, larves de vers, et enfin de sels mercuriels ou arsenicaux, soit respirés, soit ingérés.

4° Péripneumonie, ou fluxion de poitrine. Maladie provenant de l'action continue du froid ou d'un refroidissement subit sur le tissu des poumons.

5° Enfin, Pleurésie. Ou maladie provenant de l'action de l'une ou l'autre des causes précédentes sur les *plèvres* spécialement.

Voyez tous ces mots à leur place alphabétique.

388. Polype.

Définition. Développement anormal, mais indolent, des membranes muqueuses, ne tenant au tissu normal que par un petit pédicule.

Causes. Incubation et développement d'un œuf d'insecte; fixation, dans une cellule du tissu muqueux d'un globule mercuriel, cause organisatrice de tant de tissus anormaux, différents de nature et de forme, selon qu'elle se fixe dans la glande *thymus* pour y développer le *goitre*, dans une tête d'os pour y développer un *ostéosarcome*, une *exostose*, un *cancer encéphaloïde*, etc.

Effets. Le polype ne ronge pas l'organe sur lequel il est greffé, comme le fait le cancer; c'est un embarras plutôt qu'une maladie; il se développe dans les *fosses nasales*, dans l'*utérus*, dans le *vagin*, sur les muqueuses enfin.

Médication. Quand on peut saisir le polype, on le lie fortement au pédicule, et on le touche souvent à l'alcool camphré (26) sur la surface qui fait saillie; ou bien on l'enveloppe entièrement de cérat camphré (30) Cet organe de surcroît ne tarde pas à s'oblitérer.

Polystome. Voy. Vers intestinaux.

Pommelière des vaches. Voy. Phthisie.

Pouillotement. Voy. Phthiriasis.

389. Pouls.

Définition. Battement que l'on sent en touchant une artère. Les battements du pouls sont des indications sûres de l'état de santé et de l'état de maladie; mais rarement sont-elles propres à caractériser une maladie en particulier.

« Le pouls bat, par minute : 35 fois chez le cheval, 38 fois chez l'espèce bovine, 50 fois chez l'âne, 75 fois chez les bêtes à laine, de 90 à 100 fois chez le chien. Un animal est malade quand son pouls s'éloigne en plus ou en moins de ce rhythme normal. On explore le pouls, chez les animaux de grosse taille, en appliquant les deux doigts sur le trajet de l'artère qui avoisine la tubérosité maxillaire; chez les animaux de petite taille sur l'artère

qui passe vers le milieu de la surface interne de la cuisse.
Le pouls est *fort* ou *faible*; *vite* ou *lent*; *régulier* ou *irré-
gulier*; *continu* ou *intermittent*. Le *pouls intermittent* est
en général le signe d'un anévrisme du cœur. Le pouls
normal ou d'une bonne santé donne des pulsations d'é-
gale *force* et d'égale *durée*.

Pourriture. Voy. Foie pourri.

Pourriture des pieds. Voy. Piétain.

Pourriture St-Jacques. Voy. Ladrerie.

390. Pousse.

Définition. Affection asthmatique particulière au cheval.

Causes. Débilité congéniale; invasion du poumon par
les ascarides; conséquences d'une maladie de poumon
négligée, d'un catharre pulmonaire qui imprime aux muqueuses une telle tendance à l'épaississement de leurs
parois, que l'animal souffre comme si des mucosités s'op-
posaient au passage de l'air en s'accumulant dans les
bronches, ou à son absorption en tapissant les parois
des cavités pulmonaires.

Effets. Le cheval poussif est essoufflé à la moindre
course; sa respiration est haletante, étouffée et traî-
nante. Quand on applique l'oreille sur les flancs, on y
entend un *râle sibilant* ou *crépitant*; sa toux est sèche et
quinteuse; il est paresseux, sans appétit comme sans
courage.

Médication. Appliquez, soir et matin, sur les flancs,
une compresse imbibée d'eau sédative (38, 4°), pendant
un quart d'heure; et brossez ensuite vigoureusement à
la pommade camphrée (27, 2°); huile de ricin (68) tous
les quatre jours; lavements tébérenthinés (40, 2°) tous
les matins; plantes marines (63) dans son fourrage; touchez-lui l'intérieur de la gorge avec un tampon imbibé
d'eau-de-vie camphrée (26) et ensuite d'eau sédative (38);
lotionnez-le souvent sur les flancs et l'encolure avec
de l'alcool camphré (27, 2°).

391. PRIAPISME.

DÉFINITION. Érection maladive et permanente de la verge, sans besoin d'accouplement.

CAUSES. Titillations produites par des poussières, par la piqûre de petits insectes, par l'inflammation des organes adjacents, ou par l'ingestion des cantharides et buprestes.

EFFETS. Cet accident dégoûtant à voir se présente quelquefois chez les chiens, mais très-rarement chez les autres animaux domestiques.

MÉDICATION. Envelopper la verge d'une compresse de pommade camphrée (29, 2°), et administrer gros comme un pois de poudre de camphre (25) dans une boulette de beurre ou de mie de pain.

PRURIT OU DÉMANGEAISON. Voy. PEAU (MALADIES DE LA).

392. PUS. Produit de la décomposition des chairs vivantes sous l'influence de l'air. Voy. BLESSURES. Avec notre système de pansement, les chairs se cicatrisent sans purulence.

PUSTULE. Bouton qui suppure. Voy. ULCÈRE, PUSTULE MALIGNE, ANCLOU.

R

393. RACHITIS, RACHITISME, RAMOLLISSEMENT DES OS, OSTÉOMALAXIE.

DÉFINITION. Maladie des os, qui les empêche d'atteindre leur développement complet.

CAUSES. Absorption, par une base non assimilable avec nos tissus, de l'acide phosphorique qui doit rentrer dans la composition des os ; parmi ces bases, le mercure, absorbé ou transmis par la naissance, joue le principal rôle. Ou bien dissolution progressive du *carbonate* et *phosphate calcaire* qui rentrent dans la composition des os, par le développement anormal d'un acide, de l'acide phosphorique entre autres.

Effets. La portion affectée de l'organe osseux reste à l'état pour ainsi dire de cartilage, ce qui dérange l'économie du squelette sur une échelle plus ou moins grande, selon que la cause est plus ou moins abondante. Cette maladie, si commune chez l'espèce humaine, est assez rare chez les animaux domestiques; leur derme plus calleux absorbe moins, et l'on a soin de ne laisser se reproduire que les plus sains et les plus robustes. Cependant, on cite des contrées où les moutons deviennent difformes, quand ils paissent en certains endroits où le sol est tellement imprégné d'arsenic et de mercure, que les graminées l'aspirent avec le séve et en infestent les animaux; ce qui a fait donner le nom de *gramens ossifrages* (ou briseurs d'os) à ces sortes de plantes.

Médication préventive. Si pareils symptômes se manifestaient chez vos animaux domestiques, ne perdez pas de vue la cause que je vous signale et faites-la disparaître. Puis arrêtez le mal dans le principe, en appliquant les plaques galvaniques (65) sur les os menacés, en administrant par le haut et par le bas de l'eau zinguée (70), et des plantes marines (63) dans le fourrage. Lotions fréquentes à l'eau sédative (38, 2°).

Rafle. Voy. Ébullition.

394. Rage, hydrophobie, rage mue.

Définition. Maladie convulsive qui porte l'animal à mordre, et se communique par la morsure.

Cause. Le véritable siége de la rage est sous le filet de la langue; la cause paraît être animée.

Effets. L'animal devient triste, il a l'œil morne, baisse la tête, tire la langue, bave une écume mousseuse, a une invincible horreur de l'eau, se jette sur le premier animal venu pour le mordre, et passe outre pour continuer à mordre tout ce qu'il rencontre sur son chemin. La rage spontanée se déclare plus fréquemment chez les animaux carnivores (*chien, loup, renards* et *chats*), et très-rarement chez les animaux herbivores (*cheval, âne, mu-*

let, bœuf et *moutons*). Ceux-ci, en outre, ne deviennent enragés que quand ils sont mordus par les premiers; mais ils communiquent rarement eux-mêmes la rage par leurs morsures. L'animal enragé meurt en général au troisième accès de fureur.

Il est à remarquer que le chien devient enragé à deux époques, pendant les grandes chaleurs et pendant les longues gelées, aux deux époques du rut, comme si la cause du mal, chassée de ses repaires par l'une ou l'autre sécheresse, se jetait alors de préférence à la gueule du chien, animal errant en toute saison et qui marche en flairant sans cesse le sol.

MÉDICATION. On cautérise immédiatement la plaie qu'a laissée la morsure, en la couvrant d'une forte compresse imbibée d'eau sédative (38), ce qu'on renouvelle de temps à autre. On entoure d'une compresse imbibée d'alcool camphré (27, 3°) toutes les surfaces ambiantes. On fait avaler à l'animal un vingtième d'eau sédative dans l'eau On lui touche souvent dans le jour le filet de la langue avec un tampon imbibé d'alcool camphré (26). Si malgré tous ces soins, au bout de quelque temps l'animal présentait quelques symptômes avant-coureurs de ce mal, ou même s'il tombait dans les accès qui le caractérisent, on se hâterait de lui jeter dans la gueule une grosse boulette pétrie au moyen de pain et de beurre, avec de la poudre d'aloès, de la poudre de camphre, des oignons, de l'ail, du sel gris de cuisine. On lui ferait avaler de force un vingtième d'eau sédative (38) dans l'eau, puis de l'eau salée; et, avec toutes les précautions possibles, on lui toucherait le filet de la langue avec un tampon imbibé d'alcool camphré (26). Huile de ricin (68), et eau térébenthinée par le haut (40, 1°) et par le bas (40, 2°). Mais, à moins d'une circonstance extraordinaire et dans le but de faire servir l'animal à l'expérimentation, on se hâte de l'abattre, et l'on fait bien.

RAMOLLISSEMENT DES OS. Voy. RACHITIS.

Rapes. Voy. Malandres.

Rat (Queue de). Voy. Arêtes.

Rate (Sang de). Voy. Maladie de sang.

Raucité. Voy. Aphonie.

Reboutage. Voy. Luxation.

Refroidissement. Voy. Angine, Catarrhe, Enchifrènement, Péritonite, Pleurésie, Péripneumonie.

Reins (Maladie des). Voy. Calculs et Effort.

Renversement de la matrice. Voy. Chute.

Rétention d'urine. Voy. Urinaires (Maladies des
voies).

395. Retraite. Blessure du pied par un clou pailleux,
qui se divise dans le pied en deux branches dont l'une
rentre dans le vif. Voy. Enclouure et Ferrure.

Rhume. Voy. Enchifrènement, Angine, etc.

Rogne. Voy. Gale.

Rognon. Voy. Mal de rognon.

Rougeole. Voy. Claveau.

Roux-vieux. Voy. Gale.

S

Saillie. Voy. Accouplement.

Sang (Coups de). Voy. Apoplexie.

Sang (Maladie de). Voy. Maladie de sang.

Sang (Pissement de). Voy. Urinaires (Maladies des
voies).

Sang de rate, le sang. Voy. Maladie de sang.

396. Sarcocèle.

Définition. Squirrhe ou cancer du testicule.

Causes et effets. Les mêmes que ceux du cancer.

Médication. Il faut arracher le testicule malade et panser la plaie comme pour la castration. Voy. Blessures
et Castration.

397. Seime en pince, soie, pied de bœuf, seime quarte.

Définition et effets. Fissure du sabot du cheval, selon

qu'elle a lieu à la pince ou aux quartiers internes, etc.

CAUSES. Le *javart* et les *plaies à la couronne*, en rendant le sabot aride, sec et cassant faute de séve. La mauvaise habitude qu'ont certains maréchaux de râper la paroi; enfin tout ce qui amincit ou dénature la muraille.

MÉDICATION. La médication du javart et des autres plaies d'après la nouvelle méthode prévient cet accident, qui était une conséquence du mauvais traitement de ces ulcères. Si pourtant la seime se manifestait, on tiendrait le sabot toujours graissé à la pommade camphrée (28), on en imbiberait la fissure, et on envelopperait constamment la couronne d'une compresse imbibée d'eau sédative (38, 4°), jusqu'à ce que la surface se couvrît de rubéfactions; on remplacerait alors la compresse d'eau sédative par une plaque de cérat camphré (30).

SEQUESTRE. Voy. NÉCROSE.

SIFFLAGE, SIFFLEMENT. Voy. CORNAGE.

398. SOIE DU PORC, SOYON, BOSSE.

DÉFINITION. Maladie charbonneuse, espèce de gangrène qui atteint le porc, sur les côtés du cou.

CAUSES. Les mêmes que celles de l'ANCLOU, ou plutôt de l'empoisonnement endermique par quelque sel mercuriel.

EFFETS. Les soies de la partie malade se redressent et forment houppe; le toucher en est douloureux; la peau au-dessous se gangrène et devient noire; la fièvre ne quitte pas l'animal; le groin est baveux, et l'animal meurt en un ou deux jours.

MÉDICATION. Recouvrir constamment la peau de compresses imbibées d'alcool camphré (27,2°); toucher le fond de la gorge avec un tampon imbibé du même alcool camphré; eau térébenthinée et zinguée en boisson (40, 1°; 70); huile de ricin (68); affusion fréquente d'eau sédative (38, 3°) sur le crâne et sur le poitrail.

399. SOLE BAVEUSE. Mollesse maladive de la sole du pied du cheval. Dans le repos, tenir la sole et le pied

enveloppés de cérat camphré (30), et entourer la couronne d'une compresse d'eau sédative (38, 4°).

400. SOLE BATTUE, OU FOULÉE; contusion sur la sole produite par le fer mal attaché, ou par un caillou logé entre la sole et le fer. On dit *sole brûlée,* c'est à dire, trop profondément brûlée par l'application du fer chaud; SOLE DESSÉCHÉE par suite du parement trop profond; SOLE PIQUÉE par un clou des rues.

MÉDICATION. Tenir le pied constamment enfermé dans une vessie de porc contenant de l'huile camphrée (33); compresse d'eau sédative (38, 4°) au-dessus du pansement.

SOYON. Voy. SOIE DE PORC.

SPACÉLE. Voy. GANGRÈNE.

401. SPINA VENTOSA.

DÉFINITION. Ramollissement et dilatation de l'os, comme par une intumescence gazeuse.

MÉDICATION. La même que pour le RACHITIS (Voy. ce mot); entourer constamment aussi la région de l'os malade de compresses imbibées d'alcool camphré (27, 3°).

SPLÉNITE. Voy. SANG (MALADIE DE).

402. SQUIRRHE.

DÉFINITION. Développement d'un ganglion en une tumeur dure, indolente, arrondie, adhérente, d'un tissu fibreux et serré.

CAUSES. Action du mercure sur les ganglions ou les filets nerveux, qui leur imprime une vitalité plus grande, pour ainsi dire, et une tendance à des développements nouveaux.

MÉDICATION. La même que pour les glandes engorgées. Voy. GLANDES.

STAPHYLOME ou maladie de la cornée qui devient opaque et fait saillie au dehors. Voy. YEUX (MALADIE DES).

403. STÉATOME. Développement anormal du tissu sébacé (graisse) en une tumeur indolente.

MÉDICATION. On l'enlève avec le bistouri et on panse comme à l'art. BLESSURES.

STRANGURIE. Difficulté extrême d'uriner. Voy. URI-
NAIRES (MALADIES DES VOIES).

STRONGLE OU LOMBRIC. Voy. VERS INTESTINAUX.

SUEUR RENTRÉE. Voy. PÉRIPNEUMONIE et MALADIES DE
POITRINE.

SUROS OU SUR-OS. Voy. ÉPARVIN, EXOSTOSE.

T

TAC. Voy. ANCLOU.

TÆNIA OU VER SOLITAIRE. Voy. VERS INTESTINAUX.

TAIE SUR L'OEIL. Voy. YEUX (MALADIES DES).

403 *bis*. TAILLE (OPÉRATION DE LA), CYSTOTOMIE.

DÉFINITION. Opération qui consiste à donner une issue
artificielle aux calculs de la vessie.

La LITHOTRITIE est une opération qui consiste à les
broyer dans la vessie, sans avoir recours à aucune solution de continuité. Voy. CALCULS.

TALPA. Voy. MAL DE TAUPE.

404. TAON.

DÉFINITION. Grosse mouche dont les piqûres donnent
la fièvre aux animaux, et les rendent même furieux.

MÉDICATION PRÉVENTIVE. Lotionner tous les matins la
peau avec une brosse trempée dans l'eau quadruple
(39 *bis*). Pour apaiser la douleur des morsures, lotionner
les piqûres avec de l'eau sédative (38, 2°).

TAUPE. Voy. MAL DE TAUPE.

TEIGNE. Voy. CRAPAUDINE.

TENDU FÉRU. Voy. NERF.

405. TÉNESME.

DÉFINITION. Envie inutile et douloureuse de fienter.

CAUSES. Inflammation du rectum à la suite de DYS-
SENTERIE ou de DÉVOIEMENTS ACRES.

MÉDICATION. Introduisez une bougie camphrée (32) ou
un tampon graissé à la pommade camphrée (28) dans le
rectum, ou bien faites simplement des injections à l'huile
camphrée (33).

TESTUDO. Voy. MAL DE TAUPE.

406. TÉTANOS.

DÉFINITION. Contractions convulsives des muscles, sous l'influence d'un désordre profond survenu dans le système nerveux.

CAUSES. L'acide prussique en faible quantité, la noix vomique, la belladone, les champignons vénéneux, l'infiltration du pus à la suite de blessures pansées d'après l'ancienne méthode, le froid, une chute violente, une lésion de la moelle épinière, ce sont là les causes les plus fréquentes de ce symptôme précurseur de l'agonie. Un piquant dans un centre nerveux peut donner le tétanos.

EFFETS. L'animal sent son épine dorsale se ployer, pour ainsi dire, à droite, à gauche, en haut, en bas; ses membres se tordent et sont agités de mouvements convulsifs. Il a la mâchoire serrée, l'encolure roide, l'œil fixe et clignotant.

MÉDICATION. Le tétanos à la suite de plaies et blessures ou opérations, n'est plus à craindre avec le pansement que nous avons décrit à l'art. BLESSURES; nous pouvons garantir le fait. L'eau sédative (38, 3°) en larges affusions sur le crâne et l'épine dorsale, combat victorieusement ce symptôme; quant à la cause, il s'agit de la déterminer. On aura alors recours à la médication appropriée et aux indications contre les EMPOISONNEMENTS.

TROMBUS. Voy. MAL DE SAIGNÉE.

407. TIC.

DÉFINITION. Mouvements convulsifs et habituels qui portent l'animal *tiqueur*, soit à *s'encapuchonner* en appuyant fortement les dents incisives sur la mangeoire et en faisant entendre un rot (c'est le *tic d'appui* ou le *tic à la mangeoire*); soit à porter le nez en haut sans rien saisir avec les dents (c'est le *tic en l'air*); soit à se balancer à droite ou à gauche (c'est le *tic à l'ours*).

CAUSES. Ces trois espèces de *tics* dénotent toujours la

présence dans l'estomac de VERS INTESTINAUX, du TÆNIA surtout. Le tic varie de caractère, selon que la tête du ver s'implante dans tel ou tel centre nerveux. On guérit les animaux du tic, en les débarrassant des helminthes. Voy. VERS INTESTINAUX.

408. TOURNIS, TOURNOIEMENT.

DÉFINITION. MALADIE ÉPILEPTIFORME dont le principal symptôme est le tournoiement de l'animal sur la même place.

CAUSES. Développement des *hydatides* (Voy. ce mot) dans l'un des ventricules du cerveau.

EFFETS. Accès d'épilepsie et, dans les intervalles, tournoiement habituel de l'animal à contre-sens du côté du cerveau qui est envahi par les hydatides. Le moindre coup sur la tête suffit pour renouveler les accès.

MÉDICATION. Injecter dans les naseaux de l'eau quadruple (39 *bis*), de l'eau sédative (38) étendue de dix fois son volume d'eau. Arroser constamment le crâne d'eau sédative (38, 3°). Térébenthine par le haut (40, 1°), et par le bas (40, 2°); aloès (12) tous les quatre jours et l'huile de ricin (68) tous les huit jours; plantes marines (63) et ail (23) en fourrage.

TOUR DE BATEAU. TOUR DE REINS. Voy. EFFORT.

TOUX, symptôme de l'ANGINE, du CORYZA, de la MORVE, de la GOURME, des MALADIES DE POITRINE. Voy. ces mots.

TRANCHÉES. Voy. COLIQUES.

TRAVERSINES (MULES). Voy. CREVASSES.

409. TRISMUS. Tétanos de la mâchoire ; signe de VERS INTESTINAUX (Voy. ce mot) ou d'infections mercurielles. Lotionner la mâchoire et les tempes avec de l'eau sédative (38, 2°) ; en passer avec un tampon sur les gencives et sous le filet de la langue ; quand la crise est terminée appliquer le bâillon galvanique (67), et suivre le traitement ANTIMERCURIEL.

TROMBUS, TRUMBUS. Voy. MAL DE SAIGNÉE.

Trousse-galant. Voy. Anclou.

Tubercules ou Petits boutons. Voy. Anclou, Gale, Claveau, Phthisie, etc.

410. Tumeurs.

Définition. Soulèvement des téguments externes ou internes, soit par l'extravasation du sang *(meurtrissure, érysipèle, thrombus)* ; soit par l'accumulation de la synovie articulaire *(hydarthrose, tumeur blanche)* ; soit par la formation du pus *(abcès)* ; soit par le développement anormal des tissus, ou adipeux *(stéatome)*, ou ganglionnaire *(glandes engorgées, squirrhe)* ou musculaire et charnu *(loupe)*, ou osseux *(exostose, ankylose)*, ou des deux tissus osseux et charneux à la fois *(ostéosarcome)*. A l'exception de cette dernière espèce, nous avons traité toutes les autres, sous leurs dénominations spéciales. Voy. ces mots.

411. Tumeur ostéosarcomatique, ostéosarcome.

Définition. Développement anormal d'une tête articulaire d'os, et dont le tissu tient également de la nature de l'os et de la nature des chairs, c'est-à-dire, où les deux tissus s'enchevêtrent d'une manière inextricable.

Causes. Corps étranger animé ou inanimé, dont la présence, sur les limites de l'insertion du muscle, imprime une tendance à des développements nouveaux en même temps et au tissu musculaire et au tissu osseux.

Effets. La tumeur est dure mais bien moins résistante que l'exostose ; son tissu est veiné de rouge et de blanc, et la plaie qu'on y fait en est sanguinolente.

Médication. On recouvre trois fois par jour la tumeur d'une compresse imbibée d'eau sédative (38, 4°) pendant un quart d'heure à une demi-heure ; puis des plaques galvaniques (65) pendant une autre demi-heure ; et l'on applique enfin une plaque de cérat camphré (30) jusqu'au prochain pansement. Dès qu'on voit que le tissu commence à se ramollir, on applique à demeure une plaque de sparadrap (60). La tumeur ne tarde pas à aboutir, le pus se fait jour au dehors ; on vide la poche, même en fendant la peau, si cela est nécessaire ; on injecte à l'huile camphrée (33) ; on lave à l'eau de goudron tiède (43) ; on rapproche exactement la peau, que l'on tient appliquée contre la paroi osseuse au moyen de bandes de sparadrap (60), et l'on panse comme à l'art. BLESSURES.

TUMEUR ENCÉPHALOÏDE. Voy. CANCER.

TYMPANITE. Voy. MÉTÉORISATION.

TYPHOÏDE (FIÈVRE). Voy. INTESTINALES (MALADIES).

TYPHUS. Voy. PESTE et ÉPIZOOTIES.

U

412. ULCÉRATIONS, ULCÈRES.

DÉFINITION. Décomposition du tissu osseux par la CARIE ou des tissus charnus par le PUS.

CAUSES. Tout tissu dénudé et mis en contact avec l'air extérieur tend à se décomposer. Tout corps étranger, animé ou inanimé, qui laboure un tissu, devient la cause d'une décomposition purulente, d'un *abcès* qui ne tarde pas à aboutir. Tout acide et toute base qui pénètre dans un tissu, par la voie de l'absorption ou de la circulation, produit des phénomènes bien plus graves, en s'emparant, soit des bases, soit des acides qui entrent dans la combinaison organique d'un tissu. Ainsi, une ulcération peut provenir, soit de l'action des poisons, soit de l'action de l'air. Ces ulcérations prennent en vétérinaire autant de noms spéciaux qu'elles affectent de régions.

MÉDICATION. Le pansement que nous avons indiqué aux articles BLESSURES et CARIE amène la guérison et la cicatrisation, presque sans pus, de toutes les espèces d'ulcérations.

413. URINAIRES (MALADIES DES VOIES).

DÉFINITION ET EFFETS. ISCHURIE (difficulté d'uriner);

STRANGURIE (impossibilité d'uriner) ; INCONTINENCE D'URINE (écoulement continuel et involontaire des urines), HÉMATURIE (pissement de sang) ; URINES CHARGÉES et qui déposent.

CAUSES. Ces maladies sont bien moins fréquentes chez les animaux que chez l'homme. La cause la plus commune et qui fixe le moins l'attention des vétérinaires, c'est l'introduction, par le canal de l'urètre, d'un ver intestinal qui va prendre son développement, soit dans la vessie, soit dans les reins ; on a trouvé des reins, de chiens surtout, dévorés pour ainsi dire par des lombrics d'un pied de long. L'ingestion des matières intoxicantes (vénéneuses), des cantharides dont les effets passent si rapidement dans les urines, peuvent occasionner toutes ces formes de maladies, en dénaturant ou décomposant les surfaces et en déterminant dans la vessie la formation des CALCULS.

Le mercure ingéré ou appliqué sur la peau, et absorbé par les lymphatiques, peut se localiser dans l'appareil urinaire et y déterminer tous les désordres ci-dessus. Voy. CALCULS et EMPOISONNEMENT.

MÉDICATION. Térébenthine (40,1° et 2°) par le haut et par le bas ; injections fréquentes à l'huile camphrée (33) par le canal de l'urètre ; aloès (12) tous les trois jours et huile de ricin (68) tous les huit jours ; introduire de temps à autre, pendant quelques secondes, une sonde galvanique (66) dans le canal de l'urètre ; appliquer au périnée, matin et soir, des petits cataplasmes salins arrosés d'eau sédative (35) ; lotionner souvent à l'eau sédative (38, 2°) le ventre et les reins ; y appliquer même des cataplasmes sédatifs (37), et exercer ensuite de douces frictions à la brosse avec la pommade camphrée (29, 2°). Les urines chargées et sédimenteuses reprennent leur limpidité, du jour au lendemain, par cette médication, si les reins ne sont pas désorganisés.

URTICATION. Voy. PIQURE.

V

414. **Vaccin, cow-pox**. Bouton arrondi, déprimé au sommet, blanc, entouré à la base d'une aréole enflammée et étroite, qui vient au pis des vaches, et dont on se sert pour la vaccination de l'homme. L'eau sédative appliquée sur les mamelles, même sur celles de la femme, y détermine l'apparition de boutons exactement semblables à ceux du vaccin. Ce cow-pox artificiel aurait-il, comme le cow-pox naturel, la propriété de préserver de la petite vérole? L'apparition du cow-pox sur les mamelles de la vache pourrait bien tenir à la qualité exceptionnellement ammoniacale des urines, qui viendraient à tomber sur ces organes.

Enfin, la vaccination au moyen de l'ammoniaque pure ou étendue d'eau remplacerait-elle la vaccination au moyen du cow-pox? Ce sont là des analogies qui méritent de fixer l'attention des physiologistes, ayant à leur disposition la matière convenable d'expérimentation.

415. **Varice.**

Définition. Dilatation anormale des veines, peu commune chez les animaux, qui survient aux mamelles des vaches laitières, et quelquefois chez le cheval à la jugulaire et à la veine du jarret.

Causes. Déchirure de la tunique interne des vaisseaux, par suite soit d'un obstacle mécanique ou maladif opposé à la circulation, soit de l'érosion d'un helminthe introduit dans le torrent de la circulation, soit de l'intoxication mercurielle.

Effets. Les veines font saillie au dehors et se dessinent en bleu sous la peau, sous forme de fuseaux, de chapelets à gros grains, de grosses nodosités, qui s'excorient facilement par le frottement ou peuvent crever par un trop grand effort musculaire.

Médication. On ne guérit pas les faits accomplis sur une grande échelle; on peut seulement les mettre à l'abri de plus graves accidents. Une simple ligature en dessus et en dessous de la varice peut en débarrasser l'animal, si l'on a soin de la tenir constamment recouverte d'une compresse imbibée d'alcool camphré (27, 3º). Quand la varice tombe, pour ainsi dire, en croûte, à la suite de ce traitement, on recouvre la cicatrice d'une plaque de cérat camphré (30).

416. Variole, petite vérole.

Définition. Maladie éruptive et cutanée des jeunes porcs et des jeunes chiens, qui a semblé présenter quelque analogie avec la variole humaine ; elle se montre fort rarement.

Causes, effets et médication du Claveau des moutons. Voy. Claveau.

Végétation. Voy. Poireau, Verrue, Polype, Crapaud, etc.

Vêlage, mise bas de la vache. Voy. Accouchement.

Venin froid et venin soufflé. Voy. Anclou.

Vermine, ou pullulation des insectes parasites de la peau. Voy. Gale et Phthiriasis.

Vérole. Voy. Claveau.

417. Verrue.

Définition. Développement corné d'une papille nerveuse de la peau ; la verrue diffère du *cor*, parce que la verrue est plus molle et n'est pas le produit du frottement ; du *poireau*, parce que la verrue n'a pas de prolongements radiculaires.

Causes. La cause me paraît être animée et peut se transmettre comme la gale.

Effets. La verrue gêne plus qu'elle ne fait souffrir.

Médication. La même que pour le poireau. Voy. ce mot. Si ce moyen ne les éteint pas, on prend un tube de verre ouvert par les deux bouts ; on coiffe la verrue de ce tube tenu verticalement ; par le bout supérieur, on introduit quelques gouttes d'ammoniaque pure (38), de manière que la verrue en soit submergée ; au bout d'un quart

d'heure on lave la surface, et on la recouvre d'une plaque de sparadrap (60) jusqu'au prochain pansement.

VERS A SOIE (MALADIES DES). Voy. MUSCARDINE.

418. VERS INTESTINAUX.

DÉFINITION. Espèces de vers qui vivent spécialement
dans toute la longueur des voies alimentaires et respiratoires, quoique leurs œufs, portés par le torrent de la
circulation, puissent se développer dans une foule d'autres organes, dans le cerveau et les muscles mêmes.

CAUSES FAVORABLES A LEUR PULLULATION. Les aliments
privés d'aromates, qui sont les poisons de ces infiniment
petits. Nourriture exclusive avec les farineux, les racines,
sans assez de foin et de sel; nourriture à l'étable. Les
animaux sauvages sont peu exposés aux vers intestinaux :
leur instinct suffit pour leur indiquer chaque jour, parmi
la foule de plantes qu'ils ont à brouter, la plante aromatique qui doit leur servir de vermifuge. Nos éleveurs ne
perdent tant d'animaux que pour n'être pas, sur ce point,
aussi intelligents que les animaux élevés à l'état sauvage.
Le chien court au chiéndent (176), dès qu'il éprouve le
moindre malaise ; la brebis et les pigeons se jettent avi-
dement sur le sel ; la vache et le cheval recherchent le
fourrage aspergé de sel ; les poissons se laissent amorcer à l'odeur de l'ail et du camphre ; j'ai donné souvent
à une jeune chèvre des bouts de cigare, quelquefois plus
du tiers d'un cigare, qu'elle mangeait avec sensualité et
sans en éprouver le moindre malaise.

EFFETS. Il n'est pas de genre de maladie que la pullulation des vers intestinaux ne puisse engendrer ; leur présence dans l'estomac amène l'*inappétence*, la *constipation*,
la *météorisation*, et à la suite la *fièvre*, les *coups de sang*. Le
tænia dans l'estomac engendre la *faim-calle* et le *marasme*;
dans les canaux du foie l'*ictère*, la *pourriture*, la *diarrhée*,
la formation des *calculs biliaires*; dans l'intestin grêle le
typhus, le *choléra*; dans le *côlon* ou gros intestin, les
tranchées, le *volvulus*, les *hernies*, l'*invagination*, la *dys-*

senterie. S'ils s'introduisent dans les voies respiratoires, la *toux*, le *catarrhe*, la *bronchite*, la *péripneumonie*, l'*emphysème* et l'*empyème*, la *phthisie* même ; dans les fosses nasales le *coryza* ou *enchifrènement* ; dans l'oreille interne la *surdité* ; dans les glandes salivaires l'*amygdalite*, l'*inflammation de la bouche* ; dans les canaux nasaux, les *ophthalmies* de toutes les sortes ; dans les voies urinaires la *colique néphrétique*, l'*hématurie*, la formation des *calculs*, l'*incontinence* ou la *rétention d'urine* selon que leur œuvre dilate ou rétrécit le col de la vessie ; dans les organes génitaux les accès effrénés de *priapisme* ou les *fureurs utérines*. Enfin, les œufs du tœnia portés par le torrent de la circulation vont établir la pullulation des hydatides dans tous les organes dont ces vers naissants dénaturent la forme et les fonctions, et jusque dans les ventricules du cerveau où ils déterminent le *tournis*, l'*épilepsie*, l'*apoplexie*. Les œufs des autres helminthes deviennent, en couvant dans la substance des muscles, la cause immédiate de *douleurs rhumatismales*, d'*engourdissement* ; dans la substance des centres nerveux, la cause de *tics*, de *convulsions* de *paralysies partielles*. Je ne sache pas de maladies enfin dont les vers intestinaux ne puissent être la cause, auteurs d'autant plus actifs de désorganisation ou de développements anormaux que le vétérinaire, sur les traces de son devancier le médecin, en soupçonne le moins la puissance et la présence. Celui-là désormais guérira le mieux qui y pensera davantage.

A l'autopsie on retrouve rarement les corps des vers intestinaux, parce que, parasites des tissus vivants, ces vermines s'enfuient après la mort du sujet, ou qu'ils meurent et se décomposent avec lui, et ont été digérés pour ainsi dire d'une manière posthume.

Espèces de vers intestinaux. On peut diviser les vers parasites des entrailles, en *vers intestinaux* proprement dits ou *helminthes* ; et en *vers intestinaux accidentels*, tels que les larves des cousins et de certaines mouches qui vivent dans les intestins, s'implantent sur leur surface, et peuvent, par leur grande pullulation, engendrer des désordres tout à fait analogues à ceux du *choléra*.

Les *vers intestinaux* proprement dits se divisent en *vers ronds*, *vers plats* et *vers globuleux*.

Les *vers ronds* sont le *lombric*, le *strongle*, l'*ascaride*, le *dragonneau* ou *filaire*.

Les *vers plats* sont le *ver solitaire* ou *tænia*, les *distomes* ou *douves du foie*, la *ligule*.

Les *vers globuleux* sont les *hydatides* ou *embryons du tænia* et à l'âge où ils sont encore le ventre arrondi.

1° *Lombric*, long ver presque cylindrique, d'un blanc souvent rougeâtre, strié transversalement, dont la tête se distingue à peine de la queue, qui diffère du *lombric* terrestre par l'absence et de poils aux anneaux, et de la proéminence dorsale qu'on nomme *bât* chez ce dernier. Ce ver acquiert une longueur de plus d'un pied et la grosseur d'un tuyau de plume d'oie du plus fort calibre. On le rencontre souvent par pelotons, dans toute la longueur du canal alimentaire, dans les canaux du foie, dans les reins qu'il transforme en une immense poche; il se glisse même à la gorge et jusque dans les fosses nasales, en passant derrière le voile du palais.

2° *Strongle*, espèce de *lombric* ayant un appendice près de l'orifice anal; on en trouve jusque dans les vaisseaux sanguins.

3° *Ascaride vermiculaire*, petit fil à queue acérée comme une pointe de verre, qui pullule par myriades, et qui est capable de perforer tous les tissus, sans laisser de traces de son passage; quand ces innombrables individus envahissent le poumon, on conçoit de combien d'affections cet organe doit présenter les symptômes.

Le *dragonneau* ou *filaire* est un long fil cylindrique rougeâtre, qui vit dans les eaux et la boue, s'élance de là sur la peau des animaux, où il s'introduit avec la vé-

locité d'une flèche, et s'y loge en décrivant des spirales,
qui se dessinent souvent au dehors par un guillochage
régulier. L'action désorganisatrice de ce ver est telle
que les ligaments se déchirent, les membres se détachent, les os sont douloureux, et que tout organe qu'il
envahit est frappé de mort. L'œil est perdu si le ver y
pénètre; l'animal est mort si la filaire perfore ses intestins. Cet helminthe fait la terreur des esclaves qui mar-
chent nu-pieds dans la presqu'île du Gange; et il n'est
rien moins que rare chez nous, dans les endroits marécageux.

4° Le *tænia* ou *ver solitaire* a la tête globuleuse, visi-
ble à la loupe, armée de crochets et supportée par une
espèce de cou très-effilé, articulé finement. Ces articulations deviennent de plus en plus longues et aplaties et
finissent en se développant par former une chaîne
d'une longueur prodigieuse; les dernières ne paraissent
plus adhérentes que par simple contact; elles renferment les œufs et elles se détachent, dès que leurs œufs
ont atteint tout leur développement, comme des fruits
arrivés à leur maturité, pour aller propager la race par
le moyen de la défécation. En sortant du corps de l'animal
qui en est infesté, ces articulations conservent encore
des mouvements contractifs qui les ont fait prendre
pour des vers d'une nature spéciale et qu'on désigne
sous le nom de *vers cucurbitains*, à cause d'une espèce
de ressemblance qu'ils présentent avec les graines de
certaines cucurbitacées. Le *tænia* peut acquérir une longueur de plus de cent pieds. En attachant les crochets
de sa tête à un centre nerveux, il donne des convulsions
épileptiformes; s'il applique ses bouches aspirantes
(oscules) aux parois stomacales, il peut affamer l'animal,
en absorbant tous les sucs nutritifs que la digestion élabore; s'il se pelotonne dans le gros intestin, il peut produire des coliques atroces en s'opposant au passage des
excréments; s'il introduit la tête dans les voies respira-

toires, l'animal est pris de quintes qui le menacent de suffocation.

5° La *douve du foie* est un helminthe blanc et très-ressemblant par sa forme à une feuille de sauge, ne présentant qu'un tube intestinal qui s'ouvre par deux orifices assez rapprochés. Ce n'est, d'après nous, qu'une articulation ovarienne du ver solitaire, ou ver cucurbitain ; la présence de ce ver dans les canaux du foie est dans le cas d'y produire les plus graves désordres, en appliquant sur les surfaces l'orifice par lequel il dégorge ses œufs. Chez le mouton, où on le rencontre le plus fréquemment, il cause la maladie désignée sous le nom de *foie pourri* ou *pourriture*.

6° La *ligule* est une longue bande rubanée, de 10 à 15 centimètres de long et d'un centimètre de large, ondulée sur les bords, qui se développe spécialement dans le ventre des poissons et leur donne le gros ventre.

N. B. On compte un plus grand nombre d'espèces de ces parasites ; nous nous sommes arrêté aux espèces les plus fréquentes et les plus connues.

MÉDICATION. Dès qu'un animal présente les moindres symptômes d'une maladie vermineuse, on lui administre l'aloès (12) à la dose convenable pour sa taille, la térébenthine par le haut (40, 1°) et par le bas (40, 2°) ; on lui applique sur tout le ventre, soir et matin, un cataplasme vermifuge (37). Si le mal ne se dissipe pas en deux ou trois jours, on lui donne, le matin, de l'ail et du sel soit en tartines (128, 2°), soit de toute autre façon qu'indiquent ses goûts et ses répugnances. On attend quelques jours, et s'il souffre encore, c'est que l'animal est atteint du *tænia*. Dès ce moment, on lui fait prendre, le soir, un mélange d'aloès, de jalap et de scammonée (14) ; le lendemain matin, un mélange de poudre de racine de fougère et d'écorce de grenade (45), puis immédiatement après l'huile de ricin (68). On a soin de lui donner du sel marin ou des plantes marines (63) chaque jour ; de déposer un fragment de soufre dans son auge, et de lui prodiguer en fourrage les plantes odoriférantes, ail, thym, origan, lavande, absinthe, thuya; on lui fait même avaler des débris de bout de cigare, ou on en asperge son manger. On recommence cette dernière médication contre le *tænia*, jusqu'à ce que tous les symptômes de sa présence aient entièrement disparu. On laisse seulement une semaine d'intervalle.

419. VERTIGE, VERTIGO, INDIGESTION VERTIGINEUSE, PHRÉNÉSIE, ARACHNOÏDITE, MÉNINGITE, FIÈVRE PERNICIEUSE.

DÉFINITION. Maladie cérébrale du cheval qui le porte à frapper aveuglément du front contre le mur.

CAUSES. Afflux du sang dans les membranes qui enveloppent le cerveau, causé soit par le développement des hydatides, soit par la pullulation des vers intestinaux dans les entrailles, par les constipations opiniâtres, la suffocation, par quelque empoisonnement ou par la rage.

EFFETS. L'animal commence par avoir la vue trouble, il est triste et abattu, laisse tomber la tête presque jusqu'aux genoux, appuie violemment le front contre le mur ou la mangeoire; si on le détache ou qu'on l'attelle, il chancelle d'abord puis va droit devant lui, sourd à la voix, insensible au fouet, et irait se briser le crâne contre les murs, si on ne parvenait pas à le détourner ou à le retenir.

MÉDICATION. Arroser le crâne de larges affusions d'eau sédative (38, 3°); lui en appliquer une compresse sur la région du cœur, avec un cataplasme vermifuge (37) sur le ventre; et en même temps le traiter comme nous l'avons dit à l'art. VERS INTESTINAUX. Eau zinguée (70) par précaution dans toutes ses boissons avec une faible quantité d'eau sédative (38).

VESSIE A LA LANGUE. Voy. ANCLOU.

420. VESSIGOU, et par altération VESSICON (*vessie* en provençal), tumeur synoviale du vide du jarret chez le cheval. Voy. HYDRARTHRE.

Volvulus. Voy. Invagination.

Vivrogne. Voy. Noir museau.

421. Vomissement. Les animaux carnivores vomissent et cherchent même à le faire pour se débarrasser d'un bol alimentaire indigeste, vénéneux ou vermineux.

Les herbivores sont privés de cette faculté, et les vomitifs sont en général inefficaces pour leur faire rendre leurs aliments par la bouche.

Vomissement de sang. Voy. Hématémèse.

Y

422. Yeux (Maladies des); Ophthalmies.

Causes et effets. Tout corps étranger, animé ou non, qui s'introduit sous les paupières : Les arêtes, les éclats de verre et de fer, les poussières irritantes, la larve de la mouche solstitiale qui se jette dans les yeux du cheval pour y déposer ses œufs, la filaire, la larve carnivore de la mouche de la viande, etc., peuvent, en se déplaçant et en voyageant de surface en surface, ou en s'introduisant dans le globe de l'œil, causer des altérations qui prennent autant de noms que l'œil compte de régions distinctes (*albugo, taie, cataracte, amaurose, ophthalmie, mal des paupières, yeux chassieux*, etc.). Certaines plantes ingérées, telles que la *belladone*, produisent dans le globe de l'œil une telle turgescence, que la pupille se dilatant, et la cornée s'aplatissant, les rayons lumineux ne convergent plus dans l'humeur vitrée, et que dès lors la vision n'a plus lieu. Les remèdes mercuriels, qui ont une si grande affinité pour les ganglions lymphatiques et les papilles nerveuses, ne peuvent manquer de se porter de préférence sur le globe de l'œil, cette grosse papille qui termine le nerf optique; et les ravages qu'ils y occasionnent ne sont pas toujours susceptibles de réparation.

Médication. Il ne faudrait pas croire que chaque maladie des yeux exige un remède spécial, par cela seul qu'elle porte une dénomination différente. La différence de la cause indique seule un remède différent ; car c'est elle seule qu'il s'agit de faire disparaître avec ses effets.

Si l'on soupçonne que la maladie de l'œil ne vient que de l'introduction d'un corps étranger inanimé sous la paupière, on cherche à l'extraire mécaniquement ; en approchant de l'œil un aimant, on attire facilement au dehors la limaille et les éclats de fer que le marteau du forgeron aura pu lancer dans l'œil du cheval. Dans tous les cas, on bassine souvent les yeux de l'animal avec de l'eau sédative (38), étendue de 10 fois son volume d'eau zinguée (70) ; ou bien on lui jette ce mélange dans les yeux ; on recouvre ensuite les yeux de pommade camphrée (28) ; d'autres fois on remplace la dose d'eau sédative par celle d'alcool camphré (26). On injecte tantôt de l'eau quadruple (39 *bis*), tantôt de l'huile camphrée (33), dans les naseaux. Aloès (12) tous les deux jours, huile de ricin (68) tous les quinze. Si l'on soupçonne la cause dans l'absorption des remèdes mercuriels, on donnera l'eau zinguée (70), par le haut (40, 1°) et par le bas (40, 2°), on jettera souvent dans les yeux de l'eau quadruple (39 *bis*). Mêlez les plantes marines (63) au fourrage ou au manger, et appliquez constamment les plaques galvaniques (65) sur les tempes et sur le pourtour des yeux, tout en continuant la médication ci-dessus.

AVIS GÉNÉRAL.

Toute médication, si bénigne qu'elle soit, est nonseulement importune, mais encore elle peut ajouter une souffrance de plus aux souffrances de la maladie. On pense bien que les animaux ne se prêteront à aucun soin de ce genre avec la résignation et la docilité de l'homme malade. Donc, avant toute chose, on doit prendre des précautions de prudence contre les dangers inhérents à toute administration de ce qui n'est pas dans les habitudes de l'animal. On a soin de lier les jambes saines à tout autant de pieux ou de poteaux, ou d'anneaux scellés dans le pavé; on leur tient la tête fixe, au moyen de deux tringles qui, de chaque côté du cou, s'attachent par un bout au mors de bride, et par l'autre au collier. Enfin on s'assure préalablement que l'animal, pendant l'administration du remède ou l'opération manuelle, se trouvera dans l'impossibilité physique de nuire à qui le soigne, ou de s'estropier lui-même par quelque mouvement désordonné.

FIN DE LA TABLE DES MATIÈRES.

Coulommiers. — Typ. de A. MOUSSIN,

CATALOGUE RAISONNÉ

DES

OUVRAGES DE M. RASPAIL

sympathies dans toutes les classes d'une population habit
jusques-là, à nous voir tenir tout ce que nous promettions.
Le succès de l'ouvrage fut tel qu'en deux ans l'édition en
était épuisée. Cela ne faisait pas l'affaire de bien des gens, y
compris le libraire : Le ressentiment de nos implacables ennemis des quatre facultés, non compris la faculté politique, ne
pouvant s'en prendre à l'ouvrage, faute de bonnes raisons,
s'en prit à notre petit avoir, par des refus de payement pro-
tégés par les arbitres, et mieux en favorisant l'œuvre et la
propagation occulte d'une exécrable contrefaçon. Ce fiel mal
dissimulé se reporta même sur le jeune artiste (parce qu'il
était mon fils) qui, à l'âge de 17 ans, avait peint et gravé les
belles planches dont s'est enrichi l'ouvrage : la commission
de l'exposition (vous savez combien, dans tout pays, il faut
de buses pour en composer une), refusa une *aquarelle*
(groupe de coquillages), œuvre de ce jeune artiste et que le
public, dans les expositions de la Belgique, de 1857 à 1860, a
regardé comme le produit d'un aquarelliste vieilli dans le mé-
tier, comme un objet d'art sans précédent en ce genre ; et
cependant rien n'y a été changé depuis. Je voudrais bien que,
dans toute exposition, soit dit en passant, on exposât aussi
le groupe moulé ou empaillé de toutes ces prétentieuses ou
pieuses nullités, qui se donnent les airs de juger en dernier
ressort les œuvres des artistes : cette race de hérons menace
de se perdre avec le principe d'autorité, qui fait tout le mérite de ces êtres bouffis et cravatés jusques par-dessus les
oreilles ; nos neveux pourraient bien ne pas se la figurer telle
qu'elle est encore aujourd'hui en certain pays. Passez-nous
cette digression archéologique ; et, de ce genre de malades au
petit pied, revenons à l'*Histoire naturelle de la santé et de la
maladie*.

La deuxième édition de cet ouvrage parut à nos frais en
1846 ; elle fut tirée à un nombre considérable d'exemplaires,
dont, en 1856, il ne restait plus un seul en magasin ; et nous
nous remîmes dès lors à cette troisième édition qui nous
a coûté deux ans de travaux sans discontinuité, rien que
pour rassembler, mettre en ordre, rédiger et imprimer les
nombreux matériaux que nous avions accumulés pendant
l'espace des dix dernières années de pratique médicale et
d'observations. La publication par livraisons, qui en avait
commencé en novembre 1857, n'a été définitivement terminée
qu'en mars 1860. On ne saurait s'imaginer ce qu'il nous en
a coûté, pour faire entrer en trois volumes la matière qui, en
d'autres mains et avec d'autres caractères, aurait pu se prêter
à quatre beaux volumes ordinaires.

L'ouvrage est précédé d'une *histoire* que nous appellerions
volontiers *comparée de la médecine*, c'est-à-dire, de l'histoire

de la médecine dans ses rapports plus ou moins éloignés avec le *nouveau système de médication*; 2° d'une *introduction anatomique*, c'est-à-dire d'un *cours élémentaire d'anatomie de l'homme*, illustré de deux planches sur acier et de belles figures sur bois, intercalées dans le texte. L'anatomie humaine y est envisagée sous un point de vue nouveau, qui ramène tous les organes à l'*unité* par la symétrie et l'homotypie de la *dualité*. Le médecin puisera dans ce *cours théorique* des aperçus nouveaux, et l'homme du monde une connaissance de l'anatomie plus que suffisante pour appliquer en toute connaissance de cause le *nouveau système de médication* qui se développe, dans les trois volumes, par une longue et substantielle série de démonstrations. Ne vous avisez jamais d'entrer en lice avec un contradicteur qui n'en aurait lu çà et là que quelques pages; priez-le de recommencer l'ouvrage avec vous, de ne pas s'échauffer la bile, de lire avec l'esprit et non pas seulement des yeux, de ruminer avant de pointiller, de ne pas lutter contre sa bonne foi; et, au bout de l'ouvrage, vous n'aurez pas de partisan plus éclairé du présent système.

L'histoire théorique et pratique des *maladies* classées autant *systématiquement* que par *familles naturelles*, occupe en très-petit texte plus de la moitié du troisième volume; la nomenclature en est toute nouvelle et basée sur la nouvelle méthode de démonstration; à côté du mot nouveau, on trouvera une riche synonymie, c'est-à-dire, une collection aussi complète que possible des diverses dénominations que la vieille médecine, si riche en mots, si pauvre en idées, a données depuis les temps les plus reculés à chaque état maladif bien ou mal déterminé. Enfin, ce qui est un avantage trop peu apprécié et tout à fait négligé par les auteurs modernes, qui écrivent tous aujourd'hui à la feuille et au pas de course, le troisième volume est terminé par une *table alphabétique* qui permet de se retrouver dans ce labyrinthe à ceux qui n'auraient pas la patience de procéder en suivant le fil de la *méthode, de la démonstration* et celui de la *classification systématique*.

De même que nous avons fait concorder avec la nouvelle méthode médicale le fatras de l'ancien enseignement médical; de même nous avons classé, pour ainsi dire, l'ancien et inextricable droguier pharmaceutique, sous la rubrique des médicaments peu nombreux qui suffisent à l'application de la nouvelle méthode; le troisième volume est terminé par la classification des succédanés des médicaments, exclusivement indiqués par la *nouvelle méthode*, médicaments que la médecine a frappés d'excommunication par cela seul que nous sommes excommuniés nous-mêmes; ce qui ne laisse pas que d'être très-flatteur à nos yeux; car cela nous place d'emblée dans une belle et bonne compagnie ; et n'est pas excommunié qui veut.

Ces succédanés ne valent certainement pas en vertu les médicaments que nous avons inventés ou adoptés ; mais enfin ils pourront reproduire une partie des avantages que les nôtres obtiennent ; et le médecin qui a peur de son *curé* ou de la faculté, ce qui revient au même, pourra mettre ainsi son esprit d'innovation à l'abri de toute censure.

Quant à l'homme du monde qui possédera ce livre d'un bout à l'autre, nous le déclarons un médecin mille fois supérieur au premier praticien de sa localité, celui-là fût-il Esculape, et un philosophe supérieur au professeur de philosophie, celui-là eût-il de l'*absolu* plein la bouche tout le long de la journée. Que d'autres aient un diplôme en poche ; vous, mes chers lecteurs, croyez-moi, ayez ce livre dans la mémoire ; vous aurez l'esprit dont les autres n'ont que la lettre ; et c'est l'esprit qui vivifie pendant que la lettre tue.

S'il est une chose incontestable sur ce point, c'est qu'au milieu de toutes les criailleries que ce livre a soulevées dans la sacristie et dans la faculté, ces deux chères sœurs, et chez leurs chers fils les élèves du séminaire et de l'amphithéâtre, il n'est plus un seul médecin, avec ou sans perruque, qui ne se soit appliqué à refaire, en plus ou moins grande partie, son éducation dans l'étude de l'une ou l'autre des trois éditions de ce livre, en ayant soin de se mettre à couvert sous le mot grec et latin ou sous celui des succédanés. Si vous désirez vous en assurer par vous-mêmes, vous n'avez qu'à confronter les ordonnances de 1838 avec celles de 1860 ; et vous ne manquerez pas de vous écrier de vous-mêmes : *quel état et quel état !*

AVIS ESSENTIEL.

Afin d'offrir à toutes les bourses la facilité d'acquérir, sans trop se gêner, l'*Histoire naturelle de la santé et de la maladie*, on laisse à l'acheteur la liberté de prendre successivement l'ouvrage par volumes séparés ou par série de livraisons.

Prix des livraisons : { avec ou sans planches en noir. fr. 0 50
avec figures coloriées. . . . » 1 10
par la poste 10 centimes en sus du prix par livraison.

II.

REVUE ÉLÉMENTAIRE

DE

MÉDECINE ET PHARMACIE

DOMESTIQUES,

AINSI QUE

des sciences accessoires et usuelles

MISES A LA PORTÉE DE TOUT LE MONDE;

PAR

F.-V. RASPAIL

Deux volumes in-8° de 396-384 pages. — 1848-1849.

Prix : 6 fr. le volume. — Par la poste : 6 fr. 75 cent.

Le nouveau système de médication n'avait pas dit son dernier mot par la publication de la 2ᵉ édition de l'*Histoire naturelle de la santé et de la maladie*, si complète que nous eussions pris soin de la faire: Nous progressions en effet dans nos observations, en même temps que la clientèle, qui croissait de jour en jour jusqu'à former foule et encombrer nos salles et la cour du logis.

La *Revue élémentaire* fut fondée pour recueillir et enregistrer toutes les nouveautés qui nous tomberaient sous les yeux, ainsi que les succès inattendus que nous devions obtenir dans notre pratique; elle paraissait par cahier de deux feuilles chaque mois. Mais tout n'était pas médical dans cet enseignement élémentaire de la nouvelle médecine : nous y joignîmes différents cours de sciences accessoires à la médecine: mathématiques, chimie et physique, anatomie, etc., etc.; et lorsque, en 1848, la conspiration des pieux égorgeurs se fût rendue maîtresse du haut du pavé et de toutes les avenues pour traiter les philosophes et libres penseurs *en chiens enragés* (c'est elle qui désigne séraphiquement de la sorte ses adversaires), à mitraille dans les rues et à coups d'ordure et

même de miasmes et de poisons dans les prisons, nous pro-
fitâmes des loisirs forcés que nous imposait en médecine pratique notre *carcere duro*, pour décrire en détail dans la *Revue*
et notre antique prison, le donjon de Vincennes, et autres
prisons; je doute qu'aucune description antérieure de ce monument ait été ainsi faite de *visu* et par une observation
semblable de jour et de nuit. La *Revue élémentaire* ne cessa
qu'au moment où il ne fut plus loisible d'écrire. On ne saurait s'imaginer combien notre fraude a dû être ingénieuse
pour faire passer le dernier numéro à la barbe de Loyola et
de ses deux geôliers, qui ne perdaient pas un de nos mouvements de vue pendant la demi-heure qui nous était octroyée
au parloir. Je suis encore étonné qu'avec cette contrainte in-
quisitoriale et humiliante, l'errata de la deuxième et dernière
livraison du deuxième volume renferme si peu de fautes
d'impression.

III

REVUE COMPLÉMENTAIRE

DES

SCIENCES APPLIQUÉES

A LA

MÉDECINE ET PHARMACIE,

A L'AGRICULTURE, AUX ARTS ET A L'INDUSTRIE;

Par F.-V. RASPAIL.

6 vol. in-8°, le 1er de 392 et les autres de 384 pages, avec nombreuses figures sur bois dans le texte. 1851-1860.

Prix du volume : 6 fr. — Par la poste : 6 fr. 75 cent.

(On peut se procurer l'ouvrage par volumes.)

A peine l'exil avait-il rendu la liberté à notre plume que nous
reprenions le cours de notre enseignement encyclopédique,
sous un titre un peu modifié et d'après un nouveau plan;
et nous en avons continué la publication périodique pen-

dant six ans complets et révolus, sans relâche, sans encombre, au sein de toutes les libertés de la pensée et de toutes les sympathies de l'hospitalité. Nous n'avons clos notre mission qu'à bout de forces et comme demandant un congé de repos, à la suite d'une triple publication qui, pendant ces deux dernières années, avait absorbé tous nos jours et toutes nos veilles ; pour la première fois de notre vie la fatigue nous avait épuisé, et toutes les fibres de notre corps avaient fini par demander grâces à l'activité de notre esprit. Au reste, ces six années de publications avaient remué le sol si profondément, elles avaient jeté dans la circulation tant d'idées nouvelles sur les faits et sur les principes, sur l'histoire de la nature et sur celle de l'homme en particulier, que nos lecteurs pour la plupart avaient peine à nous suivre et semblaient demander un instant de répit pour récapituler tout ce qu'ils avaient acquis pendant ces six ans d'études. Les plus désappointés, à la cessation de la *Revue*, ont été ces *journaux parasites* que la sainte société pour le triomphe de l'absurde avait lâchés dans le public, comme une meute, à la suite de cette œuvre, cherchant comme pour en arrêter le cours à combler les avenues ; de tous ces chiens de St-Roch, chacun tâchait d'arracher à la *Revue* quelques bribes de poils, pour tâcher de vivre en la dépouillant ; mais un poil arraché était bien vite remplacé par un autre ; le bulbe n'en restait pas moins reproducteur, et il se reproduit vite.

La *sainte société* en était donc pour ses frais qui profitaient du moins au commerce, non pas de la librairie, mais de l'imprimerie et de la papeterie. Quant à vous, mes chers lecteurs, gardez bien l'ouvrage et empêchez-le de prendre le chemin du confessionnal ; car ces gens-là, faute de l'auteur, brûlent les livres, une fois qu'ils s'en sont approprié celles des idées qui peuvent se prêter à leur enseignement.

A l'égard des personnes qui n'ont pas encore en leur possession l'ouvrage, nous allons leur en faire connaître le contenu par ordre de matières.

Chaque livraison commence par une dissertation théorique et pratique sur divers points de *médecine*, de *chirurgie*, de *pharmacie* et de *physiologie humaine*. Après un ou deux articles consacrés au développement de divers points de vue nouveaux sur certaines branches des arts et connaissances humaines, on y trouve une leçon d'un *cours de météorologie appliquée à l'agriculture*, fondé sur de nouveaux principes formulés comme résultats de longues et nouvelles expériences ; puis une leçon d'un *cours comparé d'arithmétique, d'algèbre* et de *géométrie* d'après la théorie atomique des nombres ; une leçon du cours théorique de l'art du brasseur d'après les principes du *nouveau système de chimie organique*, et une foule de dissertations sur divers sujets, outre celles dont nous allons donner l'énoncé :

MÉDECINE, PHARMACIE ET CHIRURGIE.

1er VOL. Études sur le panaris ; alimentation vermifuge ; vogue première des cigarettes de camphre ; exemples journaliers d'empoisonnements domestiques et industriels ; plaques galvaniques. Études sur le choléra ; sur le kyste ; chutes violentes ; écrasement des chairs ; ankylose ; résurrection d'un noyé par l'eau sédative ; maux de dents mercuriels ; graines vénéneuses dans une plaie ; chaulage des grains par l'arsenic ; attaques d'apoplexie guéries en un quart d'heure ; dangers des appareils télégraphiques pour les poumons ; théorie du cancer ; bains de sang ; coryza ou rhume du cerveau ; miasmes, causes d'apoplexie foudroyante ; éthérisation ; épidémies par les démolitions.

2e VOL. Élancements et soubresauts chez les amputés ; ravages des remèdes mercuriels ; panaris de cette origine ; colique hépatique, calculs biliaires ; fièvre jaune ; indigestion par les fruits ; éléphantiasis de *Caracas* (Amérique) ; blessures par écrasement à l'abri des hémorrhagies ; charbon gangréneux ; empoisonnement par le calomélas ; effets du maniement des capsules fulminantes ; huile de foie de morue ; tolérance fabuleuse, mais conséquences funestes de doses exorbitantes de sublimé corrosif et d'iodure de potassium ; guérison inattendue d'une hydrocéphalie postgéniale de pire nature ; épidémies autour d'une fabrique de couleurs ; coïncidence des crises nerveuses avec les lunestices ; sinistres par les allumettes chimiques ; maladies cutanées ; duperies pharmaceutiques ; polenta des Indes ; épidémies par le seigle ergoté.

3e VOL. Guérison complète d'une œdématisation ; analogie des fongosités animales et végétales ; dangers de l'étamage des glaces ; épidémie d'escarres ; épizooties apoplectiques et de météorisation causées par l'*acare rouget* ; squirrhe abdominal ; piqûre d'araignée prise pour un chancre syphilitique ; mortalité par l'orthopédie ancienne ; succès constant de l'orthopédie du *nouveau système* ; effets funestes du plombage des dents ; guérison rapide d'une jambe à amputer ; fumigations contre la rage des dents ; opththalmies contagieuses dans les hôpitaux ; maladies des yeux.

4e VOL. Erysipèle herpétique ; goudron contre les maladies cutanées ; défi porté aux médecins partisans du mercure ; empoisonnement par la noix vomique ; chancres mercuriels aux lèvres et aux oreilles ; colique de miséréré guérie par un bain sédatif; eau sédative mal formulée dans le *Codex* belge; épidémie de dyssenterie; monomanie infanticide à chaque grossesse; effets de l'absinthe; fièvre jaune de Lisbonne; strychnine prise pour la santonine; viande de boucherie malfaisante; redressement et consolidation de la colonne vertébrale; théorie du pois à cautère; duperies de l'ophthalmoscope; fracture comminutive et mort en cinq jours dans les hôpitaux.

5e VOL. Guérison d'un pied dévoré de mercure; théorie et heureux effets du *pois à cautère* naturel; appareil contre une singulière déviation de la taille; tumeur stercorale simulant un squirrhe; empoisonnements domestiques par les tuyaux de plomb; horrible cas d'infection mercurielle; exostoses curieuses; maladies de matrice simulant toute espèce de maladies; grossesse extra-utérine; pessaire en caoutchouc; anchois dans les boîtes de zinc; la térébenthine sur les nerfs des médecins! fièvre puerpérale rendue mortelle par le mercure; blouses parachutes; tumeur érectile sur la paupière inférieure; sable cuivreux pour le recurage; traitements par la strychine et la vératrine; flanelle sur la peau.

6e VOL. Etude anatomique sur un goître osseux du tibia; opération couronnée de succès; reboutage; cécité guérie en un mois et demi; furie infernale retrouvée; le journalisme et le choléra; le terrible *curare* inoffensif à l'Académie!!! Influence des vapeurs du plomb sur la paralysie; épidémie par le *seigle ergoté*; jeune docteur lancé contre nos idées sur le *seigle ergoté*, mourant en trois jours pour avoir cru à l'innocuité de cette substance et en avoir essayé; infections inguinales par le mercure; mercure contre une simple luxation de la machoire; dangers des fouilles en certains terrains; éruptions érysipélateuses produites par les cataplasmes de farine de graines de lin; luxation prise pour une tumeur scrofuleuse; rôle des eaux potables dans les épidémies; empailleur poussant la négligence sur lui-même jusqu'à l'infamie chez les autres; parfumeur empoisonneur.

Dans le Cours de météorologie appliquée a l'agriculture, on rencontre la solution d'une foule de problèmes restés jusqu'à ce jour irrésolus; par exemple: pourquoi il tombe plus d'eau de la pluie au pied qu'au sommet d'un édifice, dans la plaine que sur le sommet d'une montagne; un traité complet de l'*hydomètre* et de l'*hygromètre*; pourquoi les astres et spécialement le soleil et la lune nous paraissent plus grands à l'horizon qu'à une certaine hauteur, quoique leur diamètre angulaire soit le même à l'héliomètre; comment se forment les vapeurs, les nuages de neige et les nuages de glace; nomenclature des nuages; théorie nouvelle des éclairs, de la

foudre, de la grêle, de la neige et du vent; formes cristal-
lines de la neige; évaluation d'après ces principes des indications de la girouette; météores et comètes; température
de la neige et de la glace; théorie de l'arc-en-ciel; le système de l'*attraction* remplacé par celui de la *compression
rotatoire;* marées atmosphériques; influence sur le baro-
mètre, des lunestices; conjugaisons et équilunes combinées
avec les solstices équinoxes, syzygies et quartiers de la lune;
applications à la prédiction des marées, du temps et au choix
de l'époque du mois pour les semailles; démonstration de la
cause qui fait scintiller les étoiles; tableau météorologique de
chaque mois et jour par jour; fausseté de la démonstration
qu'on a donnée de la rotation de la terre par la déviation du
pendule; théorie des gouffres éoliques et des fontaines intermittentes, des tremblements de terre; explication d'un
phénomène des occultations d'étoile par la lune; lune rousse;
aurore boréale expliquée par la réverbération des nuages de
glaces; direction des orages par le cours des fleuves; cou-
ronnes lunaires, etc., etc.

PHYSIOLOGIE HUMAINE. Émission des urines, supplément de
la transpiration et *vice versà*. Pourquoi nous sommes essouf-
flés à la montée. Rapports du pouls avec les battements du
cœur. Coïncidence des crises nerveuses avec les lunestices.

ANECDOTES médicales et scientifiques sur les célébrités par-
venues par le *credo*, depuis 1815. Impuissance académique.
Exclusion des libres penseurs.

JURISPRUDENCE. Morts suspectes et empoisonnements nombreux, méconnus par la médecine et échappant à la rigueur des
lois; ensuite fausses accusations. Les médecins s'organisant en
conférence de saint Vincent de Paul pour dénoncer à outrance
les partisans du nouveau système, se porter partie civile et
réclamer des indemnités pour n'avoir pas couru la chance de
tuer ceux que la méthode guérit. Les pharmaciens suivant le
pieux exemple des médecins à l'effet de ruiner la *pharmacie
complémentaire de la méthode Raspail;* procès intenté à cette
pharmacie (*Voy. l'avertissement du Manuel de* 1861).

HISTOIRE NATURELLE. Études physiologiques et synonymi-
ques sur diverses plantes de ce pays; nouvelles espèces de fongosités; insectes morbipares : nouvelle espèce de puceron,
d'alucite parasite du poireau, de cynips et diplolèpes; nouvelle espèce de limace; plaie d'Egypte par les thrips et le puceron de la millefeuille; perles naturelles.

AGRICULTURE. Culture nouvelle des pommes de terre.

Singularités horticulturales. Chaulage des graines. Arrosages aloétiques. Maladie des pommes de terre et de la vigne et flambages athmosphériques. Essais de culture de la garance dans le sable pur. Choux cabus multipommes. Dégénérescence de l'ail cultivé. Replantation des pommes de terre germées. Études sur la maladie des vers à soie.

Géologie. *Sicyolithes* ou *vers cucurbitains* fossiles. Études sur le terrain du Brabant ; ses coquilles fossiles ; ses Rhizolites modernes. Tuyaux de fer naturels, formés par les eaux d'infiltration. Théorie de la formation des sources en ce pays. Date historique de la formation de ce terrain coïncidant avec celle de l'émigration des Cimbres par suite de l'effondrement du plancher qu'a remplacé la *Manche*. Pierres artificielles ; cimentation naturelle pour le sable des digues.

Arts. Divers renseignements sur les peintres anciens. Origine des clefs et de la notation musicale. La grive, le rossignol des Écossais.

Histoire et philologie expliquée d'après le nouveau système de physiologie et de médecine. Parallèle de Ch. Estienne et J. Liébault, auteurs, en 1564, de la *Maison rustique* qui eut plus de 30 éditions, avec Olivier de Serres auteur, en 1601, du *Théâtre d'agriculture*, ouvrage ignoré pendant 200 ans. — Études sur Guy-Patin. *Religion du médecin* ou plutôt d'un *médecin*, par Th. Brown. — Louis XIII, le père Joseph et Richelieu morts empoisonnés. — Marie de Médicis complice avec les jésuites de la mort d'Henri IV. — Anne d'Autriche, épouse de Mazarin du vivant de Louis XIII. La branche mâle d'Henri IV finissant avec Louis XIII. — Le masque de fer, l'aîné de Louis XIV, et fils comme ce dernier de Mazarin.—Clément XIV mort empoisonné. — Eugène Sue succombant à quelque chose de ce genre. — Empoisonnement de l'empereur Nicolas. — Études sur la maladie de J.-J. Rousseau et son apologie. — Études sur Voltaire, ses maladies, son caractère, son influence et sur la cause criminelle de sa mort.

Mathématiques. Ce cours est fondé sur une nouvelle méthode de démonstration qui permet d'enseigner l'arithmétique géométriquement et la géométrie arithmétiquement, en ramenant tout à l'atome. Tout y parle aux yeux, et la métaphysique en est complétement exclue, ainsi que la démonstration par l'absurde.

IV

MANUEL ANNUAIRE

DE LA SANTÉ

POUR 1869

ou

MÉDECINE ET PHARMACIE DOMESTIQUES

contenant tous les

RENSEIGNEMENTS THÉORIQUES ET PRATIQUES NÉCESSAIRES POUR SAVOIR
PRÉPARER ET EMPLOYER SOI-MÊME LES MÉDICAMENTS, SE PRÉSERVER
OU SE GUÉRIR AINSI PROMPTEMENT, ET A PEU DE FRAIS, DE
LA PLUPART DES MALADIES CURABLES, ET SE PROCURER UN
SOULAGEMENT PRESQUE ÉQUIVALENT A LA SANTÉ, DANS
LES MALADIES INCURABLES OU CHRONIQUES ;

PAR

F.-V. RASPAIL.

24ᵉ ANNÉE, OU 23ᵉ ÉDITION, CONSIDÉRABLEMENT AUGMENTÉE.

Un vol. in-18 de plus de 400 pages.

Prix 1 fr. 25 c. et par la poste 1 fr. 50 c.

Ce petit livre indispensable à tous ceux qui ont le bon esprit de se soigner eux-mêmes à la faveur de la nouvelle méthode, s'accroît tous les ans des nouveaux moyens curatifs
que la pratique de l'année a pu révéler à l'auteur. Ceux-là se
trompent grandement dans leur parcimonie, qui croient
avoir fait un grand sacrifice en se procurant une bonne fois
pour toutes une édition et reculent devant la minime dépense
de l'achat de l'édition de chaque année. C'est dans la dernière
édition qu'ils trouveraient peut-être la solution de la difficulté
qui les embarrasse à la lecture de l'édition précédente.

V

LE FERMIER-VÉTÉRINAIRE

OU

MÉTHODE AUSSI ÉCONOMIQUE QUE FACILE
DE PRÉSERVER ET DE GUÉRIR LES ANIMAUX DOMESTIQUES, ET MÊME
LES VÉGÉTAUX CULTIVÉS,
DU PLUS GRAND NOMBRE DE LEURS MALADIES;

PAR

F.-V. RASPAIL.

Un vol. in-18. Prix : 1 fr. 25 c.; par la poste 1 fr. 50 c. Cet ouvrage
est revêtu de la signature de l'auteur.

C'est le complément du *Manuel* et comme son pendant, ayant pour but d'apprendre aux fermiers, propriétaires d'animaux domestiques, bergers et éleveurs, de faire à
leurs animaux l'application du nouveau système de médication avec autant de facilité que d'économie, et d'être eux-
mêmes les vétérinaires de la ferme, comme le *Manuel* leur
fournit le moyen d'être leurs propres médecins.

2e édition.

VI

NOUVEAU SYSTÈME

DE

CHIMIE ORGANIQUE

FONDÉ

SUR DE NOUVELLES MÉTHODES D'OBSERVATION, ET PRÉCÉDÉ
D'UN TRAITÉ COMPLET DE L'ART D'OBSERVER ET DE MANIPULER EN GRAND
ET EN PETIT, DANS LE LABORATOIRE ET SUR LE
PORTE-OBJET DU MICROSCOPE;

PAR

F.-V. RASPAIL

2e édition, 1838, 3 gros vol. in-8e, avec un atlas in-4e de vingt planches, dont quelques-unes coloriées. Prix : 20 francs.

VII

NOUVEAU SYSTÈME

DE

PHYSIOLOGIE VÉGÉTALE

ET

DE BOTANIQUE

FONDÉ

SUR LES MÉTHODES D'OBSERVATION QUI ONT ÉTÉ DÉVELOPPÉES
DANS LE *Nouveau système de chimie organique;*

par

F.-V. RASPAIL

2 vol. in-8°, avec un atlas de 60 magnifiques planches dessinées
et gravées par les meilleurs artistes.
Prix : avec planches en noir, 30 fr. ; avec planches coloriées, 50 fr.

Il serait inutile de rapporter ici l'influence qu'a exercée sur
la direction des études physiologiques, chimiques et physiques, la publication de ces deux ouvrages, fruits de douze ans
d'expériences et d'observations à 8 heures par jour au moins. Il
est peu des idées révélées dans ces deux ouvrages, qui n'aient
passé dans l'enseignement universitaire, sous tel ou tel nom,
et plus ou moins déguisées ou maladroitement défigurées.

VIII

PROCÈS LAFFARGE

**Mémoire à consulter, à l'appui du pourvoi en
Cassation de Dame Marie CAPPELLE, Veuve
LAFFARGE,** sur les moyens en nullité que présente
l'expertise chimique, dans le cours de la procédure qui
vient de se terminer par l'arrêt de la Cour d'assises de la
Corrèze, du 19 septembre 1840; rédigé à la requête de la
Défense,

Par F.-V. RASPAIL.

*Que Dieu préserve l'innocence des tours de
force de la chimie invoquée devant la loi!*

In-8° de IV-172 pages. — Paris, 1er oct. 1840 (Édition épuisée).

AU BUREAU, 14, RUE DU TEMPLE, A PARIS.

Le Procureur général, feu M. Dupin, disait de ce mémoire, en portant la parole devant la Cour de cassation : « Si j'étais sûr « que les Jurés de Tulle eussent condamné madame LAFFARGE « d'après l'expertise chimique, le mémoire de M. Raspail à la « main, je n'hésiterais pas, messieurs, à vous demander hau- « tement la cassation de l'arrêt. »

IX

LES BÉLEMNITES FOSSILES

RETROUVÉES A L'ÉTAT VIVANT

Par F.-V. RASPAIL

In-8 de VI-44 pages, papier vélin, avec une planche coloriée, dessinée et gravée par son fils Benjamin RASPAIL, 1864. — Prix : 4 fr.

N. B. Il n'a été tiré que 200 exemplaires de cet ouvrage, où se trouve définitivement résolu un problème de paléontographie qui a si vivement préoccupé les géologues de tous les temps. Ce travail fait suite, en en confirmant toutes les prévisions, à celui que M. Raspail a publié sur *les Bélemnites* en 1829, dans les *Annales des sciences d'observation*, et qui a été tiré à part à un petit nombre d'exemplaires.

X

NOTICE THÉORIQUE ET PRATIQUE

SUR LES

APPAREILS ORTHOPÉDIQUES

DE LA

MÉTHODE HYGIÉNIQUE ET CURATIVE DE F.-V. RASPAIL,

PAR

Camille RASPAIL fils, médecin.

In-8° avec gravures. — 2° édition. — PRIX : 1 fr. 25 cent.

XI

APPEL URGENT

AU CONCOURS

DES HOMMES ÉCLAIRÉS DE TOUTES LES PROFESSIONS

CONTRE LES

EMPOISONNEMENTS INDUSTRIELS

OU AUTRES

QUI COMPROMETTENT DE PLUS EN PLUS LA SANTÉ PUBLIQUE
ET L'AVENIR DES GÉNÉRATIONS

PAR

F.-V. RASPAIL

Salus populi suprema lex esto,
(LOI DES 12 TABLES).

Que la salubrité publique prime
toutes les lois.

Un vol. in-12, 1863. — Prix : 1 fr. Par la poste : 1 fr. 25.

N. B. Les lecteurs du *Manuel* ont le plus grave intérêt à se mettre
au courant des révélations qui ont donné lieu à la publication de ce
petit livre; d'un autre côté, ceux qui cultivent l'histoire y trouveront
le mot de l'énigme des calamités publiques qui ont ensanglanté notre
beau pays depuis 1791. Cet appel s'adresse à tous les honnêtes gens de
quelque classe et de quelqu'opinion qu'ils soient, aux yeux de qui le
patriotisme est inséparable des sentiments d'humanité. Une seule classe
d'individus n'y trouvera pas son compte et pourrait vous détourner de
cette lecture avec ses moyens habituels: c'est celle des ennemis de la
philosophie et de la France, qui depuis 89 en est devenue la personni-
fication la plus éclatante.

XII

NOUVELLE DÉFENSE ET NOUVELLE CONDAMNATION DE
F.-V. RASPAIL à 15,000 fr. de dommages-intérêts, pour avoir
demandé, le 8 novembre 1845, et obtenu, le 30 décembre
1847, la dissolution de la société par lui formée avec la

AU BUREAU, 14, RUE DU TEMPLE, A PARIS.

pharmacien droguiste du n° 14 de la rue des Lombards.
Prix.. 50 c.
Par la poste....................................... 65 c.

De semblables procès ne sont pas des actes de procédure particulière,
mais des monuments propres à peindre le caractère de la justice d'une
époque et d'un pays. Leur publication est une leçon pour les juges fu-
turs et un jalon sur la route qui doit mener à la réforme de nos institu-
tions judiciaires.

XIII

PROCÉS PERDU, GAGEURE GAGNÉE, ou mon dernier procès
en 1856, par F.-V. RASPAIL. In-8 de 88 pages..... 75 c.
Par la poste....................................... 85 c.

Sommaire.

Mes répugnances à prendre des brevets d'invention. Les instances de
mes amis. Je gage que je perde, tout en ayant raison. Brevet qui a
failli me coûter la vie. Brevets qui m'ont coûté beaucoup d'argent et
en ont fait gagner beaucoup aux autres. Brevet pour l'exploitation
de mon invention du charbon artificiel. Coalition occulte pour en
opérer la spoliation. Petit juif substitué au premier contractant.
Banquier juif substitué au petit juif. Pieux chrétiens substitués aux
israélites, sans que je gagne au change. Intervention de saint Vincent
de Paul dans une autre substitution, d'où découle une complète spoliation que je dénonce à la justice qui me déboute. Appel. Rapport
favorable de M. le conseiller rapporteur. Conclusions favorables de
M. l'avocat-général; arrêt contraire, sous la présidence de M. Zangiacomi. Pourvoi. Histoire de mes démêlés judiciaires avec M. Zangiacomi, juge d'instruction, racontée comme moyen de nullité. Affaire
Fieschi. Mon arrestation arbitraire à Nantes. Mon incarcération illé-
gale à Paris. Mon interrogatoire par M. Zangiacomi. La saisie de
mes lettres à la poste. Perte de ces lettres. Ma résistance au juge.
Dénonciation du juge. Ma condamnation à deux ans de prison et cinq
ans de surveillance. Infirmation partielle de ce jugement. Cassation
de l'arrêt et mon renvoi devant la Cour de Rouen. Quasi-acquittement,
après six mois de lutte et la ruine du *Réformateur*. Pour en revenir
aux brevets : plaidoirie de Me Boisviel; conclusion de M. l'avocat-
général près la Cour de cassation, qui regrette que la Cour d'appel, en
me déboutant de ma demande, ait été souveraine. Arrêt. Appréciation de cet arrêt. Les écailles de l'huître, et du tout je m'en lave les
mains : j'ai perdu mon procès, j'ai gagné ma gageure, et il me reste
zéro.

XIV

PROCÈS ET DÉFENSE DE F.-V. RASPAIL,

Poursuivi le 19 mai 1846, en exercice illégal de la médecine, sur
la dénonciation formelle des sieurs **Fouquier**, médecin du
roi, et **Orfila**. — 6e édition, 1865, augmentée de la DÉFENSE
en APPEL et du Compte rendu d'une action en diffamation relative à cette publication. Prix : 60 c.; — par la poste : 75 c.

XV

RÉPLIQUE AU SIEUR LÉON DUVAL, par F.-V. RASPAIL. Paris
1846, In-8°. — 9° édition............................. 10 c.
Par la poste.. 15 c.

XVI

COLLECTIONS DE L'AMI DU PEUPLE, en 1848, par F.-V. RAS
PAIL. Ce journal, dont le 1er numéro porte la date du
26 février, se publiait le jeudi et le dimanche sur la voie
publique; il cessa de paraître à la suite de la journée du
15 mai. — Prix des 21 numéros...................... 2 fr.
Par la poste....................................... 2 fr. 50

XVII

La Lunette de Vincennes, Almanach démocratique et
progressif de l'*Ami du Peuple*, pour 1849, par F.-V.
RASPAIL. — Un vol. in-18 de 158 pages, avec figures,
par BENJ. RASPAIL. Prix........................... 75 fr.

Cet ouvrage, rempli de renseignements, est un petit chef-d'œuvre
de bon sens et d'instruction pour ce temps-là; il s'est vendu à 40,000
exemplaires; il n'était plus dans le commerce; nous venons de le
faire réimprimer.

XVIII

LA LUNETTE DE DOULLENS, *Almanach de l'Ami du Peuple*,
pour 1850, par F.-V. RASPAIL, représentant du peuple à la
Constituante. — Prix............................... 50 c.
Par la poste....................................... 65 c.

XIX

NOUVELLES ÉTUDES SCIENTIFIQUES ET PHILOLOGIQUES,
1861-1864, par F.-V. RASPAIL. Gros in-8°, avec 14 pl. (10 sur
cuivre et 4 sur pierre), dessinées, gravées et lithographiées
par son fils F.-BENJ. RASPAIL. Prix................ 10 fr.
Par la poste....................................... 11 fr.

Le caractère de ce recueil est suffisamment indiqué par l'épigraphe :
De omni re scibili (On ne doit rester étranger à rien de ce que l'on
peut apprendre). — Il peut être considéré comme une continuation,
sous une forme non périodique, de la *Revue complémentaire des
Sciences appliquées* (1854-1860).

AU BUREAU, 14, RUE DU TEMPLE, A PARIS.

Sommaire.

Le titane est-il un corps simple ou une combinaison? — Démonstration physico-géométrique de l'insolubilité du problème relatif à la quadrature du cercle. — Benoît XIV et un alchimiste. — Par quel mécanisme moléculaire l'eau augmente de volume à + 4°. — Etude microscopique de la toison des quadrupèdes dans ses rapports spécialement avec l'industrie du feutrage des chapeaux. — Etude atomique sur le Benjoin. — Problème physiologique à résoudre sur les lentilles d'eau. — Le globe aux rats. — Endosmose et Dialyse. — Gazon printanier de *Tulipa sylvestris*. — Singulière apparition du *Bromus tectorum* et du *Poa bulbosa*. — Angine couenneuse guérie en trois jours. — Œdématisation : urines charriant des hydatides. — Mort par la piqûre d'une guêpe. — Urines à dépôts vésiculaires. — Scintillation des étoiles. — Météorologie d'Hésiode. — Notice philologique sur Hésiode, ses œuvres et ses *œœnnes*. — Sur l'entomologie et le climat de l'Etat du Minnesota (Etats-Unis). — Essai de médication contre la maladie de la vigne. — Etudes sur le livre connu sous le titre d'IMITATION de JÉSUS-CHRIST : nouvel élément de discussion fourni par l'évêque de Bruges ; pourquoi cette nouvelle levée de boucliers. Arbitraire et injustice de l'engouement des modernes envers le livre de l'*Imitation* de *Jésus-Christ*. Autres beautés de l'antiquité bien supérieures au livre de l'*Imitation*. — Conviction qu'ont eue les premiers chrétiens sur la laideur physiognomique de JÉSUS de NAZARETH — *Fungus anthropomorphos* de G. Seger définitivement retrouvé. — Vicissitudes et tribulations de nos projets de publications agronomiques sous la royauté déchue. — Monographie du genre navet ou rave. — Monstruosités d'œufs rendus dans les menstrues. — L'homme fossile à l'Académie des sciences. — Etude impartiale sur JEAN-PAUL MARAT *le savant*, et JEAN-PAUL MARAT *le révolutionnaire*. — Anecdote sur Mademoiselle MARAT. — Du feu central. — Notice sur l'immortel LAVOISIER. — Mœurs des fourmis. — Grandes batailles dans les plaines de l'air. — Chenille qui ravage les hampes des poireaux. — Limace quadrirayée. — Note bibliographique sur A. S. DESALLIER D'ARGENVILLE et les deux FAVANNE. — Moyen préservatif contre les courtilières et les fourmis. Singulier fait d'apiculture. — Nouvelle espèce de musaraigne. — De l'orthographe française, et comment l'Académie est l'arbitre souveraine de la manière d'écrire correctement. — Décadence du Rossignol. — Reprise de l'antique question des générations spontanées à l'Académie des sciences. — Trait d'humanité et de fraternité parmi les volatiles aquatiques. — Fumier économique et fertilisateur. — Moyens à essayer pour préserver les appartements des *blattes* ou *cafards*. Explication de la prétendue force centrifuge. — Origine ignée mais non volcanique des terrains houillers et anthraxifères. — Etc., etc.

XX

Prévision du temps. — Almanach et Calendrier météorologiques pour l'année **1869**, à l'usage de l'homme des mers et de l'homme des champs; par F.-V. RASPAIL. 1 volume in-18 de 180 pages. Prix . . . . 50 cent. Par la poste. . . . . 65 cent.

C'est depuis 1865 que paraît chaque année ce petit livre, augmenté tous les ans du triple calendrier grégorien, républicain et météorologique, et d'une foule de connaissances nouvelles et instructives sur la **Prévision du Temps**. Dans les années précédentes nous avons démontré l'obscurité du calendrier catholique, la supériorité du calendrier républicain; nous avons donné l'exposé succinct des principes météorologiques que nous avons fondés dès 1850; l'histoire des nuages et leur nomenclature. Nous allons donner le sommaire de cette année-ci :

Notions préliminaires : absurdité du comput ecclésiastique. — Concordance des années. — Quatre-temps, fêtes mobiles. — Commencement des saisons. — Eclipses visibles à Paris. — Explication des abréviations et significations des mots dans les divers calendriers de ce livre. — Axiomes de météorologie pour l'intelligence de l'almanach météorologique. — Concordance du triple calendrier, grégorien, républicain et météorologique. — PRÉVISION DU TEMPS pour chaque mois de l'année 1869, d'après nos principes. — Physionomie générale des mois de l'année 1869, d'après L. Cotte. — Observations journalières recueillies en 1812 à l'Observatoire de Paris, année qui correspond à l'année 1869. — Observations recueillies par nous à Doullens (Somme) pendant l'année 1850, année qui correspond à notre année 1869. — Observations sur la formation de mon laboratoire à Doullens. — Tableau du lever et du coucher du soleil et de la lune pendant chaque jour de l'année 1869. — Démonstration de ma nouvelle théorie du phénomène des marées. — Réhabilitation de LALANDE aux dépens de LAPLACE. — La lune a-t-elle des volcans? Forme de la lune à 90 grossissements. — Comme nous sommes jeunes à l'institut dans la science de la météorologie. — L'anneau de Saturne est une illusion produite par la partie transparente de Saturne. — A quoi servent les sociétés savantes. — Télégraphe aérien, télégraphe électrique, navigation à vapeur, Brunel repoussé, les chemins de fer combattus depuis 1645, surtout par ARAGO, attaché au principe d'autorité des jésuites. — Eclipse de soleil mal vue. — Pourquoi fait-il plus chaud après le solstice d'été qu'avant. — Nouvelle espèce de cynips. — Détails curieux sur le poète GILBERT. — MARTYRE INCROYABLE d'une noble jeune fille, élève de J.-J. Rousseau et fille du PRINCE DE CONTI. — STRAUS-DURCKHEIM, mort d'une mort équivoque. — Choux multipliés par la taille du pied. — Transformation curieuse des lentilles d'eau. — Table des matières.

N. B. — On peut toujours se procurer au Bureau des exemplaires des années précédemment parues (1865, 1866, 1867 et 1868).

XXI

LE CHOLÉRA en 1865 et 1866

PAR

F.-V. RASPAIL.

IN-8°. — 3ᵉ ÉDITION. — PRIX : 60 C. — PAR LA POSTE : 70 C.

Nous ne saurions trop inviter nos lecteurs à méditer et à propager les renseignements et les conseils contenus dans cette brochure; d'autant plus que l'hostilité de la presse soi-disant démocrate et libérale, encore plus peut-être que celle de la presse rétrograde, s'opposera de tout son silence à leur

AU BUREAU, 14, RUE DU TEMPLE, A PARIS.

propagation. N'avons-nous pas vu pendant qu'a régné l'épidémie de septembre 1865, tous ces organes patentés de la publicité ouvrir largement leurs colonnes à une avalanche de niaiseries, de notes contradictoires, de conseils vieux de trente-cinq ans, de formules meurtrières, etc., et les fermer hermétiquement à un système de médication préventive et curative dont l'efficacité ne s'est pas encore une seule fois démentie à chaque invasion des épidémies de ce genre ou d'une nature analogue. Aussi le chiffre de la mortalité a-t-il augmenté à Paris avec le nombre de ces insertions destinées à battre en brèche le nouveau système; car, en face de tant d'assurance, les lecteurs qui ont foi dans le libéralisme de ces feuilles se trouvaient complètement décontenancés et ne savaient plus à qui entendre.

Cessez donc de jurer sur la parole de tels maîtres; croyez à l'expérience, et demandez hautement aux autorités municipales de suivre les conseils que renferme cette brochure : la chose est urgente; car le retour des mêmes causes locales amènerait celui de la même calamité meurtrière et de la même résistance plus meurtrière **encore**. L'hiver est pour de pareils travaux d'assainissement, la saison la plus favorable.

XXII

HISTOIRE NATURELLE DES AMMONITES

ET DES TÉRÉBRATULES

Des Basses-Alpes, de Vaucluse et des Cévennes, par F.-V. RASPAIL. Nouvelle édition considérablement augmentée et enrichie de 11 planches lithographiées par son fils BENJ. RASPAIL. — Un vol. gr. in-4° oblong, imprimé sur papier cavalier glacé, format d'album. Prix : 12 fr.

N. B. — Les lettres non affranchies sont rigoureusement refusées. — Toute demande de livres doit être accompagnée d'un mandat sur la poste ou sur une maison de Paris.

EN VENTE

AU BUREAU DES PUBLICATIONS DE M. F.-V. RASPAIL

14, rue du Temple, 14, à Paris.

ANATOMIE

DESCRIPTIVE ET COMPARATIVE

DU CHAT

TYPE DES MAMMIFÈRES EN GÉNÉRAL

ET DES

CARNIVORES EN PARTICULIER,

PAR

HERCULE STRAUS-DURCKHEIM.

2 GROS VOL. IN-4° ET UN ATLAS GRAND IN-FOLIO. PRIX **25 fr.**
AU LIEU DE **80 fr.**

Sous ce titre modeste et en apparence banal, l'auteur illustre qui vient d'être enlevé à la science, a produit le traité le plus complet qui ait paru jusqu'à ce jour sur l'anatomie comparée; sous le rapport de l'iconographie, il est sans précédent et sans modèle. M. Straus se proposait, à la suite de ce travail, de donner, d'après le même cadre, l'anatomie des divers autres types de mammifères, du cheval spécialement, dont l'anatomie est encore incomplète, de l'espèce bovine, etc. La cécité qui l'a frappé, il y a vingt ans, a privé la science de ces nouveaux chefs-d'œuvre en fait de recherches analogiques et de magnifiques dessins. Les anatomistes humanistes ou vétérinaires qui voudront reprendre ces sujets ne trouveront pas de plus beau modèle à suivre que l'ouvrage que nous annonçons ; il est le fruit de dix années de recherches et d'analyses, à près de huit heures par jour. On sait que le travail de M. Straus sur l'anatomie comparée des insectes rapportée au genre Hanneton (*Melolontha*), ouvrage qui remporta le prix Montyon, alors que les juges étaient Percy et Geoffroy-Saint-Hilaire, avait coûté à l'auteur le même nombre d'années et d'heures.

Ces deux ouvrages sont indispensables aux bibliothèques des naturalistes et des anatomistes.

Celui dont nous sommes devenus acquéreurs, après la mort de notre ami, M. Straus, se vendait de son vivant 80 FRANCS, ce qui ne le mettait à la disposition que des riches savants de l'Angleterre et de l'Allemagne, amateurs passionnés des beaux et bons ouvrages.

Dans l'intérêt des études des élèves de nos écoles de médecine et de vétérinaire, nous avons réduit à **25 francs** le prix de ce monument élevé à la science de l'anatomie.

L'ouvrage se compose de deux beaux volumes de texte in-4° : le premier de XXIV-560 pages ; le second de IV-543 pages ; plus **un magnifique Atlas** grand in-folio (0^m,63 sur 0^m,48) de XIII planches ombrées ; chacune, à l'exception de la première, est accompagnée d'un décalque au trait pour recevoir les lettres de renvoi aux explications des planches, ce qui porte le nombre des planches à 25.

N. B. M. Straus exécutait lui même ses dessins et avec une rare perfection ; il avait appris l'art de la gravure afin de pouvoir diriger avec compétence le burin des artistes à qui il avait confié le soin difficile de la reproduction de ces véritables chefs-d'œuvre.

—

1867

Au Bureau, rue du Temple, 14, à Paris.

BIOGRAPHIE

Avec *portrait* et *autographe* (*fac-simile*)

de M. F.-V. RASPAIL

PAR

M. VICTOR FROND

(Publiée dans le *Panthéon des illustrations*).

Prix de cette livraison, in-folio............... 2 fr.
— par la poste......................... 2   50

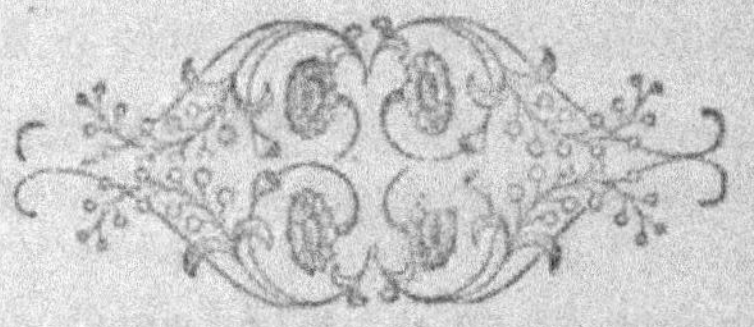

LA MAISON se charge de la commission en librairie, en papeterie et articles de bureaux, et de faire confectionner toute espèce de demi-reliures, reliures ordinaires et de luxe.

Demi-reliure : 0, 75 cent. pour les volumes in-18, et 2 francs pour les volumes in-8°.

N. B. Les ouvrages reliés sont expédiés par la voie des chemins de fer ou des messageries et contre remboursement.

MAISON RASPAIL

14, RUE DU TEMPLE, 14
A PARIS
PRÈS L'HOTEL-DE-VILLE

Toutes les Étiquettes doivent être revêtues de la signature
de M. F.-V. RASPAIL

Adresser les lettres et mandats à M. ÉMILE RASPAIL, ingénieur-chimiste,
rue du Temple, 14, à Paris (Affranchir).

Exiger comme marques de fabrique et de garantie de la MAISON
RASPAIL :
1° La signature de M. F.-V. RASPAIL sur toutes les étiquettes ;
2° L'empreinte des initiales F. V. R. dans le verre des bouteilles
et flacons ;
3° Les bouchons scellés d'un cachet aux mêmes initiales.

LIQUEURS

Depuis plus de dix ans M. F.-V. RASPAIL n'a cessé de faire savoir,
dans ses ouvrages ou par la voie des journaux de Paris et des départe-
ments, qu'il n'autorisait personne à se servir de son nom, à simuler
une autorisation de sa part soit par des extraits de ses livres, soit par
l'estampage d'un portrait, soit enfin par la publication de lettres de
sa main ; fatigué de voir les abus qu'il signale depuis si longtemps
se reproduire sous les formes les plus frauduleuses et au détriment
de sa réputation et de la santé publique, il s'est décidé à poursuivre
les délinquants selon toute la rigueur de ses droits et de son devoir ; et
par son arrêt du 9 novembre 1863, la Cour impériale de Paris a donné
pleine satisfaction aux poursuites de M. F.-V. RASPAIL, en défendant
aux distillateurs d'intituler leurs produits de son nom, leur ordonnant
de supprimer toutes étiquettes, prospectus et indications pouvant établir une confusion et causer un préjudice à MM. RASPAIL père et fils.

La seule maison dont M. F.-V. RASPAIL puisse garantir les produits avec connaissance de cause est la MAISON RASPAIL, RUE DU
TEMPLE, 14, A PARIS.

MAISON RASPAIL, RUE DU TEMPLE, 14, A PARIS,

Cette maison SEULE a le droit de placer le nom de M. F.-V. RASPAIL sur ses étiquettes ; toutes ses étiquettes sont revêtues de la signature *Raspail ;* en outre, les bouteilles, en verre rouge, portent un cachet aux initiales F. V. R., et les bouchons, recouverts d'un parchemin, sont scellés d'un semblable cachet.

Les liqueurs qui rentrent dans la spécialité de la MAISON RASPAIL sont les suivantes :

	BOUTEILLES	
	Litre	1/2 litre
1° **Liqueur hygiénique et de dessert**.....	4 »	2 25
2° **Liqueur à l'écorce d'orange**...........	4 »	2 25
3° **Liqueur à la fleur d'orange**..........	4 »	2 25
4° **Anisette-hygiénique**.................	4 »	2 25
5° **Liqueur hygiénique non sucrée**.......	5 »	2 75

La *liqueur hygiénique et de dessert,* entièrement conforme aux prescriptions de M. F.-V. RASPAIL, réunit les qualités qui flattent le goût et celles qui concourent au maintien de la santé.

Les *liqueurs à l'écorce* ou *à la fleur d'orange,* sans être aussi efficaces que la précédente, n'en sont pas moins éminemment propices à la digestion, et, mêlées à une certaine quantité d'eau, elles forment des grogs aussi agréables qu'hygiéniques, et que les enfants même peuvent prendre.

L'*Anisette hygiénique,* d'une finesse exquise, est le correctif de toute digestion paresseuse.

Ces quatre liqueurs satisfont ainsi tous les goûts et répondent à toutes les exigences de la table.

Les expéditions se font contre remboursement ou contre un mandat sur la poste ou une valeur à vue sur Paris.

DÉPOTS et DÉBITS chez les distillateurs, confiseurs, épiciers, cafetiers, limonadiers et liquoristes de Paris, de la province et de l'étranger.

N. B. Les LIQUEURS de dessert sont soumises aux droits des contributions indirectes (pour les expéditions en province seulement), à raison de 90 cent. par litre, ce qui les porte à 4 fr. 90 le litre. Ce droit n'est pas perçu pour les livraisons faites dans Paris, ni pour les expéditions à l'étranger.

(*Voir, pour plus amples renseignements, l'article* EXPÉDITIONS, *page 8 de ce Prix-Courant.*)

PARFUMERIE

DÉSIGNATION	PRIX
Cold cream de toilette hygiénique...................... le pot.	1 »
Eau de Cologne.......................... flacons de 1 fr. 25 c. et	2 25
Eau dentifrice.............................. le flacon.	1 25
— de roses.............................. —	1 25
— de toilette hygiénique de F.-V. Raspail............ —	2 25
— — — — — ...... le demi-flacon.	1 25
— — — — — .... 12 flacons.	24 »
Essence de bergamote................. le flacon de 15 gr.	1 25
— de citron................ —	1 25
— de lavande surfine............ — —	» 75
— de menthe............ — de 4 gr.	1 »
— d'oranges amères.......... — de 15 gr.	1 »
— de roses............ — de 1 gr.	2 »
Extrait de jasmin................ — de 15 gr.	1 »
— d'héliotrope............ — —	1 »
— patchouly............ — —	1 »
— de réséda............ — —	1 »
— de verveine............ — —	1 »
— de violette............ — —	1 »
Pâte d'amande................ la boîte.	» 75
Poudre dentifrice................ —	1 »
— d'iris................ —	» 75
— de riz................ —	» 30
Pommade de toilette hygiénique de F.-V. Raspail...... le pot.	1 50
Savon de toilette hygiénique de F.-V. Raspail........ le pain.	1 25

APPAREILS GALVANIQUES

DÉSIGNATION	PRIX
Ceinture simple à une rangée de couples.....................	6 »
— double à deux rangées de couples..................	10 »
Collier simple............	3 »
— double....	5 »
Cuivre laminé pour plaques galvaniques, les 100 grammes......	1 50
Lunettes (verres bleus), la paire..................	5 »
Œillères	2 »
Pessaire (diamètres : nº 1, 20 mill.; nº 2, 15 mill.; nº 3, 10 mill.).	3 »
Plaques, la boîte contenant 3 couples et plaques zinc de rechange (*)	1 50
Sonde courbe et mandrin zinc de rechange..................	2 »
Sonde droite et mandrin zinc de rechange..................	1 50
Tigelles, la boîte de 3..................	» 75
Zinc laminé pour plaques galvaniques, les 100 grammes..........	1 50
Jarretières, bracelets, etc..................	(**)
Appareils composés de ceinture, collier, bretelles, etc..........	(**)

(*) Plaques galvaniques plus grandes que celles contenues dans les boîtes.

Nº 1. Longueur : 30 centimètres, largeur : 22 centimètres. Prix : 4 fr. »
Nº 2. — 23 1/2 — — 17 — — 2 50
Nº 3. — 18 1/2 — — 13 1/2 — — 1 50
Nº 4. — 14 — — 10 — — 1 »

(**) Suivant les formes et dimensions.

MAISON RASPAIL, RUE DU TEMPLE, 14, A PARIS.

APPAREILS ET INSTRUMENTS DIVERS (*)

DÉSIGNATION	PRIX
Anneau de dentition en étain...............................	» 50
— — en ivoire...................................	» 75
Aréomètres à double échelle Cartier et centigrade............	2 50
Balance-trébuchet (montures en étriers) servant à peser de petites quantités.......................................	16 »
— Roberval de la force de 2 kil...................	25 »
— pendule — — (dessus en marbre blanc)	50 »
— socle de poids— —	10 »
Balances de toutes formes et dimensions (suivant le système, la force et la précision).................................	» »
Baromètres (suivant le système)...........................	» »
Canules en gomme pour lavement..........................	» 50
— courbes en gomme pour injections.................	1 »
Ceinture hypogastrique de F.-V. Raspail, pour déplacement de la matrice (**).....................................	40 »
Cuillère-mesure pour doser et préparer soi-même les lavements vermifuges, avec instruction...........................	» 20
Éponges fines....................................... depuis	» 30
Flacons à odeur et de poche en cristal taillé, dés en argent et vermeil, flacons clissés osier, à ressorts, à sel anglais, etc.; de 1 fr. 50 c. à.......................................	25 »
Irrigateur pour lavement et injection......................	16 »
— — — étain poli..................	20 »
— (boîte de voyage pour).................... 3 fr. et	5 »
Mesure graduée en cristal de 250 grammes.................	4 »
— — de 125 grammes.................	3 50
— — de 60 grammes..................	3 »
Mortiers en cristal, porcelaine, fonte, bronze, etc., suivant la grandeur.......................................	» »
Microscope Raspail, simple, 4 lentilles.....................	35 »
— composé et accessoires pour analyse......	160 »
Moules à bougies camphrées...................... la pièce.	1 50
cuillères en verre et porcelaine......................	» 60
— en zinc....................................	1 25
Pessaire en caoutchouc de M. F.-V. Raspail, pour déplacement de la matrice....................................	6 »
— — (ceinture pour porter le)................	2 50
Seringue à injections en étain, petit modèle, pour oreilles, etc.	» 50
— — — à bout d'argent, pour fistules, de 4	5 »
Thermomètre, tube à alcool...............................	2 50
— à mercure.............................	3 50
— riche et de précision....................	» »
Suspensoirs..	1 25
Taffetas ciré pour recouvrir les pansements.......... le mètre	3 »
Vessie en taffetas ciré blanc, sac à éponge................	1 50
Vessie en caoutchouc............................. la pièce.	2 »

(*) L'établissement se charge de fournir toute espèce de verreries, cristaux, porcelaines et instruments.

Prix des Flacons bouchés à l'émeri avec étiquettes vitrifiées inaltérables :
litre, 2 fr. 25 ; 1/2 litre, 1 fr. 75 ; 1/4 litre, 1 fr. 25 ; 1/8 litre, 1 fr.
à large ouverture, — 3 fr. » ; — 2 fr. 50 ; — 2 fr. » ; — 1 fr. 50

(**) Donner comme mesure le tour du bassin, c'est-à-dire le tour du corps pris entre la hanche et l'articulation de la jambe.

MAISON RASPAIL, RUE DU TEMPLE, 14, A PARIS.

DROGUIERS DE VOYAGES

MODÈLES DE LA MAISON RASPAIL.

N. B. Ces boîtes renferment, ou bien toutes les substances, appareils et ingrédients destinés au système Raspail, ou bien celles de ces substances qui sont indispensables dans le plus grand nombre de cas maladifs et d'indisposition ordinaire; elles sont aussi élégantes que commodes et peuvent se placer dans le porte-manteau.

GRAND MODÈLE Nº 1

Boîte élégante en noyer...................... 80 fr.

Boîte riche...................... depuis 110 fr.

CE MODÈLE, LE PLUS COMPLET, CONTIENT

3 flacons de 250 grammes (quart de litre), bouchés à l'émeri.

1. Ammoniaque camphrée.
2. Alcool camphré.
3. Eau sédative.

2 flacons de 250 gr., large ouverture, bouchon liége et bois tourné.

4. Pommade camphrée.
5. Camphre en poudre.

3 flacons de 125 gr., bouchés à l'émeri.

6. Huile camphrée.
7. Liqueur hygiénique non sucrée.
8. Vinaigre camphré.

9 flacons de 60 gr., large ouverture, bouchon liége et bois tourné.

9. Aloès en grumeaux.
10. Camphre à cigarettes.
11. — en grumeaux.
12. Cire blanche.
13. Ecorce de grenades.
14. Fougère mâle en poudre (racine de).
15. Goudron de Norwége.
16. Semen-contra.
17. Sulfate de zinc.

2 flacons de 60 gr., bouchés à l'émeri.

18. Huile de ricin.
19. Sirop de gomme C.

4 flacons de 15 gr., large ouverture.

20. Assa-fœtida.
21. Garance en poudre.
22. Iodure de potassium.
23. Rhubarbe en poudre.

MAISON RASPAIL, RUE DU TEMPLE, 14, A PARIS,

Instruments et objets divers.

24. Pince à artères.
25. Seringue à injections en étain.
26. Ciseaux mousses.
27. Canif.
28. Plaques galvaniques.
29. Sparadrap camphré.
30. Mesure graduée en cristal.
31. Une vessie en taffetas ciré.

32. Une éponge.
33. Un flacon d'éther.
34. Moule à bougies camphrées.
35. 12 Cigarettes de camphre en pl.
36. 1 — en ivoire.
37. Compresses, bandes, charpie, etc.
38. Case de bourrache.

Le tout renfermé dans une boîte de 45 centimètres de longueur, 17 centimètres de largeur et 18 centimètres de hauteur (extérieurement).

MODÈLE MOYEN N° 2

Contenant les mêmes articles que le n° 1, excepté ceux numérotés 8, 10, 11, 14, 18 et 19, 21, de 24 à 27 et de 30 à 34. Le tout renfermé dans une boîte élégante en noyer, de 33 centimètres de longueur, 17 de largeur, et 18 de hauteur.

Prix...................... 55 Fr.

PETIT MODÈLE N° 3

3 flacons de 250 gr. (quart de litre), bouchés à l'émeri.

1. Ammoniaque camphrée.
2. Alcool camphré.

3. Eau sédative.

1 flacon de 125 gr., bouché à l'émeri.

4. Liqueur hygiénique non sucrée.

2 flacons de 125 gr., large ouverture, bouchon liége et bois tourné.

5. Camphre en poudre.

6. Pommade camphrée.

1 flacon plat de 60 gr., bouché à l'émeri.

7. Huile camphrée.

5 flacons de 15 gr., large ouverture.

8. Aloès en grumeaux.
9. Assa-fœtida.
10. Camphre en grumeaux.

11. Semen-contra.
12. Sulfate de zinc.

Sous-case et cigarettes de camphre.

Le tout renfermé dans une boîte élégante en noyer, de 21 centimètres de longueur, 17 de largeur et 17 de hauteur.

Prix.....................30 Fr.

NOTA. — Quant aux boîtes d'un plus grand volume pour la Marine ou les Ateliers, il suffit de désigner dans la demande la capacité qu'on désire donner aux flacons.

MAISON RASPAIL, RUE DU TEMPLE, 4, A PARIS.

TROUSSES ET DROGUIERS DE POCHE

POUR

LA CHASSE, LA PROMENADE ET LES VOYAGES DE COURTE DURÉE.

Ces trousses, dont les dimensions sont celles d'un portefeuille, contiennent les substances et instruments nécessaires pour donner les premiers soins dans toute indisposition subite, ou pour faire le premier pansement en cas d'accident.

MODÈLE N° 1

4 flacons de 15 gr., bouchés à l'émeri.

1. Ammoniaque camphrée.
2. Eau sédative.
3. Alcool camphré.
4. Liqueur hygiénique **anticholérique**.

2 flacons-tubes bouchés à l'émeri.

5. Éther sulfurique.
6. Vinaigre camphré.

3 boîtes mobiles.

7. Aloès en grumeaux.
8. Camphre en poudre.
9. Sparadrap.

Instruments et objets divers.

10. Canif.
11. Ciseaux mousses.
12. Pince à artères.
13. Une cigarette en ivoire.
14. Une cigarette en plume.
15. Amadou et fil ciré, taffetas d'Angleterre.
16. Poche-portefeuille et coiffes en caoutchouc pour les flacons.

MODÈLE N° 2

Contenant les mêmes objets que le précédent, excepté ceux numérotés 10, 11, 12, 13 et 14.

PRIX

Modèle n° 1, garni en maroquin et doublé de soie,.	30 fr.
— — toile chagrinée, —	.. 26
— n° 2. — maroquin, —	.. 20
— — — toile chagrinée. —	.. 16

La **MAISON RASPAIL** se charge de fournir toute espèce de verreries, cristaux, porcelaines, instruments, machines, etc., etc., pour les Arts, les Sciences et l'Industrie.

AVIS AU PUBLIC.

LA MAISON RASPAIL, RUE DU TEMPLE, 14, A PARIS (près l'Hôtel-de-Ville), établissement de DROGUERIE HYGIÉNIQUE ET COMPLÉMENTAIRE DE LA MÉTHODE RASPAIL, est la seule qui ait jamais eu le droit de revêtir ses produits du nom et de la signature de M. F.-V. RASPAIL, sous la surveillance duquel elle est placée. Quiconque oserait encore usurper désormais ce nom s'exposerait à être poursuivi rigoureusement, pour ce fait, en vertu du récent arrêt rendu le 9 novembre 1863, par la Cour impériale de Paris.

La MAISON RASPAIL se charge de la Commission et de l'exportation des substances prescrites par le *Manuel*, mais à la condition que lui impose sa patente de ne rien vendre au poids médicinal, et de ne pas empiéter sur le domaine de la pharmacie, laquelle à son tour ne doit pas empiéter sur celui de la droguerie.

N. B. Adresser les lettres et mandats à M. ÉMILE RASPAIL, ingénieur-chimiste, rue du Temple, 14, à Paris (affranchir).

EXPÉDITIONS.

1° Les envois se font contre remboursement, contre un mandat de poste, ou enfin une valeur à vue sur Paris. L'emballage est à la charge du destinataire.

2° La marchandise voyageant aux risques et périls du destinataire, en cas d'avaries ou de retard dans la livraison, il a son recours sur les Compagnies de chemins de fer ou des Messageries.

3° Tout envoi fait par petite vitesse, au-dessous de 50 kilogrammes, paye généralement comme pour 50 kilogr.; en sorte que jusqu'à 50 kilogr., sauf avis spécial, on expédie par grande vitesse.

4° Il faut avoir soin d'indiquer la station où la marchandise doit s'arrêter.

5° Lorsque l'envoi est fait *contre remboursement*, les Compagnies prélèvent, en sus des frais de transport, un droit fixe par 500 fr. et sans fractionnement à la charge du destinataire. Quand il ne s'agit que de faibles sommes, le mandat est moins onéreux.

6° L'Administration des postes se charge, à titre d'échantil-

MAISON RASPAIL, RUE DU TEMPLE, 14, A PARIS.

tion, du transport des paquets qui n'excèdent pas en longueur 25 centimètres et en poids 300 gr.

Ces paquets ne doivent renfermer ni liquides, ni substances dangereuses ou à odeur forte; de plus ils ne peuvent être cachetés.

7° Le port, à la charge du destinataire, est de 10 centimes par 100 grammes.

8° La poste délivre des mandats à raison de 1 pour cent, quelle que soit la somme expédiée.

9° Quant aux payements en timbres-poste, comme parfois la caisse en est encombrée, on est souvent forcé de les retourner aux personnes qui les adressent.

N. B. La MAISON RASPAIL a été fondée par M. Émile Raspail fils, en 1858, comme PHARMACIE COMPLÉMENTAIRE DE LA MÉTHODE RASPAIL. A cette époque la jurisprudence, qui sur ce point n'avait jamais varié depuis soixante ans, admettait qu'un établissement pharmaceutique pouvait avoir pour propriétaire une toute autre personne qu'un pharmacien diplômé, à la condition qu'il fût géré sérieusement par un pharmacien; le commerce de la pharmacie n'étant pas régi par d'autres lois que toute autre espèce de commerce, une fois qu'il offrait une garantie légale. C'est en vertu de cette jurisprudence que près de deux cents établissements pharmaceutiques existaient dans le département de la Seine sur les mêmes bases que la MAISON RASPAIL. La *pharmacie complémentaire de la méthode Raspail*, propriété de MM. Camille et Émile Raspail fils, était gérée, sous leur surveillance, par un pharmacien de première classe qui résidait dans l'établissement et n'en sortait que pour les besoins du service, assisté qu'il était le jour par un pharmacien de deuxième classe.

Pendant deux ans, cette pharmacie avait fonctionné sans obstacle et à la grande satisfaction de l'administration publique, qui avait recours à la gratuité de ses soins, toutes les fois qu'il arrivait dans le voisinage quelque sinistre. Lorsque tout à coup, en 1860, elle devint l'objet d'une poursuite correctionnelle en exercice illégal de la pharmacie, poursuite fondée sur ce que le pharmacien attaché de nuit et de jour à l'établissement n'en était pas le propriétaire. De là condamnation en instance et en appel, et confirmation de l'arrêt en Cour de cassation, qui abandonnait de ce coup la jurisprudence qu'elle avait jusque-là sui-

MAISON RASPAIL, RUE DU TEMPLE, 14, A PARIS.

vie sur la matière. La Cour nous paraît avoir en cela outrepassé sa compétence et empiété sur les attributions du Corps législatif, qui seul a droit de changer par une nouvelle loi une jurisprudence acquise aux parties. Mais à qui s'adresser après la Cour de cassation, si ce n'est à l'opinion publique, qui peut bien opiner, mais non juger.

En vertu de ce revirement de jurisprudence, la *pharmacie complémentaire* de la *méthode Raspail* se transforma en *maison de droguerie* pour la vente des substances qui rentrent dans les prescriptions de la méthode, en laissant à chacun le soin d'en composer des médicaments à l'aide du *Manuel* ou de l'*Histoire naturelle de la santé et de la maladie*.

Cela ne faisait pas l'affaire de la coalition occulte qui s'acharne après le *système de médecine* fondé par M. F.-V. RASPAIL. Aussi, sur les poursuites d'office et sur la dénonciation de trois pharmaciens, membres de la Société dite de *prévoyance des pharmaciens*, qui s'étaient portés partie civile, et sur le rapport de deux professeurs de l'École de pharmacie, M. Émile Raspail se vit condamné en instance et en appel pour avoir prétendûment vendu des substances pharmaceutiques au poids médicinal.

Le public est donc prié de n'être pas sur ce point d'une exigence compromettante, et de ne pas prendre, comme étant un fait de mauvais gré, le refus de certaines substances que la pharmacie considère comme étant de son domaine exclusif.

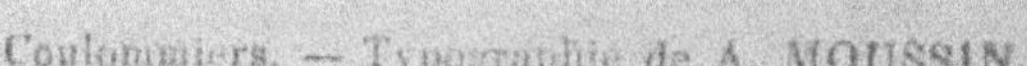

Coulommiers. — Typographie de A. MOUSSIN.

ouvrages de M. Raspail indispensables, non-seulement pour appro-
fondir la théorie et la pratique de la nouvelle méthode de médecine
hygiénique et curative, mais encore pour refaire une éducation faussée
par la mauvaise direction des études classiques :

1° REVUE ÉLÉMENTAIRE DE MÉDECINE ET PHARMACIE DOMESTIQUES, AINSI QUE DES CONNAISSANCES ACCESSOIRES ET USUELLES, MISES A LA PORTÉE DE TOUT LE MONDE, par F.-V. RASPAIL. — 2 volumes in-8° de 398-384 pages, 1847-1849. — Prix de chaque volume (car on peut prendre chaque volume séparément) : 6 fr.; par la poste : 7 fr. 50 c.

2° REVUE COMPLÉMENTAIRE DES SCIENCES APPLIQUÉES A LA MÉDECINE ET PHARMACIE, A L'AGRICULTURE, AUX ARTS ET A L'INDUSTRIE, par F.-V. RASPAIL. — 6 volumes in-8° de 392-384 pages chacun, 1854-1860, avec nombreuses figures sur bois dans le texte. — Prix de chaque volume : 6 fr.; par la poste : 7 fr. 50 c.

3° HISTOIRE NATURELLE DE LA SANTÉ ET DE LA MALADIE CHEZ LES VÉGÉTAUX ET LES ANIMAUX EN GÉNÉRAL ET EN PARTICULIER CHEZ L'HOMME, par F.-V RASPAIL. — 3 volumes in-8°, avec nombreuses figures sur bois dans le texte, plus 19 planches sur acier d'après les dessins et gravures de son fils F.-Benj. RASPAIL. 1860.

PRIX. | Exemplaire avec planches en noir : 30 francs.
— — coloriées : 40 —

1° La *Revue élémentaire de Médecine et Pharmacie domestiques* a paru de juin 1847 à juin 1849, où elle s'arrêta par force majeure, après avoir bravé pendant un an le triomphe de la St-Barthélemy de juin 1848.

2° La *Revue Complémentaire des Sciences appliquées*, fondée dès que l'exil nous eut rendu la liberté, a paru d'août 1854 jusqu'en août 1860, où le besoin de repos, après les longues fatigues nécessitées par une triple publication, ainsi que la perspective de certaines autres circonstances, nous ont forcé d'en clore le cours.

On trouvera, dans ces deux recueils, une série de discussions approfondies sur différents points de la théorie et de la pratique de la nouvelle méthode; la solution de différents problèmes de chimie, physique du globe et d'astronomie; des nombreux cours d'initiation aux sciences et fondés sur des idées et expérimentations nouvelles : anatomie, chimie et physique; mathématiques et météorologie appliquée à l'agriculture; fabrication de la bière; origine de la musique réglée; géologie appliquée à l'histoire; entomologie morbipare; botanique et physique; études archéologiques sur le Donjon de Vincennes; études physiognomoniques et toxicologiques sur Guy Patin, J. Liébault, Charles Estienne, auteurs de la *Maison rustique* et Olivier de Serres, Louis XIII, Richelieu et le père Joseph, Mazarin et Anne d'Autriche, Louis XIV et le Masque de fer, Jean-Jacques Rousseau et Voltaire, Thomas Browe, auteur de la *Religion du Médecin*, Rabelais, Eugène Sue, Clément XIV et les jésuites, etc.; c'est de l'histoire exhumée par la médecine et la logique; c'est le renversement, par la démonstration, de tous les errements crédités par la crédulité héréditaire de l'enseignement littéraire et scientifique; c'est la porte grandement ouverte au libre examen sur les hommes et les choses, sur les lois morales et physiques de l'univers.

3° *Voyez*, pour l'Histoire naturelle de la santé et de la maladie, *le verso du* 1° *feuillet de cette couverture.*

HISTOIRE NATURELLE

DE LA

SANTÉ ET DE LA MALADIE

CHEZ LES VÉGÉTAUX ET LES ANIMAUX EN GÉNÉRAL

Et en particulier CHEZ L'HOMME;

PAR F.-V. RASPAIL.

3e édition, entièrement refondue et considérablement augmentée, avec des figures sur bois dans le texte, et 19 planches gravées sur acier d'après les dessins de son fils F.-Beni. Raspail, 3 forts vol. gr. in-8° : le 1er de CX-344, le 2e et le 3e de VIII-552 pages chacun.

Prix de l'ouvrage : { avec figures en noir : 30 fr.
(Frais de poste en sus). { avec figures coloriées : 40 »

Afin de mettre cet ouvrage à la portée de toutes les bourses, on a pris le parti de le vendre par volume et même par série de livraisons.

Prix des volumes demandés séparément :

2e et 3e volume (texte : 10 fr. chaque. — Le 1er volume, avec pl. en noir : 10 fr., avec pl. color. : 20 fr. (Frais de poste en sus).

Prix de la livraison : pour les exemplaires avec planches en noir : 50 cent. ; — par la poste, 60 cent. (que la livraison soit ou non accompagnée d'une planche).

Pour les exemplaires avec planches coloriées ou tirées sur papier de Chine : 50 cent. ; — par la poste, 60 cent., la livraison sans pl. et fr. 1-10 c. ; — par la poste, fr. 1-20 c., la livraison avec planche coloriée ou tirée sur Chine.

Les planches sont réparties de trois en trois livraisons. — L'ouvrage est accompagné du portrait de l'auteur.

Cette TROISIÈME ÉDITION d'un ouvrage dont la première édition parut en 1844, peut être considérée comme un ouvrage nouveau : grâce à l'emploi d'un petit texte, le 3e volume, qui est consacré à la classification et au traitement des maladies, renferme seul la matière de deux volumes au moins. On trouvera, en tête du 1er volume, un cours élémentaire complet d'anatomie, illustré de belles figures sur bois, outre deux planches de dissection gravées sur acier. En un mot, quiconque se sera bien pénétré des principes développés dans ce grand ouvrage et dans les deux *Revues élémentaire et complémentaire* (voyez *le verso du premier feuillet de la couverture*), aura droit de se croire, en anatomie, médecine et pharmacie, ainsi qu'en physiologie et autres sciences accessoires, beaucoup plus compétent que la plupart des plus doctes docteurs issus de nos vieilles facultés.

Nous invitons nos jeunes docteurs à refaire leur éducation morale et scientifique dans l'étude impartiale et sérieuse de ces trois ouvrages, fruit de 24 ans d'expériences et de méditations. En nous exprimant si carrément, nous cédons, non à la voix de l'orgueil, mais à celle de la conscience; vous en serez convaincu, nous n'en doutons nullement, quand vous aurez tout lu de bonne foi et sans esprit de parti.

N. B — Les envois se font contre remboursement ou contre un mandat sur la poste ou sur une maison de Paris (Affranch'r).

Coulommiers. Typographie de A. MOUSSIN.